医療・社会保障充実を阻むものとの訣別へ

樹液を吸い取る政治

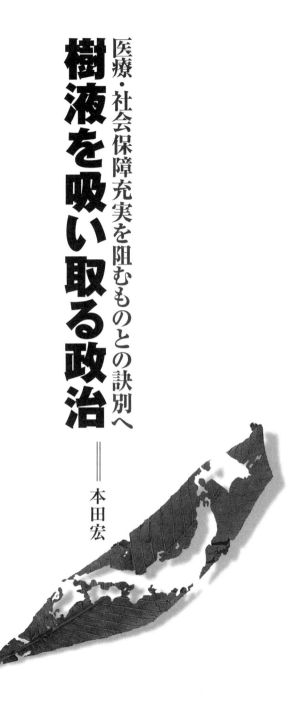

本田宏

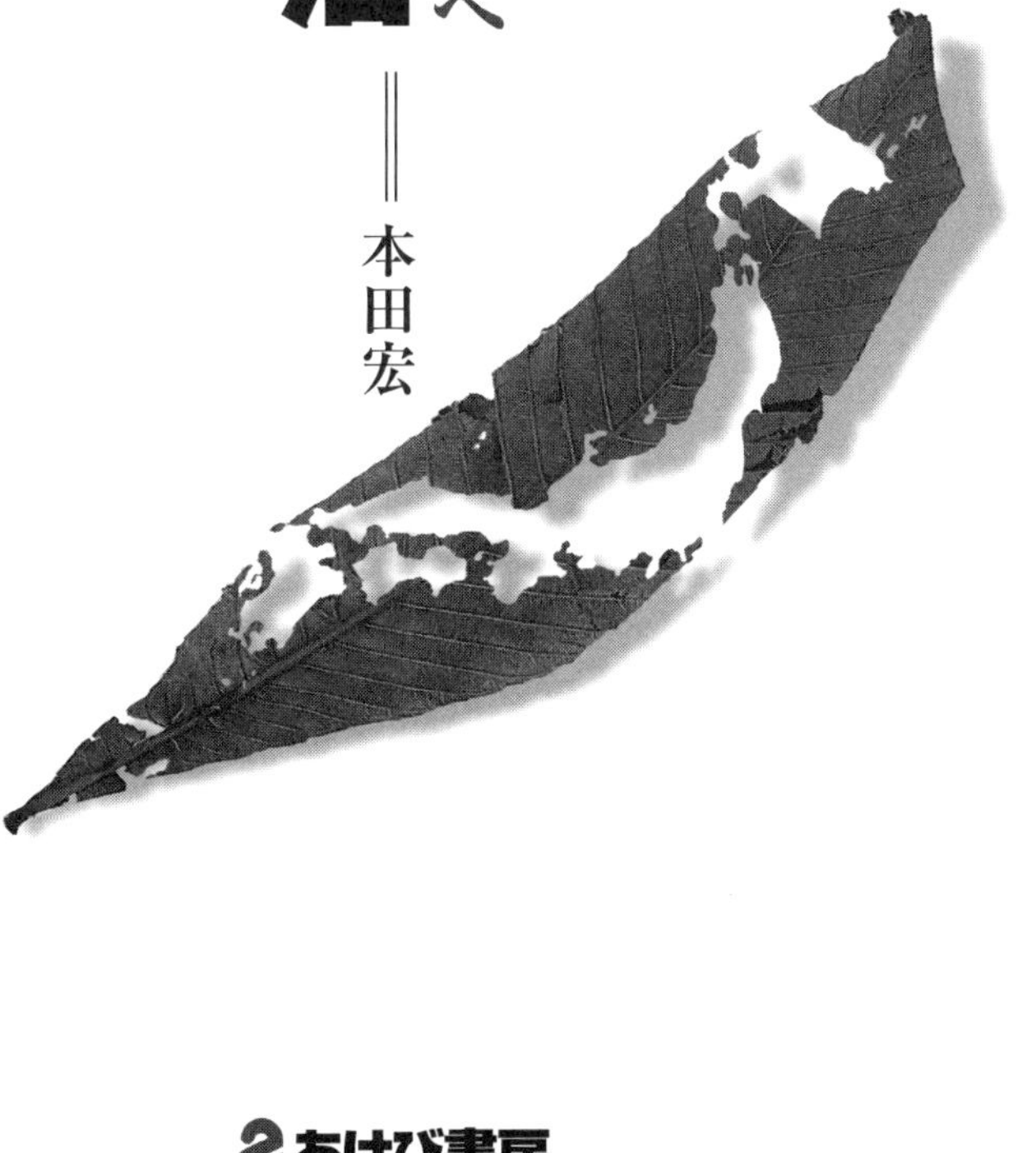

あけび書房

はじめに

世界に冠たる国民皆保険制度に支えられた日本の医療、おそらく多くの国民は今もそう信じているのではないでしょうか。しかし新型コロナ感染症では、全国で救急患者の受入不能、そして自宅療養・在宅死が頻発する事態となりました。いざという時に、なぜ日本の医療体制が十分に機能しなかったのか、その真摯な検証もないままに、わが国はさらなる医療体制の縮小を進めようとしています。

２０１９年９月に厚生労働省は、全国４００以上の公立・公的病院の再編統合方針を打ち出しましたが、さらに24年４月から「医師の働き方改革」を実施します。この動きを受けた兵庫県三田市は、急性期医療確保に関する基本構想を策定し、三田市民病院を神戸市の公的病院と統合して三田市外の神戸市北部に移設させる計画を打ち出しました。市民の医療へのアクセス悪化を懸念する声が高まっていますが、三田市の説明は「このままでは断らない救急から断らざるを得ない救急へ　その理由は、医師の確保が困難になる」というものでした。

問題は地域の中核病院に限りません。２０２３年８月７日に日本経済新聞は「病院まで１時間なら近い　医師ゼロ地区２０００か所に」として、自宅近くに病院や診療所がない地域が増加傾向にあること、人口急減の地区は患者も減り診療所の維持が難しい現実を報じ、「人口減は地方から進んでいる。日本の人口が１億人を切る２０５０年代半ばは、地方で医療体制の維持が難しい。公共交通機関で１時間以内に行ける診療所がない。こんな地域は今よりも倍増する恐れがある。地方に住む人たちに、持続可能な医療の未来は見えてくるだろうか」と日本の医療体制の持続可能性について警告を発しています。

そして2023年8月15日に朝日新聞は「心疾患『死亡率上がる恐れ』医師の勤務時間制限めぐり学会見解　今の救命率『医師の自己犠牲の上に』」と題して、心疾患の患者にカテーテル治療で救命に当たる「日本心血管インターベンション学会」（会員約8400人）が、医師不足の地域で勤務時間を制限すれば、患者の死亡率が上がる恐れがある」という学会の見解、心筋梗塞などの心疾患は、がんに次ぐ国内2位の死因で、医師の健康と患者の命どちらも守っていくことの難しさを報じました。

私は1990年当時から勤務した、埼玉の地域中核病院の外科医として、経済大国だったはずの日本の脆弱な医療体制がたらい回しや医療事故、そして医師や医療者の過労死にも影響していることに気づきました。それから20年以上、国民が安心してかかることができる医療体制の構築を目指して、新聞やテレビ・書籍執筆などの情報発信に加えて、全国各地で1800回近くの講演活動を行ってきましたが、一向に医療体制充実の方向性は見えてきません。

この間の活動を通じて、一人でも多くの方に情報を提供しなければ医療再生はもちろん、日本が安心して暮らせる社会になるのは難しいという危機感を抱くようになりましたが、一回の講演（最長90分程度）でお話しできる内容は限られています。そのため、本書では医療問題を通して学んできた日本社会が抱える幅広い問題のエッセンスを、講演の文字おこしと使用したスライドを土台にして、まとめました。

第1章「〝樹液を吸い取る政治〟にメスを入れる」では、私が医療そして日本社会の問題に気づくきっかけをくださった高岡善人先生との出会い、さらに現在の医師の絶対数不足や医療事故と医療者の過労死の元凶となった厚労省と財務省の動きなどを解説しました。

第2章「日本の低投票率を診断する」では、なぜ、私たちには医療や社会保障を充実させるために必要な主権者意識が育っていないのか、日本の歴史から国民性や教育の問題を考えました。

第3章「増悪する軍拡と医療崩壊の合併症」では、国民のための医療や社会保障がないがしろにされる一方で、なぜ防衛費倍増が強行されようとしているのか、かつての侵略戦争の背景にも樹液を吸い取る政治があった歴史的事実を振り返ります。

そして第4章、「医療再生の処方せん」では、医療だけでなく、日本を安心してくらせる社会にするために必要な視点をまとめてみました。


文中で繰り返し述べていますが、明治から続く〝樹液を吸い取る政治〟が続くわが国では、様々な事情で考えさせない教育と、大手メディアが重要な情報を伝えない、伝えられない状況が続いています。本書をお手にとっていただいた皆様それぞれの関心が高いところから読み進めていただいて結構です。日本を安心して暮らせる社会にするために、私たちはどう考えて行動すべきか、ご一緒にお考えいただける材料になれば、そう心から願っています。

樹液を吸い取る政治　医療・社会保障充実を阻むものとの訣別へ　●目次

第2章　日本の低投票率を診断する

第3章　増悪する軍拡と医療崩壊の合併症

第4章　医療再生の処方せん

第1章

〝樹液を吸い取る政治〟にメスを入れる

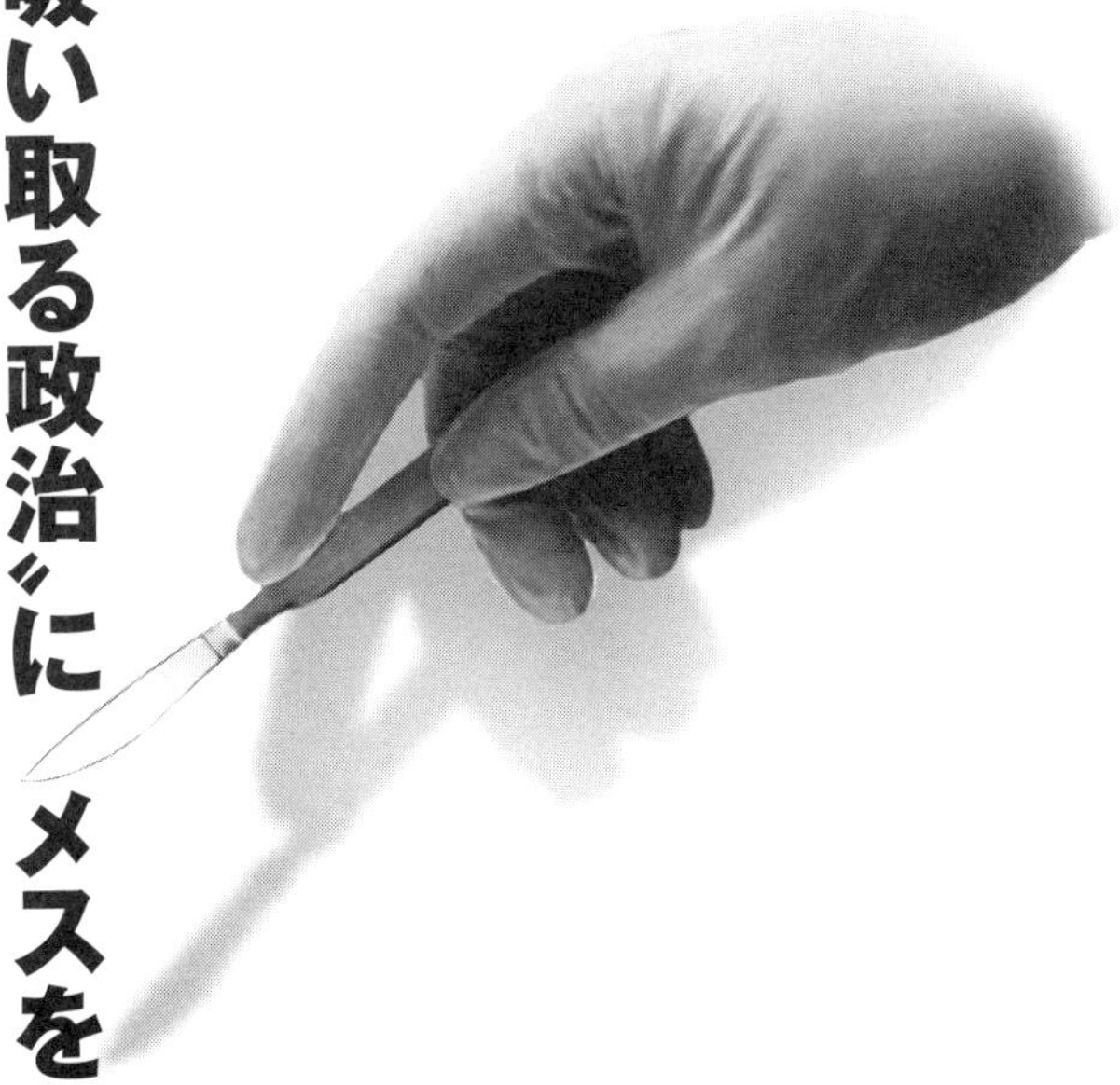

1 医療制度の問題に気づくまで

私は医療制度の問題についての講演をする際にも、日本の政治や社会についての総論的な話をすることが多いのですが、まずは〝樹液を吸い取る政治〟にどうして気づいたのかを、はじめにお話します。

生い立ちから自己紹介

なぜ私が医療制度の崩壊を食い止め再生を求める活動を続けているのか、自己紹介します。私の生まれは福島県、１９５４年生まれで、今69歳です。父親の生まれは二本松市というところです。会津の白虎隊は有名ですが、二本松にも二本松少年隊というものがあって、戊辰戦争＝会津戦争の時に12歳ぐらいの若者が全滅してしまった地域が二本松市でした。ですから、私は小さいころから二本松少年隊のことを聞いて育ちました。私の父親は二本松市の呉服店の次男でしたので二本松を出て郡山でホンダ洋品店を開業しました。私は父母と弟の4人家族で、小さいころから洋品店を経営する父母の苦労を見て育ちました。ホンダ洋品店のすぐ近くには福島県で最初にできた小学校の金透小学校があり、通った高校も福島県で最初に設立された安積高等学校で、小さいころからなんとはなしに「質実剛健」や「義を見てせざるは勇無きなり」、さらに福島県なので「ならぬことはならぬものです」というような考え方が、自然と身について育った人間です（図1‐1、2）。

小さいころも人間は、じっと社会を見て育っているものです。将来、零細な洋品店の後を継ぐのは大変かなぁと何となく感じていたのでしょう。高校3年生の秋まで、将来の夢は国際線の飛行機のパイロットでした。ところがパイロットになろうと思っていた私が、その道を断念して医師になったのは、

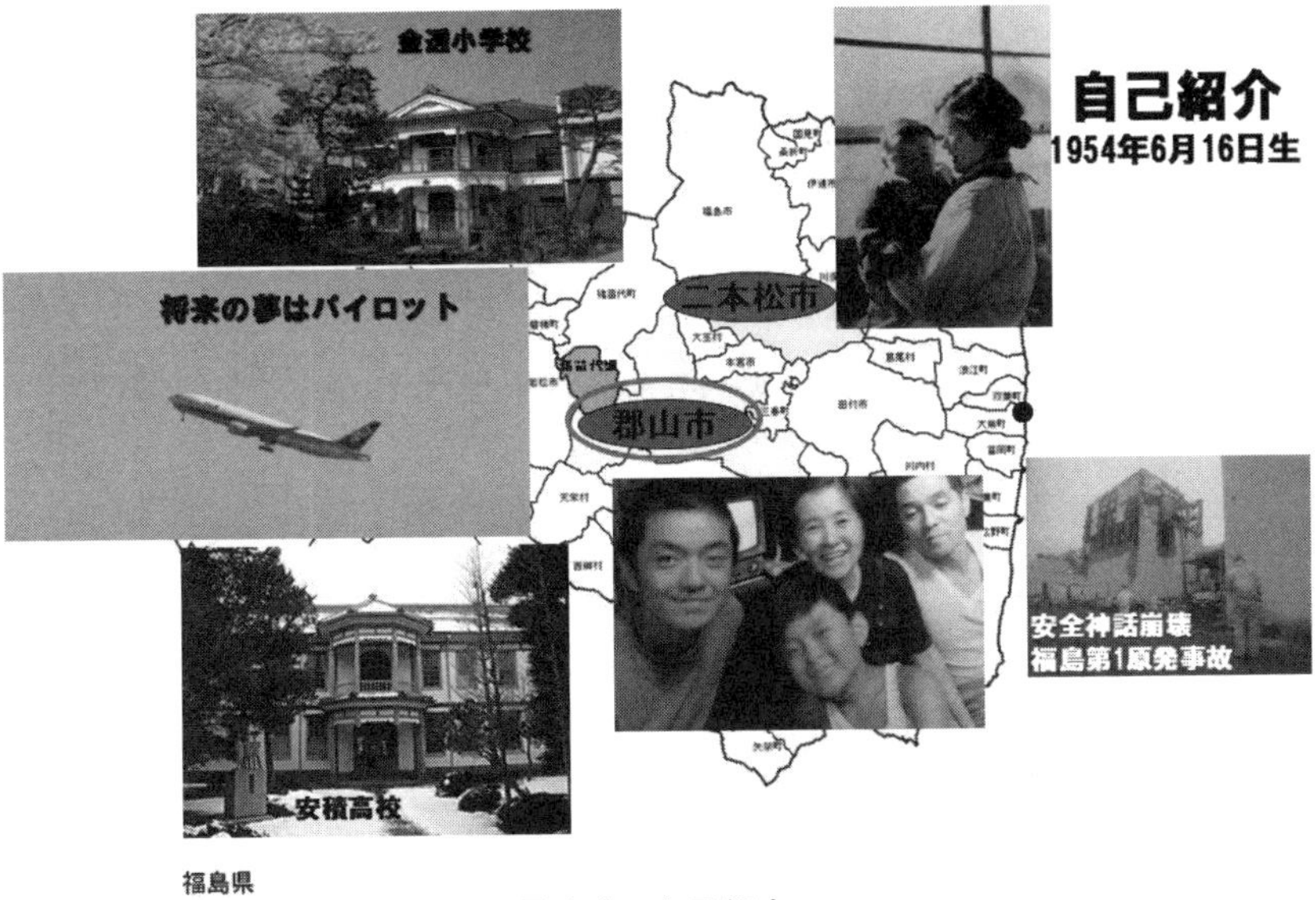

図 1-1　自己紹介

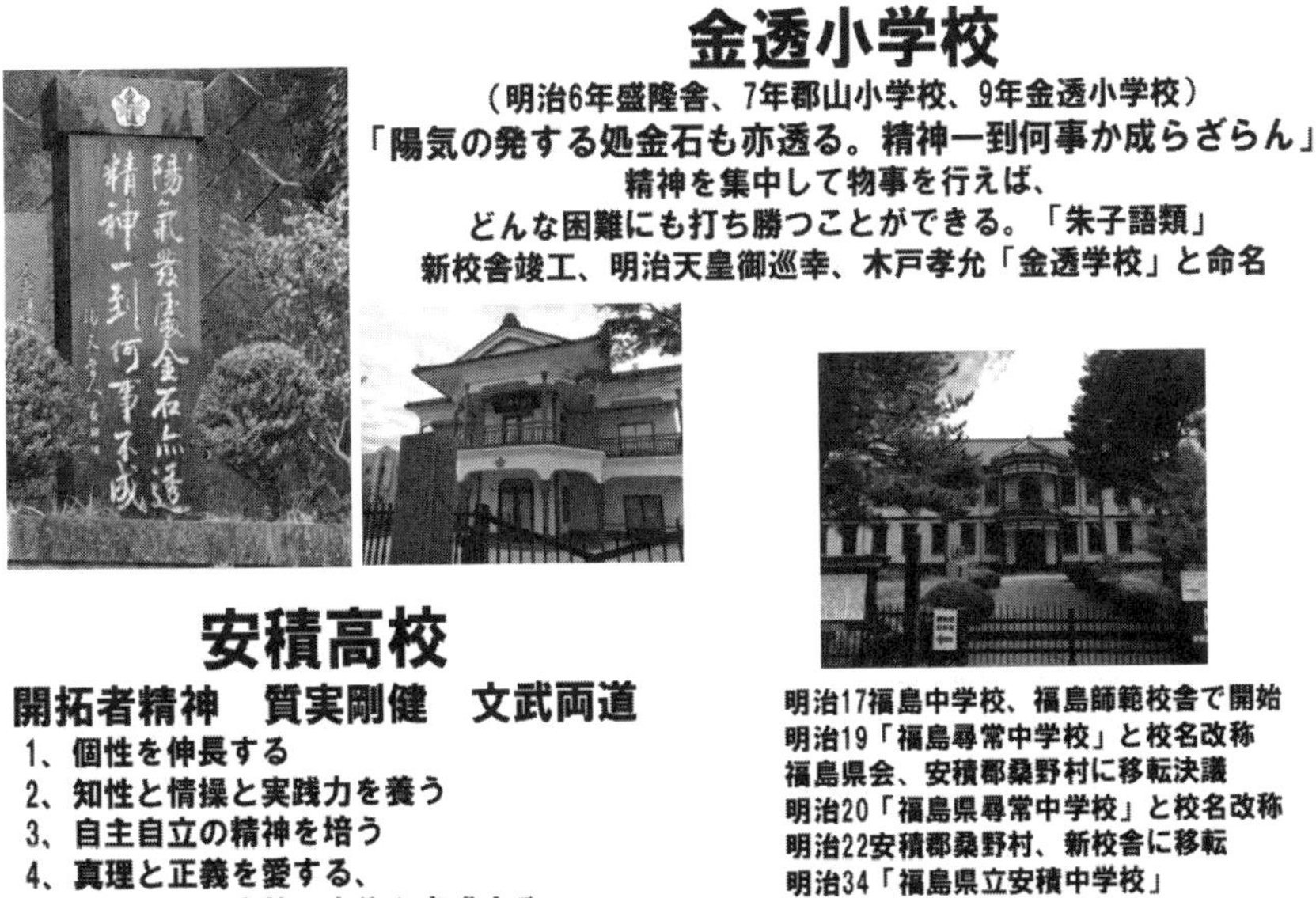
金透小学校
（明治6年盛隆舎、7年郡山小学校、9年金透小学校）
「陽気の発する処金石も亦透る。精神一到何事か成らざらん」
精神を集中して物事を行えば、
どんな困難にも打ち勝つことができる。「朱子語類」
新校舎竣工、明治天皇御巡幸、木戸孝允「金透学校」と命名
陽氣發處金石亦透
精神一到何事不成
安積高校
開拓者精神　質実剛健　文武両道
1、個性を伸長する
2、知性と情操と実践力を養う
3、自主自立の精神を培う
4、真理と正義を愛する、
質実にして真摯な人物を育成する
明治17福島中学校、福島師範校舎で開始
明治19「福島尋常中学校」と校名改称
福島県会、安積郡桑野村に移転決議
明治20「福島県尋常中学校」と校名改称
明治22安積郡桑野村、新校舎に移転
明治34「福島県立安積中学校」

図 1-2　私の母校

私の母親が泣いて反対したからです。、それは私がもう少しで宮崎の航空大学を受験するために出発するという高校3年生の秋でした。宮崎に行くためのチケットを取ろうとしていた2、3週間前のある晩、母は夕食後に大粒の涙を流し「パイロットになるのは反対」と言ったのです。

突然の出来事に驚いて「どうして?」と私が聞くと、母親は戦争中の女学生のころの話を始めたのです。それは軍需工場に手伝いに行ってた母が、アメリカの爆撃に遭って大事な友達をなくした悲しい経験でした。そして、「あんたがパイロットになんかなったら一番最初に戦争に引っ張っていかれるから、お母さんは絶対反対」と言って泣くのです。困りました。高校3年生の秋、いよいよ受験に行くという直前に急に反対されたのです。反対するんだったらせめて1年前に反対しないと、そう思ったのですが、母の涙に勝てずに、その後紆余曲折があったものの、弘前大学の医学部に入学して医師になりました。

また私が医療制度の問題に正面から取り組まなければと思ったのも、母親が長らくリウマチで通っていた郡山の病院に肺炎で緊急入院したときの出来事がきっかけです。母は入院翌日の夜間にベッドサイドにおかれた簡易トイレに自分で立とうとしたのですが、リウマチで手足が動きにくく、転倒して大腿骨頭を骨折してしまったのです。骨折の翌日、私は埼玉の勤めていた病院の外来を終えて母の元へ馳せ参じました。私の父親は、私の顔を見てそれまで我慢していたかのようにこう母親に詰問したのです。「なぜ、トイレに行くときに看護師さんに声をかけなかったんだ」と。それに対する母の答えは私の想像通り、「看護師さんはとても忙しくて声をかけられなかった」でした。トイレに行くぐらいで忙しい看護師さんを呼べなかった。そうして母親はその後寝たきりとなったまま、二つ病院を移って、72歳で亡くなりました(図1-3)。

病院の診療報酬*は長期入院すると、入院の値段である診療報酬が下がるように決められていますか

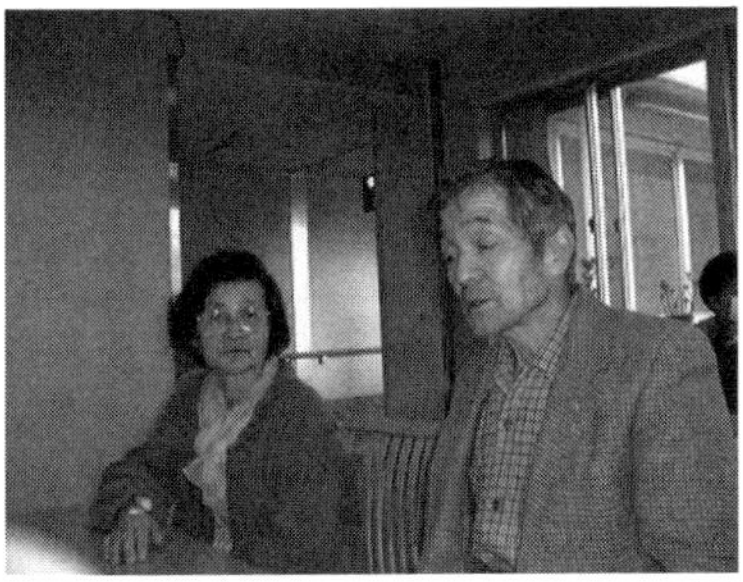

人手不足の現場で！

医療関係者も患者家族

そして患者です

2000年9月19日、田舎の総合病院に肺炎で入院していた母は夜間トイレに立とうとしたときに転倒し大腿骨頭骨折。

「なぜトイレに立つ時に看護師さんに声をかけなかった」という父の問いに、「看護師さんはとても忙しそうで声をかけられなかった・・・」と。

その後寝たきりの状態で転院を勧められ・・・。

2001年7月7日母は72年間の生涯を閉じました。

図 1-3　医療制度問題に取り組むきっかけとなった母の死

ら、病院は長く患者さんを入院させておけません。私は父親に「今の日本の病院は人手不足で、こういう問題は自分が勤めている埼玉の病院でもあるんだよ」と何度も説明したのですが、父親は89歳で亡くなるまでずっと病院を恨んでいました。当時はちょうどメディアで医療事故が繰り返し報道されていたのですが、私の家族に恐れていた入院中の事故が起きたのです。

その時に私は痛感しました。私たち医療関係者も患者になるし、患者の家族にもなるのですから、事故が起きやすい現状はどうにかしないといけない。患者さん第一で改善しなければ。こう思って医療制度改善の活動をずっと続けているわけです。しかし私は医師で患者ファーストで考えていますが、日本の政治家は国民ファーストの政治をしているとはとても思えません。こうした問題意識を持って今も活動を続けています。

＊**診療報酬**　公的保険から給付する医療の値段と範囲を定めたもの。「診療報酬」という言葉から、報酬全てが

医療従事者への人件費になっているという誤解もあったりしますが、人件費はあくまで一部で、医薬品や医療機器・機材を購入する費用や設備投資などにあてられます。

外科医を目指して

パイロットになることを断念した私は、1973年、母親が涙で反対した翌年に、弘前大学医学部に入学することができました。医学部の5年生の時にアメリカの肝臓移植の専門家のトーマス・スターツル教授から肝臓移植の講義を弘前大学で聴きました。若かった私は将来、臓器移植で患者さんのお役に立てる外科医になりたいと思い、弘前大学の第一外科に入局しました。しかし、多くの患者さんの治療経験を積まないと一人前になれないと考えて、卒後3年目に太田和夫教授が日本でトップレベルの腎臓移植医療をしていた東京女子医科大学に移ったのです。

その翌年卒後4年目には、スターツル先生のいるアメリカのピッツバーグ大学に短期間の研修に行きました。そこには日本だけでなく、イタリア、中国など世界中から医師が研修に来ていました。ここで世界の医療を垣間見るきっかけができたわけです。卒後5年目には東京女子医大で麻酔の研修をしました。それは日本は医師不足で麻酔医も足りていないので、派遣先の病院では手術の麻酔も外科医が担当しなければならないことが珍しくなかったからです。麻酔の研修をしながら、同時期に犬の肝臓移植の実験にも力を入れていました。

医師になって8年目、日本で肝臓移植を受けられないお子さんに付き添って、ボストンの小児病院に行きました。この模様は、フジテレビの夕方のニュース番組「スーパータイム」や産経新聞で繰り返し紹介されましたが、この経験も、アメリカと日本の医療の違いを考えるきっかけとなりました。

このように移植外科医を目指していた私ですが、医師になって11年目の1989年に女子医大を辞め

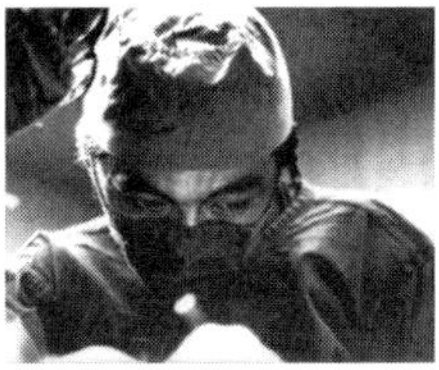

移植医を目ざした10年
移植医→一般外科医へ

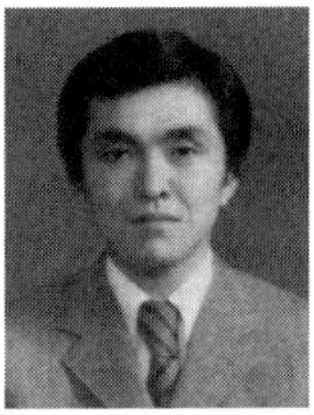

1973 弘前大入学	1974 医学部２年生	1975 医学部３年生	1976 医学部４年生	1977 医学部５年生	1978 医学部６年生
1979 (1) 外科入局、市立病院	1980 (2) 平内町立病院	1981 (3) 女子医大第３外科	1982 (4) 済生会川口病院	1983 (5) 麻酔研修	1984 (6) 玄々堂君津病院
1985 (7)	1986 (8) Boston小児病院	1987 (9) 臨床工学技士法	1988 (10)	1989 (11) 済生会栗橋外科部長	1990 (12)
1991 (13)	1992 (14)	1993 (15) 呼吸法開始	1994 (16)	1995 (17) 外科学会指導医	1996 (18)
1997 (19)	1998 (20) 医療制度研究会	1999 (21) 病は気からHP	2000 (22) 母入院中・骨折	2001 (23) 母永眠、副院長	2002 (24) 朝日新聞
2003 (25)	2004 (26)	2005 (27)	2006 (28)	2007 (29)	2008 (30)
2009 (31)	2010 (32)	2011 (33)	2012 (34)		

図 1-4　移植医を目指した 10 年

て、埼玉県の北東端に新設された済生会栗橋病院に出向することを決断しました。日本は脳死の問題が大きく立ちはだかっていて、臓器移植が遅々として進まない状態だったからです。その後、１９９７年に臓器移植法が施行されましたが、現在に至るまで日本の人口当たり臓器提供者数は世界と比較して極端に少ないままです。そのような実態を見て、世界では移植で助かっている患者さんが多くいるから日本でも、というような単純な問題ではないということも痛感しました。また、今もそうですが大学病院の給料は安く、夜間や休日に他の病院でアルバイトしないと暮らせません。これでは大学で長い間頑張るのは難しいというのも現実でした。せっかく外科医を志したのですから、外科医として働ける病院へ出た、それが11年目のことでした（図１－４）。

　済生会栗橋病院の外科部長として赴任して10年が経過した１９９８年ごろから、全国的に大きな出来事が起こりました。それは医療事故が大きな話題となって、医療バッシングが起きたのです（図１－５）。

１９９０年代には、都立広尾病院事件[*1]、東京女子医

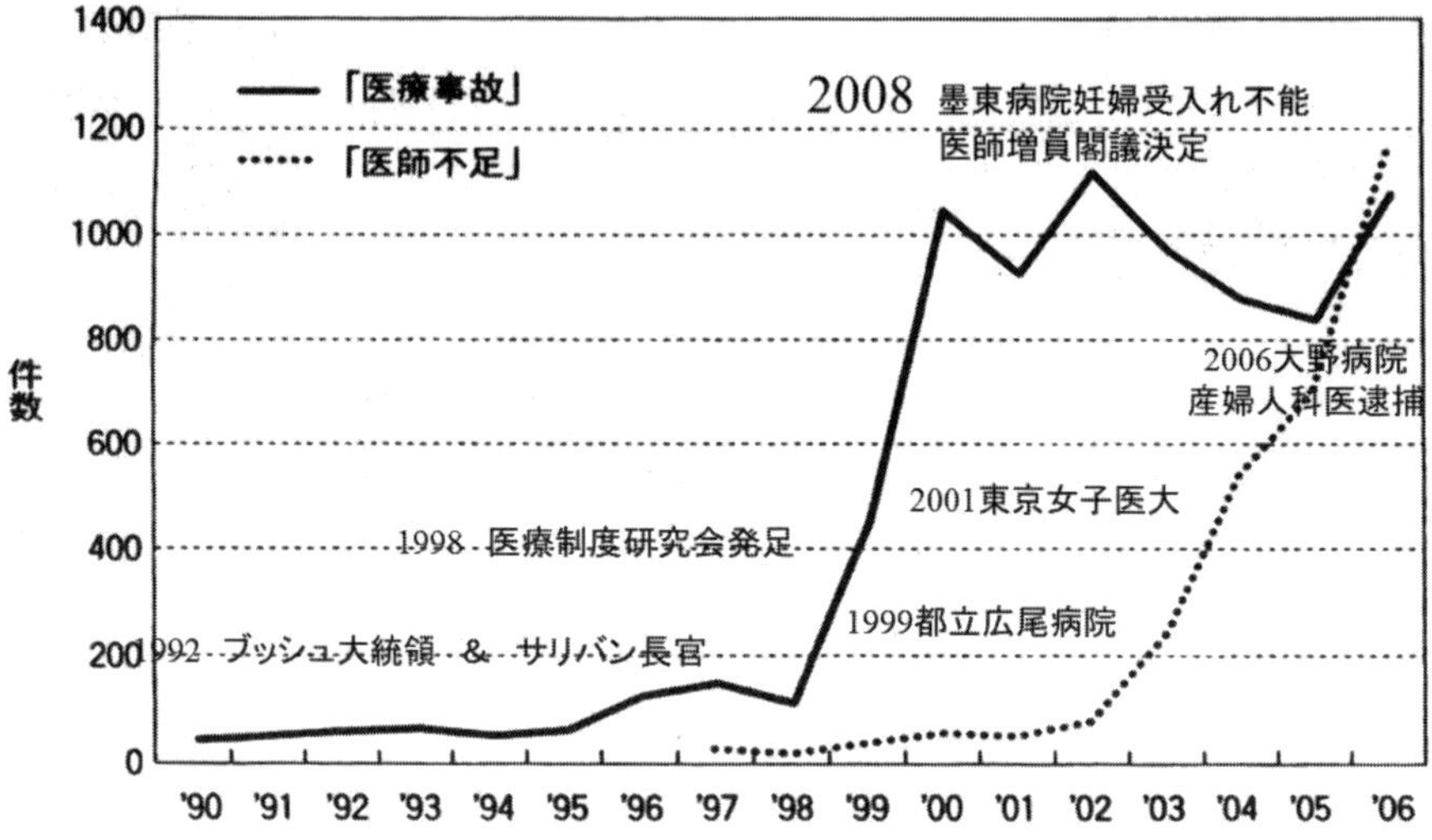

（権丈善一：論座2007.3）

図 1-5 朝日、日経、毎日、読売 4 紙キーワードヒット件数

大心臓手術事件、[*2] ２００６年には福島県立大野病院の産婦人科医師が外来診察中に逮捕[*3]されたのです。

実は私は１９９８年に発足した医療制度研究会に参加して、日本が世界と比べて極端に医師が不足し、医療費も抑制されているということを学んでいました。

そこで私は２００２年のころから朝日新聞のコラムを含めて全国紙で医師不足等の問題を訴えはじめたのですが、医師不足が報道されるようになったのが、私が訴えた２００２年以降ぐらいからでした。つまり医療事故の温床とも言える医師不足の報道が始まるまでの数年間のタイムラグがとても厳しかったのです。この当時は、栗橋病院でも治療中に少しでも不都合なことが起きると「医療事故じゃないか」とかなり圧迫を受けながら診療をすることが珍しくなくなりました。

１９９８年ごろから医療事故の報道が爆発的に増え、２００２年ごろからようやく医師不足の報道が始まったのですが、その後の保育や介護、教育現場に関する報道でも似た構図を感じます。医療だけでなく、保育や介護、教育の現場で事故を未然に防ぐような人員配置がなされているのか、現場の方の苦労はとても他人事ではありません。

その後、２００８年に墨東病院の妊婦受け入れ不能事例[*4]が発生して、当時の舛添要一厚生労働大臣が医師不足を認めてくれて、ようやく医師増員が決まりました。こういう流れの中で私は医師として生きてきました。

そんななかの２００６年のバレンタインデーの翌日に、後に私の医療制度の恩師になる高岡善人先生からファックスが届きます。これは後ほど詳しくご説明します。

＊1　都立広尾病院事例　１９９９年2月11日、東京都立広尾病院で手術を終了した58歳女性が、抗生剤点滴を受け終わった後に、消毒液を血液凝固阻止剤と取り違えて点滴されたために「胸が苦しい。息苦しくなってきた。手もしびれてきた」と言葉を残しながら死亡してしまいました。

＊2　東京女子医大心臓手術事例　２００１年3月2日、同大の日本心臓血圧研究所で12歳の患者が心房中隔欠損症と肺動脈狭窄症の治療目的で手術を受けたものの、脱血不良で脳障害を来し、術後３日目に死亡したという医療事故。人工心肺装置の操作ミスが原因であるとされ、操作を担当していた助手が業務上過失致死罪で、また医療事故を隠すためにカルテ等を改ざんしたとして執刀医が証拠隠滅罪で、２００２年6月に逮捕、翌7月に起訴されました。執刀医に対しては、２００４年3月22日に懲役1年執行猶予2年の有罪判決が出ました。

＊3　大野病院事例　２００４年12月17日、福島県双葉郡大熊町の福島県立大野病院で帝王切開手術を受けた産婦が死亡したことにつき、手術を執刀した同院産婦人科の医師１人が、刑法の業務上過失致死傷罪と医師法違反の容疑で２００６年2月18日に逮捕、翌月に起訴された事件。２００８年８月20日、福島地方裁判所は、被告人の医師を

無罪とする判決を言い渡し、福島地方検察庁が仙台高等裁判所への控訴を断念したため、確定判決となりました。医師は起訴休職中でしたが、無罪を受けて同病院に復職しました。

＊4　墨東病院の妊婦受け入れ不能事例　2008年10月4日、出産間近で脳内出血の症状が見られた36歳妊婦が、緊急手術が可能な病院を探したのですが当直の産婦人科医がいないなどの理由で7か所の病院から受け入れを断られ、最終的に江東区の都立墨東病院が受け入れ、女性は帝王切開で出産し、脳内の血腫を取り除く手術も受けましたが、3日後に脳内出血で死亡してしまいました。

2　高岡善人先生との出会い

医療制度研究会での勉強とメディア出演

1989年に済生会栗橋病院の外科部長になって10年経ったころ、縁あって医療制度研究会で日本の医療制度について勉強を開始していました。研究会発足のきっかけは、1996年に発足した第二次橋本内閣が行政改革として高齢化社会に向けて医療費の削減を訴えたことでした。それでなくても厳しい医療機関の経営に危機感を抱き、医療者自身も制度の勉強が必要なのではないかという理由でした。2002年に私は、医師不足や医療費抑制の問題について朝日新聞に意見を投書しました。「ミス招く医療システムの病理」は全国版で初めて顔写真入りで掲載されました。そして当時は他の新聞にも結構意見を採用いただいていたのです。

朝日新聞に掲載されて以降はテレビに出演させていただくようにもなりました。2003年テレビ朝日「爆笑問題&日本国民のセンセイ教えて下さい」、2005年読売テレビ「たかじんのそこまで言って委員会」などでした。

実は２００５年には日本外科学会も医師不足を正面から取り上げ、このままだと日本の医師、外科医はゼロになるのではないかと外科学会長が発表してくれた時代でした（図１‐６）。当時は当直明けに手術する外科医が７割でした。皆さん、当直明けで睡眠不足の外科医に手術してもらいたくないと思いませんか。このまま続くと外科学会の新規入会者が２０１８年にはゼロになると危機感がすごく高まっていたのです。しかし残念ながらその後女性外科医の割合は増えたものの、男女合わせた外科医の総数は減っています。外科医の平均年齢は50歳を超えています。若い人が外科を志望しないのです。

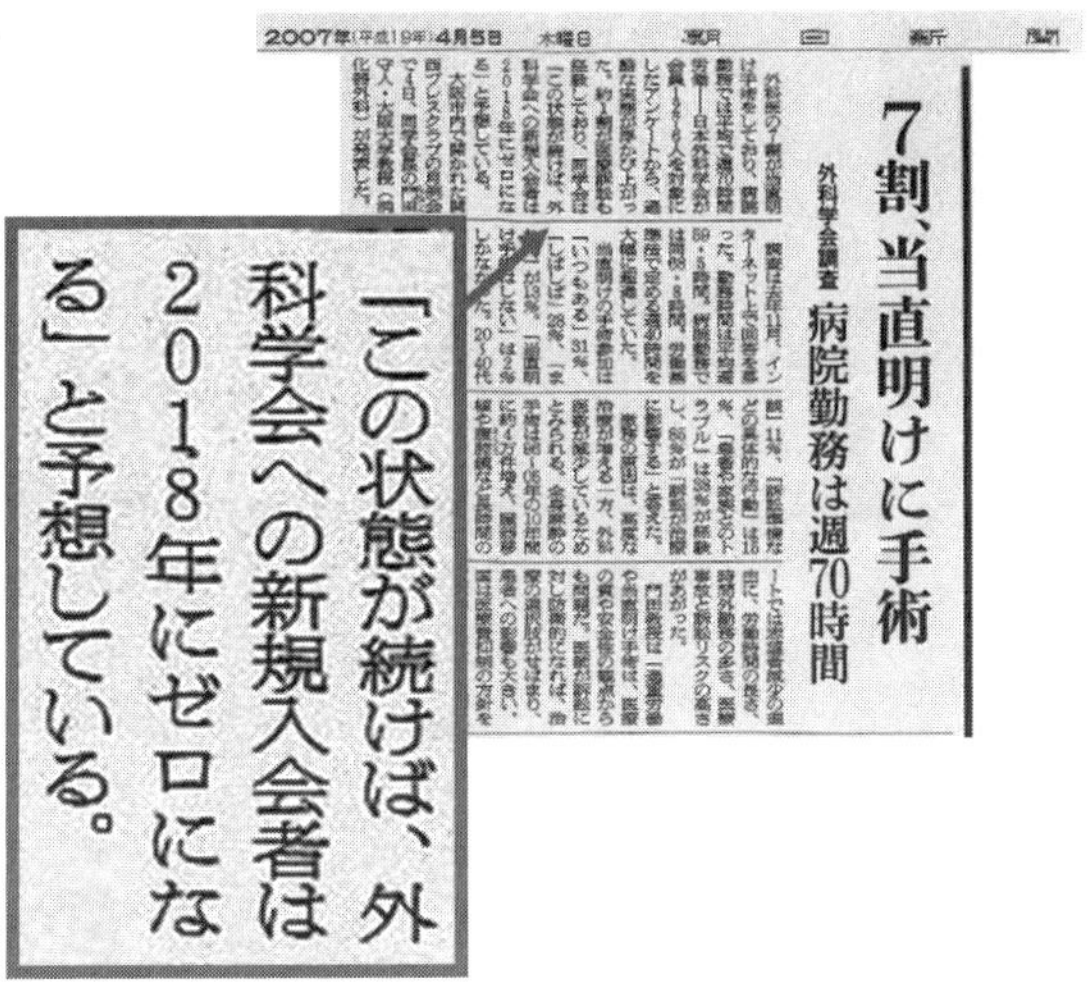
2007年(平成19年)4月5日　木曜日　朝日新聞
7割、当直明けに手術
外科学会調査　病院勤務は週70時間
「この状態が続けば、外科学会への新規入会者は2018年にゼロになる」と予想している。
図 1-6　朝日新聞 2007 年 4 月 5 日記事

苛酷な外科医の労働

２００６年に後輩の外科医から届いた年賀状です（図１‐７）。

精も根も尽き果てるような働き方はせずとも、安全な医療が提供できること　今年の目標

当時は、医療事故が頻繁に報道され、医師を見る目がとても厳しかった時代です。「精も根も尽き果てるような働き方はせずとも」と書いてありましたが、とても個人の努力だけで安全な医療は提供できません。この文章を見て、私は福島県人ですが「どげんかせんといかん」と思ったわけです。どう見ても理不尽ですよね。保育や

介護の現場、学校の先生も、同じように思っているのではないでしょうか。

当時、私は医師不足の講演を全国で始めたころでしたが、『ブラックジャックによろしく』という多忙な研修医を描いた漫画を原作にしたテレビ番組が放送されていました。また「立ち去り方サボタージュ」という言葉も医療界で流行っていました。あまりにも忙しい病院を勤務医が辞めてしまのです。私みたいに声を上げることもできず、黙って現場を去ってしまうのです。

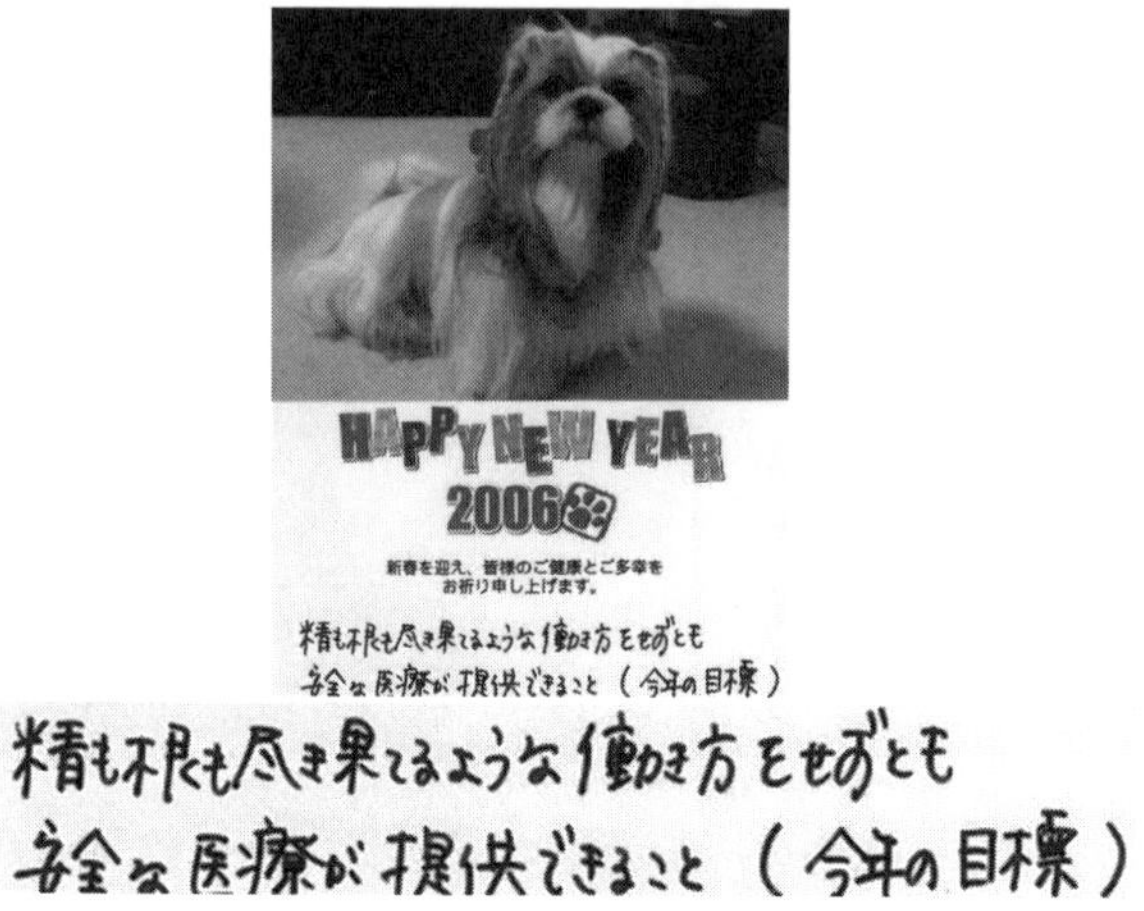
HAPPY NEW YEAR
2006
新春を迎え、皆様のご健康とご多幸をお祈り申し上げます。
精も根も尽き果てるような働き方をせずとも
安全な医療が提供できること（今年の目標）
精も根も尽き果てるような働き方をせずとも
安全な医療が提供できること（今年の目標）
図 1-7　後輩の外科医の年賀状

どう説明したら勤務医の過酷な労働実態を説明できるか、そう考えて「外科医に求められる多くの役割」として講演では次のように説明していました。外科医は①専門医不足のため他科の仕事も（救急医、抗がん剤の治療、麻酔など）求められる、②外科医も最新の知識を求められる。③外科医は当然技術も。④日本人は「赤ひげ」を観ているから思いやりの心も求められる。⑤十分に説明を受けた上での同意が必要だから説明も上手でないといけない（インフォームドコンセント）。⑥緩和ケア医は日本にはほとんどいないため、がんの患者さんのターミナルケア（終末期医療）も担当、⑦若手の医師を指導しないといけない（指導者・教師）。⑧患者さんの対応にはユーモアも必要。⑨病院の会議ではリーダーにならないといけない。⑩あとはなんと言っても24時間働けますか。私は枕元に携帯電話を置いて寝ていました。寝ていたから連絡が取れなかったでは済まないのです。下手をすると即医療事故です。まさに気力・体力が必要なのです。

栗橋病院では、毎年大学から派遣される研修医を1年指導し、やっと治療に慣れたころに大学に帰すという役割を担っていました。このように責任が重い割には、当時の経済紙によると、勤務医の生涯賃金は大手企業のサラリーマンより安かったのです。生涯賃金が安いから、⑪病院を定年になっても死ぬまで働かなくてはいけないのです。ここだけは医師不足が幸いして、70、80、90歳まで働いている医師も珍しくありません。つまり、労働基準法無視の過重労働で、一人何役もしていて、そのうえ事故が起きたら刑事罰ってダメなんじゃないの。そう講演では説明していました。

現在、私自身は外科医を引退して、医療再生の活動に専念していますが、若手の医師のために、もちろん患者さんのためにも、この医療体制を充実させる活動を止めるわけにはいかない状態なのです。そして残念ながら医師不足による長時間労働は今もほとんど変わっていません。でも、国の「働き方改革」が2024年4月から医師にも施行されることが決まっても、メディアが主に取り上げるのは、流通を担うトラックドライバー不足ばかりで、医師の過酷な勤務は今もほとんど報道されていません。

一枚のファックスが人生の転機に

2002年以降、新聞やテレビで医療問題についての情報発信の活動をしていたのですが、後輩から「精も根も」という衝撃の年賀状が届いた2006年の2月に、私とは縁もゆかりもなかった高岡善人先生との突然の出会いがありました（図1‐8）。高岡先生は1915年生まれで私よりも40歳以上年上の先生でした。東京大学卒の内科の先生で、長崎大学の教授も務められた先生が私にファックスを送ってくださったのです。高岡先生は定年退職して東京にお住まいで、1993年に『病院が消える　苦悩する医者の告白』（講談社）を世に問うておられました。このままだと日本の医療は危ないぞと。高岡先生は東大卒ですから、東大の知り合いの教授や東大卒の大手メディアの人など、私よりもずっと影響力のある有力な人にこの本を送っておられたようですが、先生が期待されたような反応や報道が見受けられず、あきらめかけていた矢先に、テレビや新聞で医療問題を訴えている私をご覧になったようでした。私が先生のご著書『病院が消える』を手に入れたいと知り合いの長崎の先生に連絡したこともお聞きになっていたようです。

2006年バレンタインの翌日一通のファックスが！

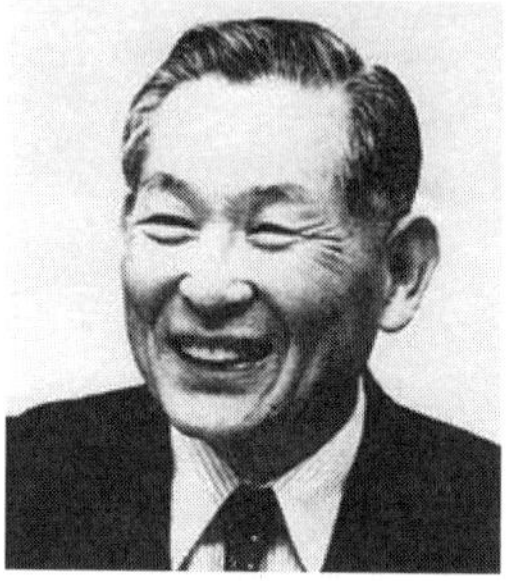

高岡善人 長崎大学名誉教授
1915年（大正4年）大分県生まれ
1939年（昭和14年）東京帝国大学医学部卒、同年東大附属病院坂口内科入局、1948年同大助手、1949年糖尿病研究で医学博士、1955年東大講師、1957年（昭和32年）東大助教授兼東大学生保健診療所長、1959年長崎大学内科教授（第1内科）、1980年定年退職、1981年光輝病院院長、城南総合病院顧問、社会保険中央総合病院顧問、総泉病院顧問

図 1-8　高岡善人先生ご略歴

高岡先生が、2006年のバレンタインデーの翌日に送ってくださったファックスがこれです（図1-9）。今見ても書き出しがすごい文章でした。

昨日はバレンタインデーで、私が女性だったらチョコレートをお送りするところです。

当時はさすが東大の先生はセンスが違うと思ったのですが、今考えれば、「お前頼むぞ」という気持ちが込められていたのではないかとつくづく思います。というの

済生会栗橋病院（ＦＡＸ：０４８０－５２－０９５４）
本田　宏副院長殿

平成１８年２月１５日

昨日はバレンタインデイで私が女性だったらチョコレイトをお贈りするところです。２３／ＸＩＩ／＇０１のメールで拙著「病院が消える」を探されて、長崎の哲翁先生から連絡をいただいた高岡です。

先生の朝日新聞投稿を含めて日本医療に危機感を持っておられることに深甚の敬意を持っています。来たる３月１６日朝日ホールでのポストコングレス公開シンポのパネリストに先生が選ばれたのは大変良いチャンスだとお慶び申し上げます。基調講演のタイトルがまた凄くよいと確信していますので、東大三内の後輩、　　　大学長にもこの感想を送りました。　　　名誉教授は　　　教授時代、医療について一度懇談しました。

また拙著発刊以来三大新聞の医療担当記者と御縁ができましたが、　　　君とはＦＡＸ交信のみの間柄です。その他　　　センター　　　総長、　　　大病院長、前　大総長、　　　教授、　　　日本医師会副会長等々私がいままで交信した多数の医師の中でも、先生こそ稀に見る、勇気ある、歯切れのよい論客と推察しております。

それで、このチャンスに先生が拙宅で、愚見と医療資料、経験談をお聞きくださるような御縁がございましたら、私は喜んで医療にたいする９０歳の遺言を申し上げたい気持ちを持っています。いかがでしょうか。拙宅は有楽町線で、池袋の次の要町駅の近くです。ご返事はＦＡＸでも結構ですが、電話なら夜８時ごろが一番茶の間の在宅と思います。

ご多忙の先生のこと、決してご無理を申し上げるつもりはございません。何分のご返事をお願いいたします。

ご自愛の上益々のご活躍をお祈り申します。

敬具

〒１７１－００４２
東京都豊島区[redacted]
高岡善人
長崎大学名誉教授　高岡　善人
（ＴＥＬ：０３－[redacted]
（ＦＡＸ：０３－[redacted]

図１-9　高岡善人先生からのファックス

も、その後現在までの厳しい医療再生の活動を私自身も経験して、若い人をいかに育てなければならないかということを痛いほど感じているからです。続く文章を見てください。

先生の朝日新聞の投稿を含めて、日本医療に危機感を持っておられることに深甚の敬意を持っています。

……

このチャンスに先生が拙宅で、愚見と医療資料、経験談をお聞きくださるような御縁がございましたら、私は喜んで医療にたいする90歳の遺言を申し上げたい気持ちを持っています。

詳しい事情も書いてありました。自分は『病院が消える』を出版以来、三大新聞の医療担当者とご縁ができたと。あとは東大の超有名な医療センターや医師会のトップなど東大関係のいろんな人に出した。だけども誰も反応してくれない。「先生こそまれにみる勇気ある歯切れのいい論客と推察しております」。

褒め方がうまい。なんとこの文章は先生が90歳の時に書かれたファックスですよ、

ちなみに高岡先生は戦後の東大病院で勤務されていた時、かの三島由紀夫が大蔵省に入省する際に身体検査をしたそうです。そのような偉大な大先輩がじきじきに私にファックスをくださった。医療に対する90歳の遺言。ここから私の今が始まるわけです。早速、私はその週の週末に高岡先生のご自宅にお邪魔しました。

高岡先生のお宅で約2時間に渡り、高岡先生が日本の医療の歴史的側面も含めて考えるために私に教えてくださったことは、①医療費亡国論（東大官僚のヒエラルキー）、②日本の医療史（西南戦争と医療）、③

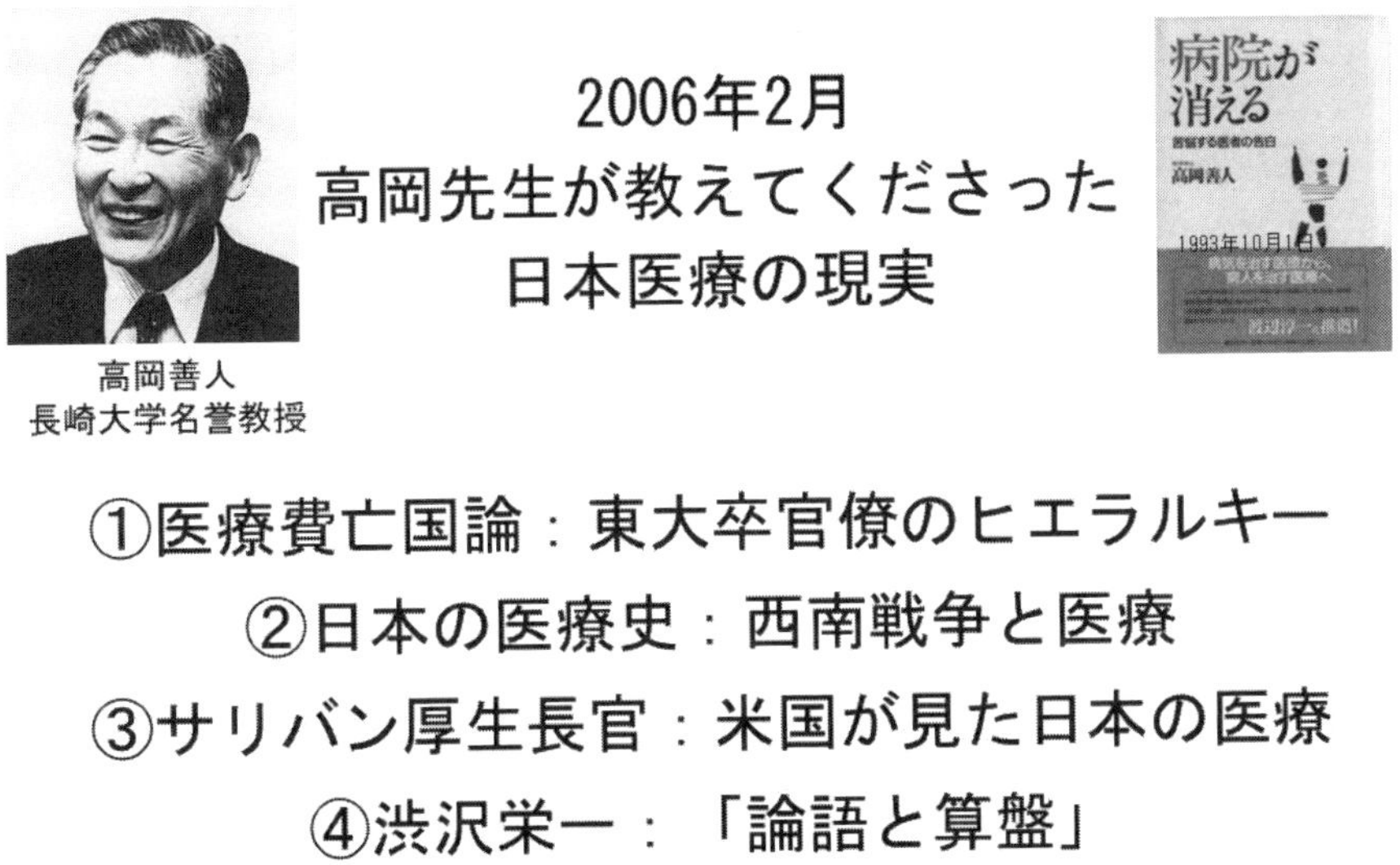
2006年2月
高岡先生が教えてくださった
日本医療の現実
高岡善人
長崎大学名誉教授
病院が消える
苦悩する医者の告白
高岡善人
1993年10月1日
渡辺淳一、推薦！
①医療費亡国論：東大卒官僚のヒエラルキー
②日本の医療史：西南戦争と医療
③サリバン厚生長官：米国が見た日本の医療
④渋沢栄一：「論語と算盤」
図1-10　高岡先生が教えてくださったこと

サリバン米厚生長官（米国が見た日本の医療）、そして二度目にお会いした時には④渋沢栄一（論語と算盤）。これらすべて高岡先生が私にさずけてくださった重要なヒントでした（図1-10）。ここから私は本を読むのが加速して好きになりました。やはり勉強して疑問が氷解することは楽しいですね。

大蔵省を頂点にした東大のヒエラルキー

高岡先生は私にこう教えてくださいました。「本田君な、実は日本というのはなかなか難しい問題を抱えているんだ。実は戦後の東大病院には結核で入院している学生が多かった。回診のときに結核で入院している成績優秀な学生に将来どうするんだと聞くと、こんなに長期入院しちゃったから民間に行きますと言う。本来だったら大蔵省とか通産省を選ぶ学生が民間に行く」と。私が高岡先生に「厚生省とか文部省はどうなんですか」と聞くと、「そういうところはあまり人気がないんだ」と。あれれれ？ つまり省庁にはすごいヒエラルキーがあって、大蔵省が一番偉くて強いみたいで、大蔵省に入れない人

①「人口10万対150人」の医師の目標は達成した

昭和58年（1983年）
医療費抑制を目指す厚生省は「医療費亡国論」を発表
医師過剰時代の到来を喧伝し始めた。

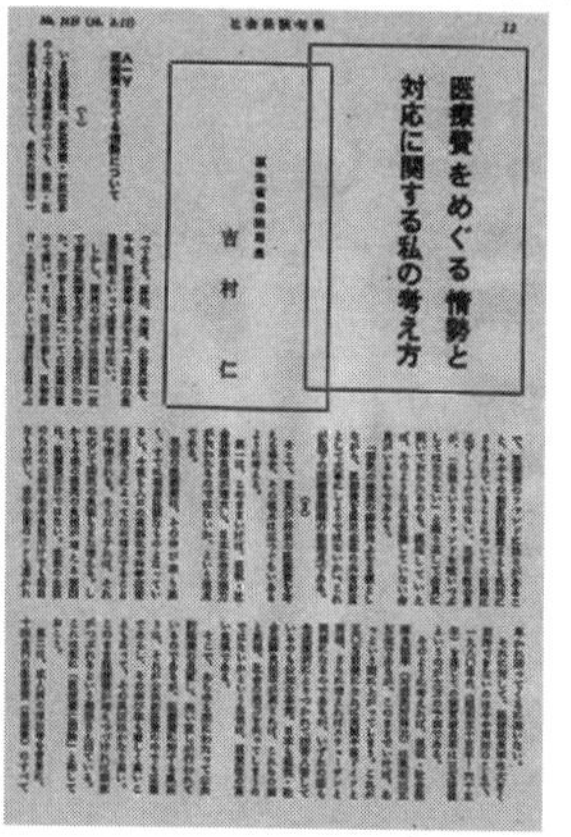

“医療費亡国論”
社会旬報（1983、昭和58年）
厚生省；吉村　仁保険局長
1「医療費亡国論」
　このまま租税・社会保障負担が増大すれば日本社会の活力が失われる
2「医療費効率逓減論」
3「医療費需給過剰論」

図1-11　吉村仁厚労省保険局長の「医療費亡国論」

が次に選ぶのは民間大企業みたいなのが日本の国の実態なのかもしれないということを教えてくださったのです。

　そのとき高岡先生がお話してくださったのは、東大理Ⅲ（医学部）で厚生省に入った後輩がいて、その人は厚生省の上司（東大法学部卒）に「医療費をきちんと確保するべき」と訴えたら、あっという間に北海道に飛ばされたエピソードです。どれだけ東大法学部卒のエリート官僚が強いのかという今も忘れられないお話でした。私は弘前大学出身ですから、東大出身の高岡先生に出会わなかったら絶対にわからなかった事実でした。

医療費亡国論を知る

　その次に高岡先生が「本田君これ知ってくれるか」と手渡してくださったのが、１９８３年の論文「医療費をめぐる情勢と対応に関する私の考え方」（図１‐11）でした。著者は当時の厚生省の吉村仁保険局長で東大法学部出身です。当時厚生省内で強大な力を持っていた人だそうで、「厚生省の天皇」と言われていたと、しばらく後に某県の医師会関係者も教えてくれました。この方が「医療費亡国論」を1983年の論文で主張したのです。私はこの論文の存在を高岡先生にお会いする2006年まで全く知りませんでした。

その後、この論文は1970年代の二度のオイルショックを契機に、1981年に土光臨調が米・国鉄・健康保険を日本経済の足を引っ張る3Kとしたことに呼応したものと分かりましたが、私は東北出身の純朴な医師でしたから、「高岡先生、厚生省は医療費を確保してくれる省庁なんじゃないですか」と聞きました。おそらく今でもそう思っている医療関係者は少なくないと思います。そうしたら高岡先生は「違うよ、本田君。厚生省は医療費を削減すると出世できる省庁なんだ」と。「だって大蔵省のほうが立場が上、大蔵省は医療費を増やしたいと考えていると思うかね?」。

そういう現実を初めて知ったのです。厚生省にただ頼ってもダメ、そう思いました。つまり、日本のお金の使われ方の構図を私は認識することになったのです。「このまま医療費が増えれば国家がつぶれるという話が出ている。『医療費亡国論』と称しておこう」と厚生省の天皇と言われていた官僚が書いたのです。これがわが国では医療だけでなく、介護、福祉、生活保護など全てがないがしろにされる理由です。

後にやはり東大出身の立花隆さんも似たようなことを指摘していることを知りました。

官僚の世界で何が一番大切かといえば、順位である。官僚の世界の基本ルールは、幾つかあるが、最大のルールは順位を乱さないことである。順位の基本は何かというと入省年次プラス入省時の席次である。同じ年に入った官僚たちは年次席次に従って同じように出世していく……このシステム(年功序列。席次制)は、明治国家の創設以来、日本の官僚社会でずっとつづいてきた慣習で、これを破ることは事実上不可能といっていいほど日本の社会に根深く入りこんでいる……

同じシステムが、陸軍、海軍の軍人の序列と進級にも働いている。昇級進級の基準が、陸軍の場合は士官学校の卒業席次、海軍の場合は海軍兵学校の卒業席次。日本の陸海軍をダメにしたのは、この順位席次システムであると昔からいわれつづけたが、それがゆるめられることはなかった。

（立花隆「未熟な安倍内閣が許した危険な官僚暴走の時代」Nikkei BP net、2006年12月27日）

官僚の世界は、年功序列、席次制。東大を卒業したときの順番で一生が決まってしまうと。「その順番は簡単には変わらない」。そう高岡先生もおっしゃっていました。

西南戦争から始まる公立病院つぶし

さらに高岡先生は次のことも教えてくださいました。「実は本田君な、こういうことがあったんだ。明治10年までは日本は官立公立病院が多い国だったんだ」。この事実は順天堂大学の酒井シヅ先生も指摘しています（『日本の医療史』東京書籍、図1－12）。日本は明治10年に起きた西南戦争の激しいインフレで政府が赤字になった。その影響で多くの公立病院が廃院になった。その後、民間病院がどんどんできて公的病院数と逆転したと。日本で民間病院が増えたきっかけは西南戦争*の赤字でした（図1－13）。

ほとんど報道されませんでしたが、東京都議会は「都立病院廃止条例」を新型コロナ感染が収束する前の2022年3月に可決しています。その理由は都立病院への東京都からの「繰入金」を「赤字」と問題視したからです。日本は明治時代からぜんぜん変わっていません。このことを教えてくださったのも高岡先生でした。

② 公的医療を財政難で切り捨てる日本

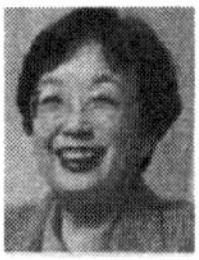

「日本の医療史」より　東京書籍：1982酒井シヅ氏　順天堂大学医学部医史学研究室客員教授

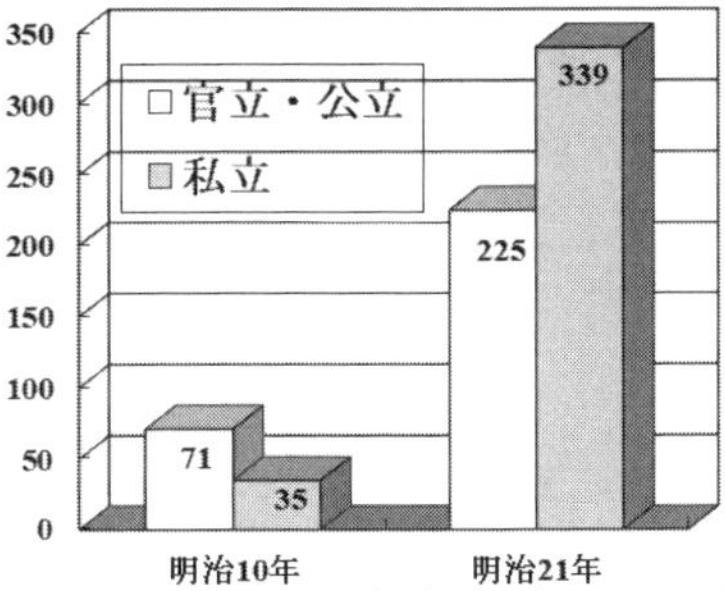

病院数	官立・公立	私立
明治10年	71（官7、公64）	35
明治21年	225	339

日本の病院の特色（歴史的背景）
1：教育病院は最高の医療機関（文部省管轄）
2：一般医療は民間主体
3：公的医療は財政難で簡単に切り捨て

明治10年頃公立病院はほとんどの府県にあり各地方での機関病院となっていた→西南戦争後の激しいインフレとその後の松方政策は地方財政を厳しい状況→公立病院の多くは廃院→一方私立病院は自由に開業、医療を民間に任せた結果、公立病院と私立病院の総数が逆転→現在日本が他国に比し私立病院が異例に多いという実態の歴史的背景。

図１−12　公立医療を財政難で切り捨て

日本の病院は西南戦争（財政問題）でその運命が決まった！

清川病院史（平成5年7月1日）より

明治初期、逸早くドイツ医学を採用し近代国家建設の目的にそって官公立病院を中心にその建設が進められた
明治9年（1876）：内務省「公立私立病院設立伺及願書式」
病院設立は許可制：公立病院は内務省　私立病院は各府県担当
明治10年（1877）：官（7）、公（64）計71病院に対して私立35病院
西南戦争後の激しいインフレ終息のため松方正義（1835–1924）がデフレ政策。
地方財政の行き詰まりから、ほとんどの県で県立病院閉鎖
明治20年（1887）：「公立私立病院設立伺及願書式」廃止され、各府県が設立規則策定
明治21年（1888）：公立225病院、私立339病院
開業医が財を蓄え地盤築いて私立病院設立→欧米諸国に見られない公私立病院逆転珍現象
明治24年（1891）：東京府（例）　患者または産婦10名以上収容を病院、これ以外を診療所
昭和23年（1948）：厚生省　患者20名以上を病院

日本の病院の特色（歴史的背景）
１：教育病院は最高の医療機関（文部省管轄）
２：一般医療は民間主体
３：公的医療は財政難で簡単に切り捨て

病院数	官立・公立	私立
明治10年	71（官7、公64）	35
明治21年	225	339

図１−13　西南戦争以降、官立・公立病院切り捨て

＊西南戦争　西郷隆盛が1877（明治10）年、新政府への不満を募らせた薩摩の士族らを率い、熊本城を中心に新政府軍との間で激戦を繰り広げました。政府は戦費を補うため不換紙幣を大量に発行。その結果、激しいインフレーションと国際収支の悪化による正貨の流出が起こり、財政は破綻に瀕したのです。

江藤新平が喝破した〝樹液を吸い取る政治〟

私が西南戦争の赤字で公的病院が潰された歴史に興味を持って当時の歴史が書かれた日下藤吾さんの『民権の火柱　江藤新平』（叢文社）を読んでいると、どうもそのルーツには「樹液を吸い取る政治」があることに気付きました。日本にフランス型の司法制度の導入を試み日本の司法の父とされる江藤新平は、明治6、7年ころは司法卿として司法権の独立を主張して薩長派と対立し、中央政府を追われて佐賀の乱で打ち首になっています。私の故郷・福島は賊軍でしたが、官軍だった佐賀藩士さえこういう目に遭っていたのです。

打ち首になる前年、同じ佐賀藩士の副島種臣との会話が残っています。副島が長州人の言い分をこのよう語っています。「われわれ長州藩は関ヶ原の合戦に敗れ領地を3分の1にカットされ、それから270年間敵である徳川に恨みの一太刀を報いんため、臥薪嘗胆する苦しみに堪えてきた。鳥羽・伏見の戦で、われわれは藩の資金を投入し藩士の血を流した。その結果が今の新政府だ。利権は270年間堪え忍んできた屈辱と血の犠牲に対する当然の報いではないか」。明治新政府になってまだ5、6年目の段階で長州藩士がこう言っていた、同じ官軍の佐賀藩士は薩長の本質を早くも見抜いていたということです。

これに対して江藤はこう言っています。

奴ら薩長人は国家というこの苗木を丹精して育てるよりは、その樹液を吸い取ることだけを考えている。これでは苗木はやがて栄養不良で死んでしまう。

樹液を吸い取ることだけを考えている。

どうですか。今の日本でも、樹液を吸い取る政治が続いていないでしょうか。「樹液を吸い取る政治」を覚えておくと、今の日本の多くの問題の根底に通底するものが見えてきます。

医療もそうですが、今進められている介護保険制度の改悪もそうですね。40歳以上の国民から介護保険料をしっかり集めて、軽症者は制度の対象から外されてしまう。お金を集めるけど、軽症者はケアしない。財務省が狙っているのは介護保険の民営化で、お金がある人は民間でみてもらう、お金がない人は自宅で家族が介護するというのが最終目標ではないでしょうか。これも樹液を吸い取る政治と考えればわかりやすいでしょう。

みなさんも何かおかしいなと思ったら、樹液を吸い取られているのではないかなと考えたらわかりやすいです。消費増税、インボイス、防衛費倍増、マイナ保険証強行……すべてが明治から変わってない問題なのです。これがまさに本書のテーマ「樹液を吸い取る政治との訣別」なのです。ただ、訣別しようにも樹液を吸い取る政治が理解できないと訣別しにくいですね。これからもう少し詳しく説明したいと思います。

済世勅語という「お言葉」

たまたま縁あって、私は勤務医36年間の中で、通算27年間にわたり済生会に勤めた関係で済生会発足の経緯を知っていました。そこには、樹液を吸い取る政治とリンクする話題が出てきます。恩賜財団済生会は明治天皇が亡くなる1年前の「済生勅語」をきっかけに発足しています。明治天皇の「お言葉」を見てみましょう。済生勅語の大意です。

私が思うには、世界の大勢に応じて国運の発展を急ぐのは良いが、我が国の経済の状況は大きく変化し、そのため、国民の中には方向をあやまるものもある。政治をあずかるものは人心の動揺を十分考慮して対策を講じ、国民生活の健全な発達を遂げされるべきであろう。また、もし国民の中に、生活に困窮して医療を求めることもできず、天寿を全うできないものがあるとすれば、それは私が最も心を痛めるところである。

「国運の発展」を急いだのは明治政府ですね。そして日清、日露戦争に突入。「国民の中には方向を誤る」というのは大逆事件*のことでしょうか。結局、大逆事件は冤罪でしたが、国民不在の政治が続くと、そのような問題も起きてしまう。そして「国民の中に、生活に困窮して医療を求めることもできない」は、今で言えば新型コロナによる自宅療養、在宅死等の医療崩壊、さらに格差拡大、シングルマザーの困窮、自殺者増加と同じです。21世紀の現在も明治のころとまったく同じことが起きている。それはそうです。樹液を吸い取る政治が変わっていないのですから。それで私はこの活動を「やめられないとまらない」かっぱえびせん状態になっているのです。こうやって整理してみると次に今の政治が狙っていることが見えてきます。政府は北朝鮮のミサイルが飛んだとか、ウクライナ戦争の危機だとかを煽って軍事費を倍増し、私たちの生活は今よりもさらに切り詰められます。国民負担増、社会保障削減。でも国会周囲の戦争反対のデモや抗議集会すら大手メディアはほとんど報道しません。国民はメ

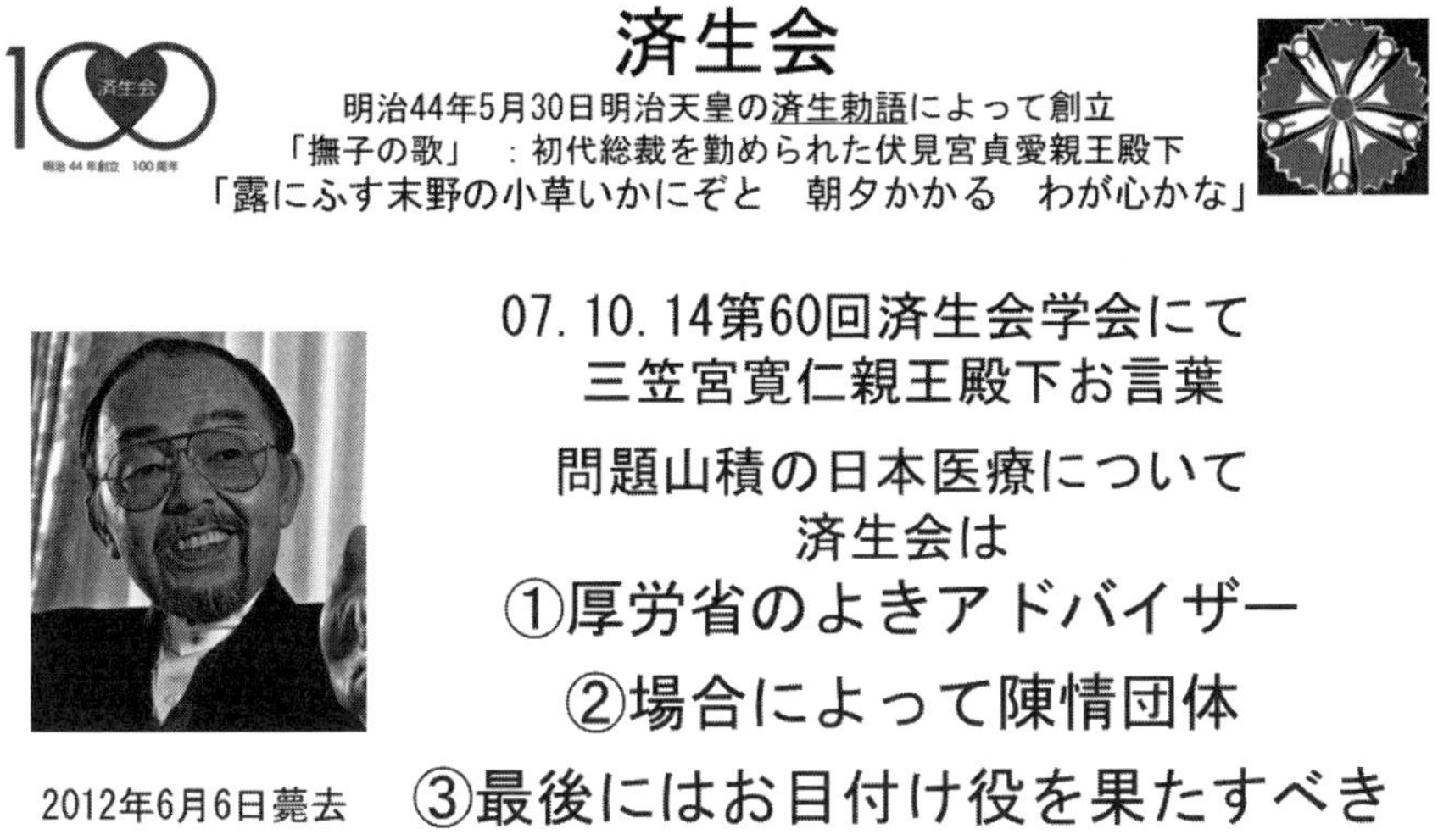

100
済生会
明治44年創立　100周年
済生会
明治44年5月30日明治天皇の済生勅語によって創立
「撫子の歌」　：初代総裁を勤められた伏見宮貞愛親王殿下
「露にふす末野の小草いかにぞと　朝夕かかる　わが心かな」
07.10.14第60回済生会学会にて
三笠宮寛仁親王殿下お言葉
問題山積の日本医療について
済生会は
①厚労省のよきアドバイザー
②場合によって陳情団体
③最後にはお目付け役を果たすべき
2012年6月6日薨去

図1-14　三笠宮親王の講演にて

ディアの影響に簡単に流されてしまいます。

後ほど２００６年のＮＨＫ生放送「日本のこれから」に出演して、厚生労働省事務次官と激しくやり合ったことをご紹介しますが、実は放送当時厚労省幹部にもの申す私を、済生会の中では「お上にたてつく困ったヒト」と見る人も少なくなかったようです。ところがこの番組の翌年２００７年10月14日に開催された第60回済生会学会で、三笠宮寛仁親王殿下が、「問題山積の日本医療について」と題した講演で、「済生会は厚労省のよきアドバイザー、場合によって陳情団体。最後にはお目付け役を果たすべき」と発言されたのです（図１‐14）。もしかしたら寛仁親王は「日本のこれから」をご覧になっていたのかも知れません。ただそれを確認するチャンスもないままにお亡くなりになられたのは、大変残念でした。

＊大逆事件　１９１０（明治43）年、明治天皇暗殺計画という理由で、幸徳秋水・管野スガ・大石誠之助ら無政府主義・社会主義者26人が起訴され、翌年全員有罪、幸徳・菅野・大石ら12人が死刑。全国の社会主義者や無政府主義者を逮捕・起訴して死刑や有期刑判決を下した政治的弾圧・冤罪事件。

政権交代がないから公的病院が少ない

西南戦争をきっかけとして、民間に医療が投げられた結果、日本では民間病院が8割を占めるという、世界でもっとも公的病院が少ない国になってしまいました（図1－15）。一方、イギリスやフランスでは大半が、ドイツも50％以上が公的病院なのはなぜでしょう。これらの国では、政府が医療や社会保障を充実させないと政権交代が起きてしまうからではないでしょうか。しかし日本は政権交代が起きない国です。樹液を吸い取る政治を変えないと、公的医療の充実は難しいのです。

「聖職者さながらの自己犠牲」

さらに高岡先生が教えてくださったのが米国が見た日本の医療でした。高岡先生はアメリカで活躍している友人のドクターから送られた、アメリカ・ホスピタル・アソシエーションのニュースをくださいました。

アメリカは国民皆保険制度がなく、それが問題になっている国ですが、なぜ日本は国民皆保険でうまくやっているのか、１９９２年にアメリカのサリバン厚生長官、日本でいえば厚生労働大臣がアメリカの医療問題解決のために国立がんセンターを視察に訪れたのです。ところが1週間視察したら、もう見てもしょうがないと帰ってしまったという話です。それはなぜか。日本は医療費に十分お金をかけていない、病室は雑魚寝、まるで50年代のアメリカの病院でアメリカ人には耐えられない。アメリカより40年以上遅れているということでした。アメリカ人には耐えられないと言われたのが、日本の国立がんセンターで、町立病院ではないのです。後に、この報告を聞いたヒラリー・クリントン氏は、日本の医療従事者を「聖職者さながらの自己犠牲」と絶賛したと同時に、「クレイジー」と言ったそうです。

再編が強行される日本の公的病院は20%だけ

— 海外における医療法人の実態に関する調査研究 報告書 〈資料編 諸外国における医療提供体制について〉

厚生労働省——平成28年度 医療施設経営安定化推進事業 委託先 株式会社川原経営総合センター

https //www mhlw go jp/file/06-Seisakujouhou-10800000-Iseikyoku/005 3 pdf

図表22 医療提供者の所有形態

	プライマリケア	病院（括弧内は病床数）
日本	大半が民間	主に民間非営利（〜80%），公的（〜20%）
アメリカ	民間	非営利（〜70%）、公的（〜15%）、営利 （〜15%）
イギリス	大半が民間、限られた数のNHS所有の施設で雇用された医師が勤務	大半が公的、一部民間
フランス	民間	大半が公的（キャパシティの67%）、一部民間営利（25%）、民間非営利
ドイツ	民間	公的（〜50%）、民間非営利（〜33%） 民間営利（〜17%）
中国	民間／公的が混在（民間の村レベルにおける診療所、町レベルにおけるGPサービスを提供するコミュニティ病院）	公的（〜55%）、民間（〜45%）混在（主に公的が過疎地域で展開し、都市部では公的と民間が展開）

＊出所：Elias Mossialos and Martin Wenzl, London School of Economics and Political Science ” 2015 International Profiles JANUARY 2016 of Health Care Systems” より作成

図1-15　世界でもっとも公的病院が少ない国の日本

③1992年米国サリバン厚生長官国立がんセンター視察

日本の病院米国人には耐えられない？

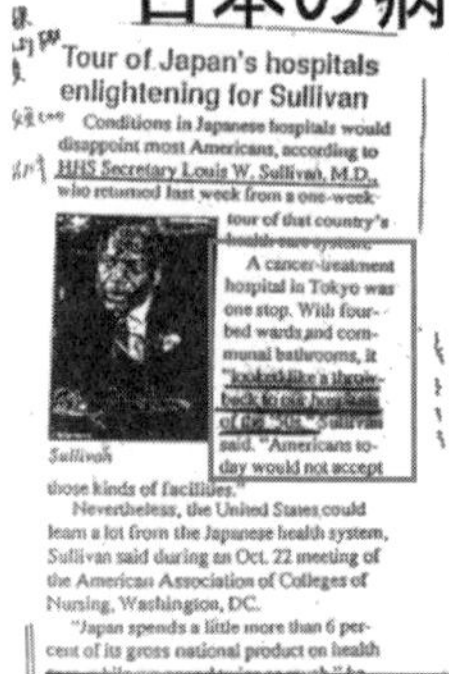

Tour of Japan's hospitals enlightening for Sullivan

Conditions in Japanese hospitals would disappoint most Americans, according to HHS Secretary Louis W. Sullivan, M.D., who returned last week from a one-week tour of that country's health-care system.

Sullivan

A cancer-treatment hospital in Tokyo was one stop. With four-bed wards and communal bathrooms, it "looked like a throw-back to our hospitals of the '50s," Sullivan said. "Americans today would not accept those kinds of facilities."

Nevertheless, the United States could learn a lot from the Japanese health system, Sullivan said during an Oct. 22 meeting of the American Association of Colleges of Nursing, Washington, DC.

"Japan spends a little more than 6 percent of its gross national product on health

米国サリバン厚生長官平成4年（1992年）10月米国の医療問題解決のためクリントン大統領夫人の肝いりで国立がんセンターを1週間視察後の感想「米国は医療費にGNPの13.5%を使っているが、経済大国日本はその半分以下、しかも病室は雑魚寝、共同浴室でまるで50年代の米国の病院、米国人には耐えられない」と。AHA News Oct.28,1992

ヒラリー・クリントン；日本の医療従事者を「聖職者さながらの自己犠牲」と絶賛。また一方ではクレイジーとも？。

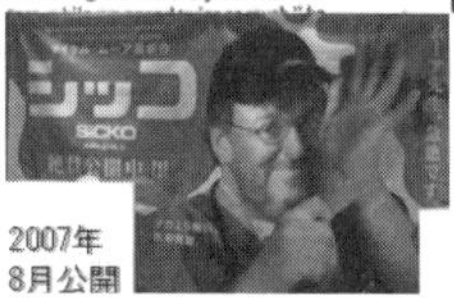

マイケルムーア監督の「シッコ」に日本が紹介されなかったのは、日本医療のレベルが低すぎて参考にならないため？？

図1-16 「シッコ」で紹介されなかった日本の医療レベル

しかし大変残念ながら、1992年にこのように厳しい評価を受けた日本の医療体制を厚生労働省や財務省は放置するだけでなく、さらなる医療費抑制に動いたのです。

2007年に話題になったマイケル・ムーア監督の「シッコ」という映画では、アメリカと比較するのにカナダやイギリス、キューバの医療が取り上げられましたが、日本は取り上げられませんでした。私はその理由は、日本の医療は参考にならない、アメリカ人が耐えられないところを紹介しても意味がないためだったのではと考えています。ムーア監督は日本の医療の現実を知っていたのだろうと思います（図1-16）。

サリバン長官の視察と同じ1992年の出来事です。アメリカ大統領だったパパブッシュは宮沢喜一首相との晩さん会で突然倒れました。私はテレビニュースでブッシュ大統領が倒れる場面を見たことを覚えています。幸いブッシュ大統領は自然に軽快したのですが、その時にこういうエピソードがあったようです。アメリカ大使館の職員が「日本の医療

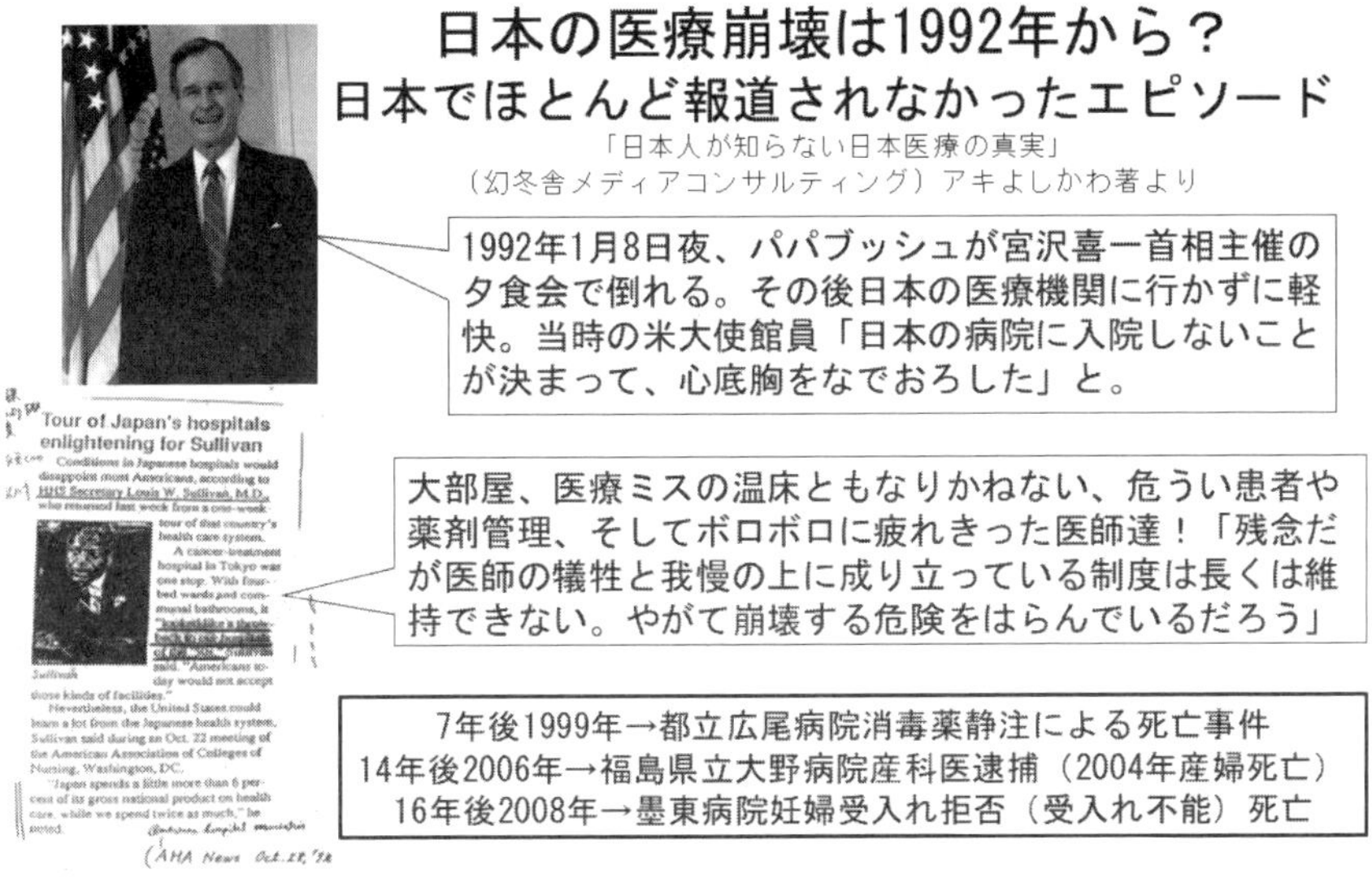
日本の医療崩壊は1992年から？
日本でほとんど報道されなかったエピソード
「日本人が知らない日本医療の真実」
（幻冬舎メディアコンサルティング）アキよしかわ著より
1992年1月8日夜、パパブッシュが宮沢喜一首相主催の夕食会で倒れる。その後日本の医療機関に行かずに軽快。当時の米大使館員「日本の病院に入院しないことが決まって、心底胸をなでおろした」と。
Tour of Japan's hospitals enlightening for Sullivan
大部屋、医療ミスの温床ともなりかねない、危うい患者や薬剤管理、そしてボロボロに疲れきった医師達！「残念だが医師の犠牲と我慢の上に成り立っている制度は長くは維持できない。やがて崩壊する危険をはらんでいるだろう」
7年後1999年→都立広尾病院消毒薬静注による死亡事件
14年後2006年→福島県立大野病院産科医逮捕（2004年産婦死亡）
16年後2008年→墨東病院妊婦受入れ拒否（受入れ不能）死亡

図１-17　ブッシュ大統領訪日の頃から医療崩壊が

機関に行かなくて良かった」と胸をなでおろしたというのです（図１‐17）。これ、恥ずかしいですが、大使館員の気持ちもわかります。もし日本の医療機関に受入を要請して「たらい回し」にされたら。さらに日本の救急のレベルはアメリカとは違います。日本の救急関係者を馬鹿にしているわけではありませんが、マンパワーが全然違うのです。昔テレビ放送されていた、アメリカの「ＥＲ」をご覧になった方はその違いはわかるはず、あんな立派な救急施設は日本にほとんどないのです。

もしブッシュ大統領が救急の受け入れを要請して断られていたら、「ツナミ」や「カロウシ」の前に、「タライマワシ」が世界共通語になったのではないかと思います。

実は、サリバン厚生長官がアメリカに帰国後の後日談も残っています。彼は同僚にこう話したそうです。

大部屋、医療ミスの温床ともなりかねない、危うい患者や薬剤管理、そしてボロボロに疲れ切った医師たち。やがて崩壊するだろう。

（アキよしかわ『日本人が知らない日本の医療の真実』幻冬舎）

どうして日本の国立がんセンターを1週間しか視察していないサリバン厚生長官がここまで理解できて、日本の医療現場を知っているはずの厚労省はわからないのか。おかしいでしょう。財務省が強すぎて何も言えないのだろうと私は思います。

1992年の視察後にサリバン厚生長官が言った「崩壊するだろう」という警告は、その後次々と現実のものになりました。7年後の1999年には都立広尾病院の消毒薬静注事例、14年後の2006年に福島県立大野病院事例、16年後の2008年に墨東病院妊婦受入不能事例。日本の官僚の皆さんはこのような歴史的流れを知っているのでしょうか。

2002年に創設された介護保険もしっかりとした検証なしに、サービス削減と個人負担増の一点張りです。そしてマイナ保険証の混乱*も同じ、とにかく現場を見ない、ましてや実証実験も疎か、そして一切と言ってよいほど検証しません。何がまずいかわからないまま次から次へと思いついたように政策を打ち出す。山本リンダじゃないけど「困っちゃうな」という話です。本当にひどいですよ。

＊マイナ保険証の混乱　政府はマイナカードと保険証を一体化させ、2024年に保険証を廃止する予定ですが、保険情報の誤登録や保険資格が確認できないトラブルが続出しています。また、転・退職、結婚などを機に加入する保険や個人情報が変わっても、何か月も反映されていない事例も多発。後期高齢者の負担割合が間違っていた例や、顔認証ができず患者が暗証番号を覚えていなかったので資格確認を断念した例も報告されています。全国保険医団体連合会（保団連）が2023年6月21日に発表した調査では、マイナカードによるオンラインの資格確認システ

ムを運用する８４３７の医療施設が回答し、トラブルがあったのは５４９３施設に上り、オンライン資格確認のコールセンターに連絡してもつながらない、カードを読み込む機械が不具合、保険証を持ち合わせていなかったなどの理由で保険資格を確認できず、医療費の10割を患者に請求せざるをえなかった例は、調査・推計で１２９１件。患者と医療機関に混乱と苦痛をもたらしています。

渋沢栄一『論語と算盤』

初めて高岡先生にお会いしてから約2年後、２００８年4月に私は再度面会させていただきました。先生がお亡くなりになる3か月前のことでした。当時先生に面会を依頼するファックスを出したのですが、なかなか返事が来ない。それは先生がある悪性疾患の終末期状態で入院されていたからでした。しかしご家族から私からのファックスが来ていることをお聞きになった先生は、「本田君には会いたい」とおっしゃって東京都老人医療センターの主治医に1時間だけ許可をもらってくださいました。その時に高岡先生が私に渡してくれた資料に、東京都老人センターの創始者・渋沢栄一に関連する文章があったのです。東京都老人医療センターはその翌年の２００９年に独法化されてしまいましたが、渋沢栄一の銅像は今でも残っています。訪れる機会がありましたらぜひご覧ください。

当時の私は地方にある基幹病院の外科の責任者として多忙で、先生がお亡くなりになった後に改めて渋沢栄一について勉強しなければと、手にしたのが『論語と算盤』だったのです（図1-18）。渋沢は明治時代からすでに、日本の経済人に向けて金儲けだけではだめだ、孔子の『論語』に立ち返って社会貢献も考えなければならないと訴えていました。さて、いまの経済人はそれを意識しているでしょうか。もう内部留保がいくらあっても、消費税増税でさらなる国民負担増を主導しています。渋沢は富の度を増すほど救済事業を、と言っていました。さらに繰り返し訴えられていたのが、「官尊民卑」の問題で

④高岡先生が最後にくださった資料
それは渋沢栄一についてだった。

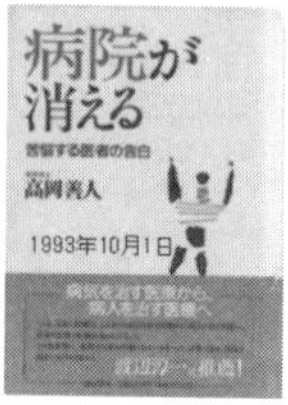

恩師、故高岡善人、長崎大学名誉教授の遺言

2008年「痩せ細る　我が身捨てても　民思う」

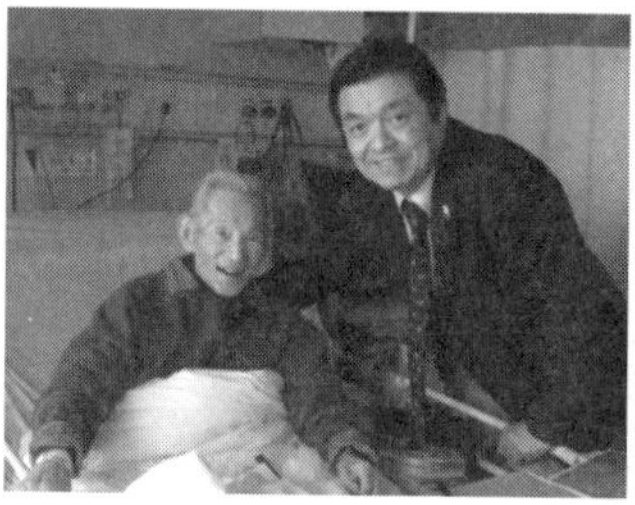

2008年4月19日（土）
東京都老人医療センター

2008年7月12日午前5時58分
高岡善人先生ご逝去

渋沢栄一像
東京都老人医療センター内
天保11年2月13日～昭和6年11月11日
(1840～1931)

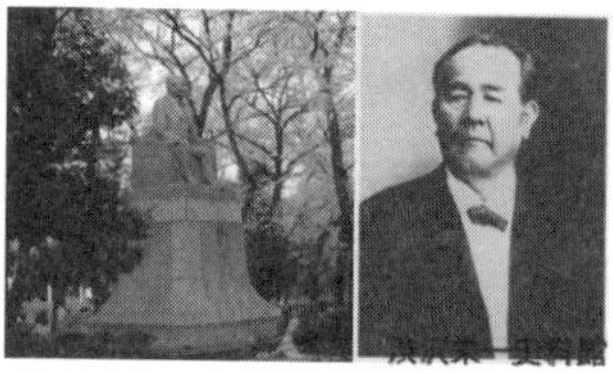

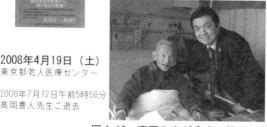

図 1-18　高岡先生が病床で教えられた渋沢栄一

す。官僚は自分たちが悪いことをしても捕まることはほとんどない。民を馬鹿にしている。官尊民卑は日本の問題だと。残念ですが、これも現在の財務省などの在り方をみると変わっていません。

　そして私が驚いたのは、渋沢はデンマークやイギリスが社会保障充実のために頑張っていることも紹介していました（図1－19）。第2章でも触れますが、デンマークが福祉国家なのは一朝一夕に達成されたのではなく、すでに明治時代からの努力の結果なのです。安心して暮らせる社会は一朝一夕には不可能です。とにかくあきらめずに声をあげていきたいと思っています。

高岡先生の遺志を次いで医療改善を訴える

　私は高岡先生に教えていただいた医療費亡国論の問題を様々な機会でお話していて舞い込んできたのが、NHK「日本のこれから」に出演するチャンスでした。初めは栗橋病院を訪れたディレクターさんにお話をするだけだろうと思ったのですが、医療費亡国論による意図的な医師養成抑制のお話をしたところ、出演の内定が下ったようで、出演日ギリギリまで私にも極秘でした。隣に

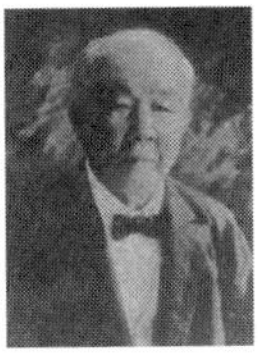

富の度を増すほど救済事業を！

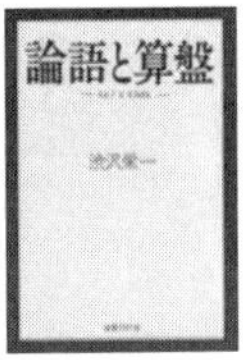

論語と算盤　国書刊行会　「仁義と富貴」防貧の第一要義より
渋沢栄一　天保11年2月13日～昭和6年11月11日（1840～1931）

余は従来救貧事業は人道上より、はたまた経済上よりこれを処理しなければならぬことと思っていたが、今日に至ってはまた政治上よりもこれを施行しなければならぬこととなったと思う、余の友人は先年欧州細民救助の方法を視察せんとして出発し、およそ１年半の日子を費して帰朝したが、余もこの人の出発については多少助力した点から、帰朝後同趣味の人を集めて、その席上に報告演説を依嘱した、その人の語る所を聞いて見ると、英国のごときはこの事業完成のために、ほとんど三百年来苦心を継続して、今日僅かに整備するを得た、またデンマークは英国以上に整頓しているが仏、独、米なぞは、今や各国各様に細民問題に力を注いで、ちょっとの猶予もないとのことである、しかして海外の事情を見れば見るほど、久しい以前より自分共が力を注いでいたところに力を入れているように思われる。

この報告会のとき、自分も集会した友人に対して意見を述べた、それは「人道よりするも経済的よりするも、弱者を救うは必然のことであるが、更に政治上より論じても、その保護を閑却することは出来ないはずである、ただしそれも人に徒食悠遊させよと言うのではない、成るべく直接保護を避けて、防貧の方法を講じたい、救済の方法としては、一般下級民に直接利害を及ぼす租税を軽減するがごときも、その一法たるに相違ない、しかして塩専売の解禁のごときは、これが好箇の適齢である」という意味であった、（中略）。

いかに自ら苦心して築いた富にしたところで、富はすなわち自己一人の専有だと思うのは大いなる見当違いである、要するに、人は唯一人のみにては何事もなしうるものではない、国家社会の助けによって自らも利し、安全に生存できるので、もし国家社会がなかったならば、何人たりとも満足にこの世に立つことは不可能であろう、これを思えば、富の度を増せば増すほど社会の助力を受けている訳だから、この恩恵に報ゆるに救済事業をもってするがごときは、むしろ当然の義務で、できる限り社会の為に助力しなければならぬはずと思う。（中略）世の富豪は先ずかかる点に着眼してなくてはなるまい。

図 1-19　渋沢栄一「金儲けだけでは駄目だ」

座った厚生労働省事務次官とは熱いバトルとなり、経済学者や他のゲストからも私に厳しい反論が投げかけられましたが、高岡先生に教えていただいた医療費亡国論と医師不足が全国に大々的に取り上げられた2006年10月24日は、私が生まれて最高に輝いていた日だったと思います。

その後も私は繰り返し医療費亡国論による医療費と医師養成抑制の問題を訴えてきました。NHK「おはよう日本」、大阪の読売テレビ「たかじんのそこまで言って委員会」など多くのテレビに出演、菅原文太さんのラジオ番組出演、そして毎日新聞の「私の社会保障論」には月1回5年間も連載させていただきました（図1‐20）。

しかしその努力も実を結ぶことなく、NHK「日本のこれから」から7年後、私が所属する栗橋病院も含めた救急受入不能、「36回たらい回し25病院」が起きてしまったのです。この問題についてはフジテレビ「ニュースJAPAN」が「医師不足が招く救急医療の危機」として2回にわたって放送してくれました。そのころはまだ、医療に関心を持つメディアの人々もたくさんいたのですが、私を抜擢してくれた方々は、その後相次いで地方局に移動になったり、会社を辞めざるをえなくなったりというのが現実でした。医療崩壊の特集を1年継続するはずだったのに、2～3か月で突然打ち切りになった民放のニュース番組もありました。そして東日本大震災以降は、テレビから全然声がかからなくなりました。こうして皆さんのところに医療問題の本質が届かないままに新型コロナによる医療崩壊が起きたのです。

もし私が医師不足や医療費抑制策を批判的に指摘していなかったら、今もメディアに出ていたかもしれません。しかし「ならぬことはならぬこと」の私の性格では黙っていられません。その後は各地の市民の皆様にお招きいただいて全国で講演を続けています。

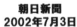

朝日新聞
2002年7月3日

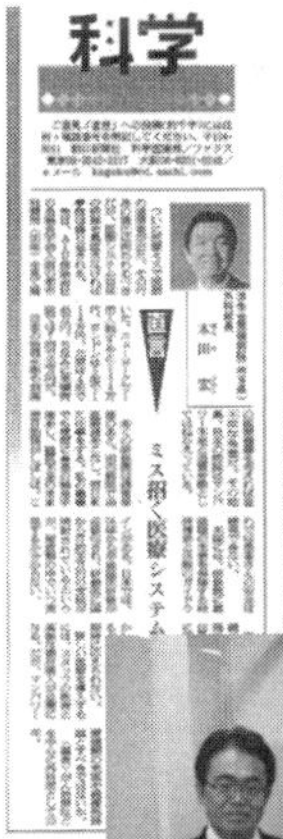
科学
ミス招く医療システム

NHK日本のこれから2006年10月24日

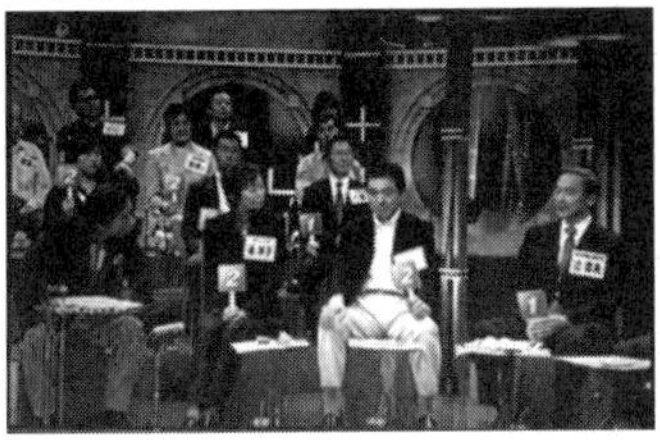

たかじんのそこまで言って委員会
初回：08.9.5収録

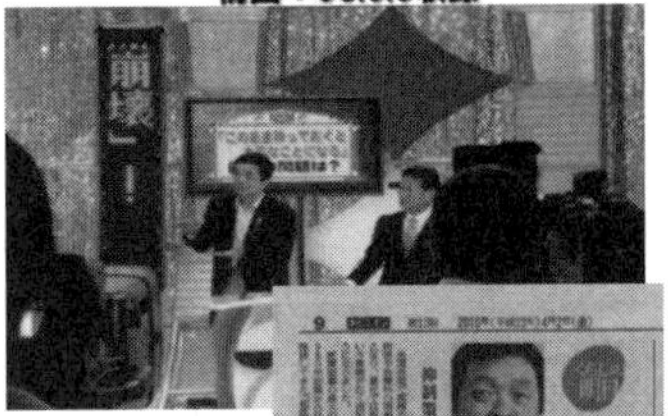

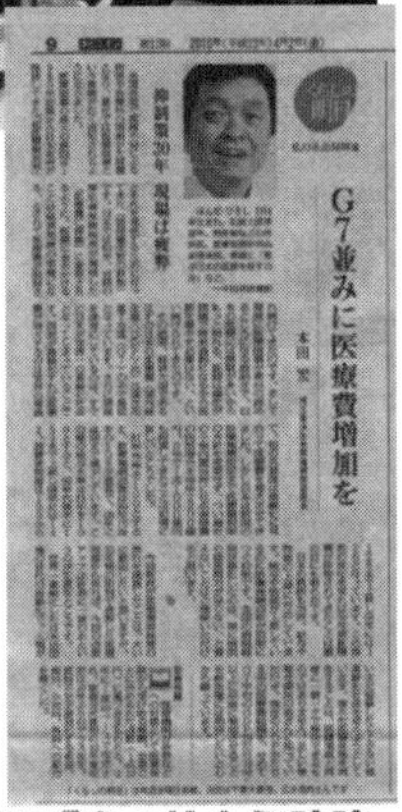
G7並みに医療費増加を

毎日新聞「私の社会保障論」
2010.4～2015.3　64回連載

現場から情報発信！

09年2月28日朝生放送後

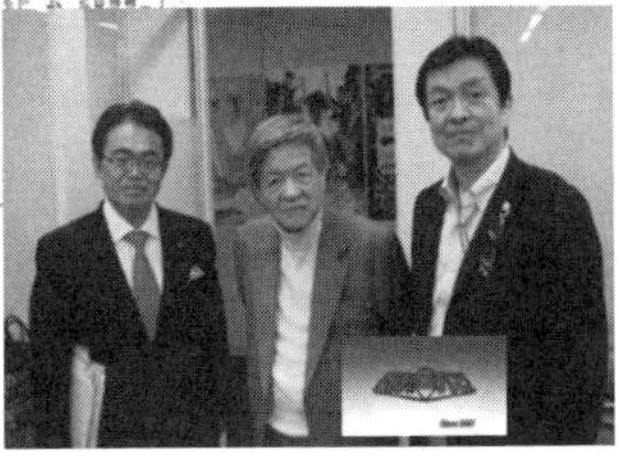

13年4月ニッポン放送
「菅原文太　日本人の底力」

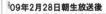

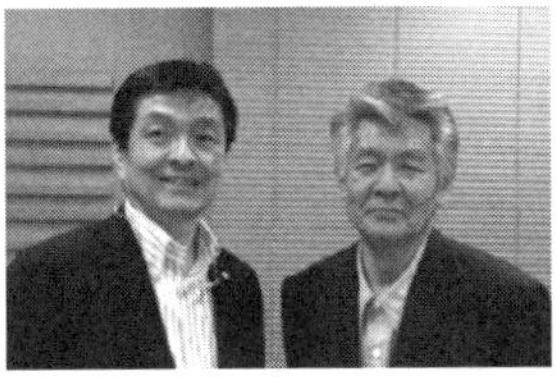

2006年　「医療費亡国論」が全国に放送

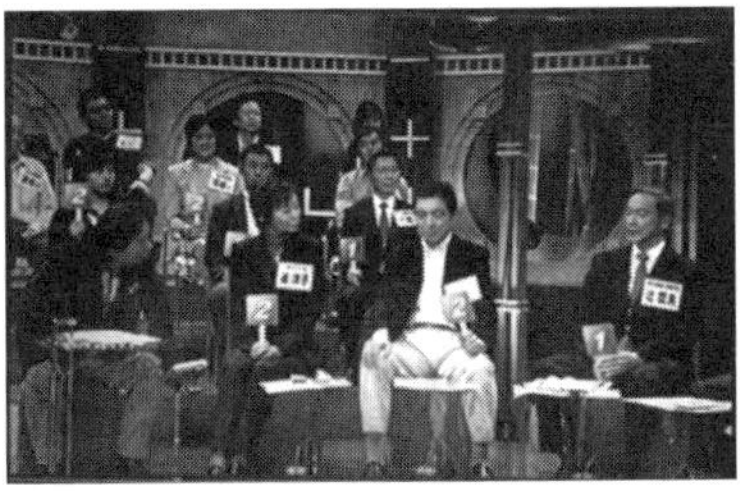

2006年10月24日
NHK「日本のこれから」
医師の過酷な長時間労働と
「医療費亡国論」が紹介される

2013年になっても改善しなかった医師不足！

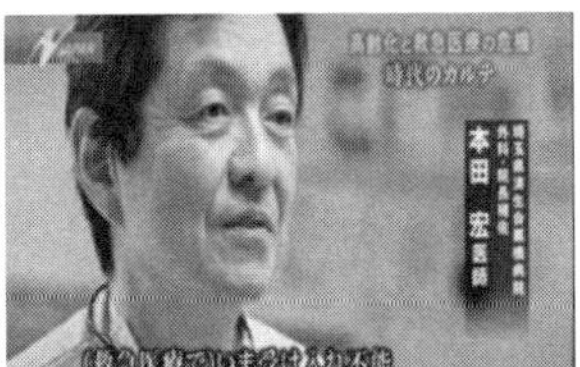
本田　宏医師
（救急医療で）いま受け入れ不能
つまり担当医が躊躇する一番の理由は—

2013年5月8日、9日
フジテレビ　ニュースJAPAN
「36回たらい回し25病院」
医師不足が招く救療の危機

図 1-20　現場からメディアに発信続けた

日経2002年12月3日

WHO評価世界一の日本の医療
海外からの日本駐在員の本音は

テリー・ロイド氏
（リンクメディア社長）
日本の最新ビジネス事情を
世界に紹介する英文誌
「J@pan Inc」。同誌発行人

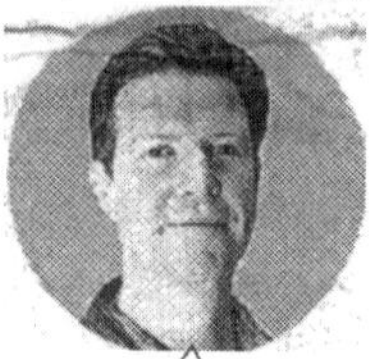

3時間待ち
3分診療
自宅は子供部屋まであるのに
今でも病院は大部屋が標準
少ない職員＝専門医不足
・
日本の病院はあまりにも
国力に見合っていない

「いつでも」
「安く」
「高品質＝安全」
は日本の常識
世界の非常識

いざ病気になった時、日本の
病院にはかかりたくない。
治療は本国に帰って！
なぜ？？
言葉が通じないからじゃない

	日本	英国	米国
アクセス：公平性	●	▲	▲
コスト：効率	●	●	×
質：効果	▲	▲	●

図 1-21　アクセスとコストは良くても質が劣る日本の医療

＊36回たらい回し25病院　２０１３年１月、埼玉県久喜市で呼吸困難を訴え１１９番した70代男性が、25の病院から計36回、救急搬送を断られた末に県外の病院で死亡してしまいました。

3　医療費抑制で樹液を吸い取る

コストをかけないと質は良くならない

アメリカから来た日本駐在員は、いざ病気になった時に日本の病院にかからず、治療は本国に帰ってからする。言葉が通じないからではない、日本の病院は３時間待ち３分診療、入院は大部屋だから。

この記事はサリバン厚生長官が日本の国立がんセンターを視察してがっかりして帰った10年後の２００２年12月の日本経済新聞の記事です。先進国から日本に来ている方は日本の医療機関はけっして素晴らしいとは思っていないということです

（図1－21）。

日本の医療はアクセスは公平でいつでもどこでも診てもらえることになっています。しかも米国などに比べれば非常に安い。その代わり質はいまいちということになるわけです。アメリカはいつでも簡単には診てもらえずコスト（患者窓口負担）も高いが、質は高い。イギリスはアクセスがあまり良くなくコストは日本より安い。イギリスは原則窓口負担がありません。いつでも安く高品質は無理ということを日本のメディアの方がご存じないのか、国民に伝わっていません。

100円ショップで高級ブランドのバッグは売っていないですよね。この構図を知らないと、「なんで病院はちゃんとやらないんだ」ということになってしまうのです。新型コロナの医療崩壊でも有名なコメンテーターが「日本の医療機関の努力が足りない」とコメントをしていましたが、100円ショップでルイヴィトンは売っていないのです。時にアメリカの医療が華々しく取り上げられますが、マンパワーも医療に投入しているお金も桁違いに違うのです。

財務省は医療費削減ありき

2009年に『医療崩壊の真犯人』（PHP新書）を出した村上正泰さんは財務省の医療費削減ありきの姿勢を告発して、早期退職した元財務官僚です。村上さんは財務省から厚労省に出向し、医療費削減ありきの数字合わせばかりさせられた問題を指摘しています。

私はかつて財務省に勤務していたが、2004年7月から2006年7月までの2年間にわたり、厚生労働省保険局に出向した。そこで後期高齢者医療制度や医療費適正化計画の導入などからなる2006年度医療制度改革の立案にかかわった。まず医療費削減ありきの数字合わせばかりが求められることに対する疑問や矛盾が積み重なり、このまま霞ヶ関にいても国民のためになるような政策づくりはできないと思い、霞が関を去った。本書はこうした経験を踏まえ、医療政策の決定プロセスが陥った問題点を具体的に指摘しながら、「医療崩壊」をもたらした政治と行政の責任を問うものである。そのうえで、今後の医療再生に向けて、医療費抑制政策を全面的に見直し、医療への資源投入を拡充していくこと、すなわち医療費の増額が不可欠であることを提言している。

（村上正泰『医療崩壊の真犯人』ＰＨＰ新書、７頁）

ここでも、高岡先生の嘆いた問題はちゃんと裏打ちされています。村上さんは医療費の増加が不可欠と財務省を辞めましたが、こういう志ある方は、メディアの方と同様、その組織からはじき出されるのが日本なのです。

私も２００９年当時は、日本医師会の勤務委員会の委員を拝命していました。しかし、当時医師会が賛成していた医療者の個人責任が問われる危険性がある「医療事故調第三次試案」に反対して、１年であっという間にお役御免になりました。おそらく勤務委員会の委員で最短不倒距離を達成したのは私だと思います。

社会保障国家ではない社会舗装国家

財務省関連で私が忘れられない出来事があります。２００７年に都内で開催された外科系連合学会で財務省主計局の官僚の特別講演を聞いていました。こういう内容でした。「公共事業はどんどん減っていますが、社会保障費は増加の一方、だから社会保障費は削らざるをえないんです」と。公共事業は削減し社会保障費は増えているから減らさないといけないと、多くの外科医の前で話したのですところが私は知っていました。日本の公共事業予算は世界で断トツ1位、日本の社会保障予算はOECD*諸国と比べると少ないことを。社会保障予算が増えてもOECD平均以下だったのです。主計局の官僚は都合の良い部分だけ切り取って、社会保障を減らさなきゃいけないと言うのです。その時、フロアの最前列で聞いていた私が黙っていたと思いますか。即座に手を上げて、「公共事業は高すぎるから減らして、社会保障費は低いから増やしたんじゃないですか?」と聞いたのです。その官僚はバツが悪そうに口を濁していました。

民主党が政権交代した当時、縁あって財務省主計局の官僚からいただいた資料によれば、日本の公共事業は断トツ1位で間違いありませんでした(図1-21)。高速道路やダムなどに税金が使われる一方で、医療や社会保障、年金が削られてきた。高岡先生が言っていた意味がさらに理解できました。大蔵省、財務省が一番強いから、平気で人の前でウソを言えるのだと。当日学会の会場にいた99%の外科医は、私がもし質問をしなかったら、財務省の官僚の言うとおりに医療費削減は止むなしと思ったに違いありません。

私がなぜ財務省の官僚にあの質問ができたのか、それはかつて富山県保険医協会のパンフレットで、1995年の日本の公共事業の予算は日本をのぞくG6を足したよりも高いというデータを見て知っていたからです(図1-22)。これを見た時、福島県人としての私の正義感はふつふつと沸き立ちました。これは黙っているわけにはいきません。だって貧弱な環境で勤務する医療者が、何かあるたびにメディアからバッシングを受けるわけです。急患対応のために自宅に帰っても携帯電話を枕元に置いて365日24時間待機しても、その携帯電話料金は病院の経営が厳しく自分で払わないといけなかったのです。これが日本の医療現場の現実でした。そこで思いついたのは、「日本は社会保障国じゃなくて社会舗装国」でした。これは私がつくったキャッチフレーズです。

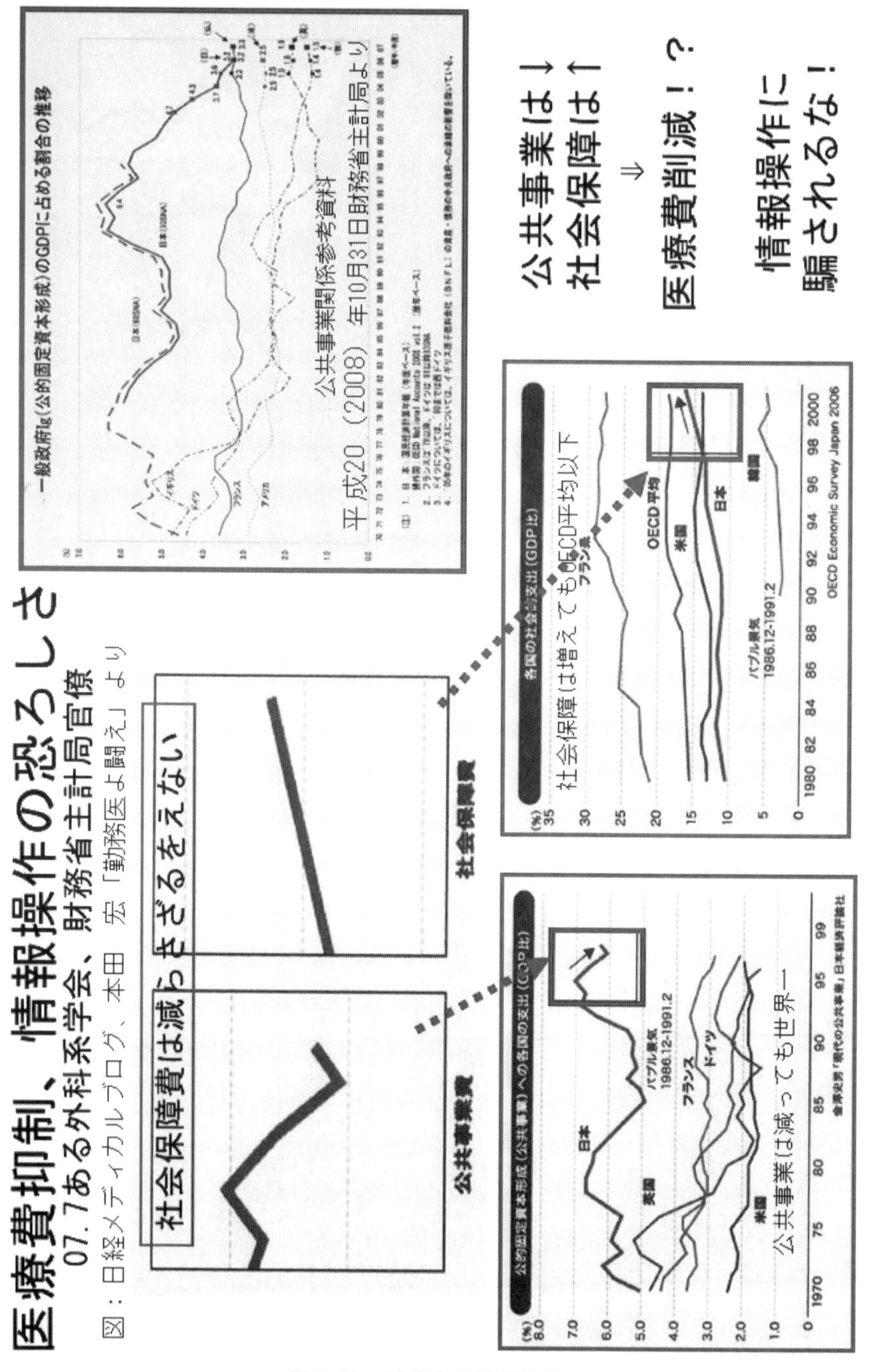

図 1-21　財務省の情報操作

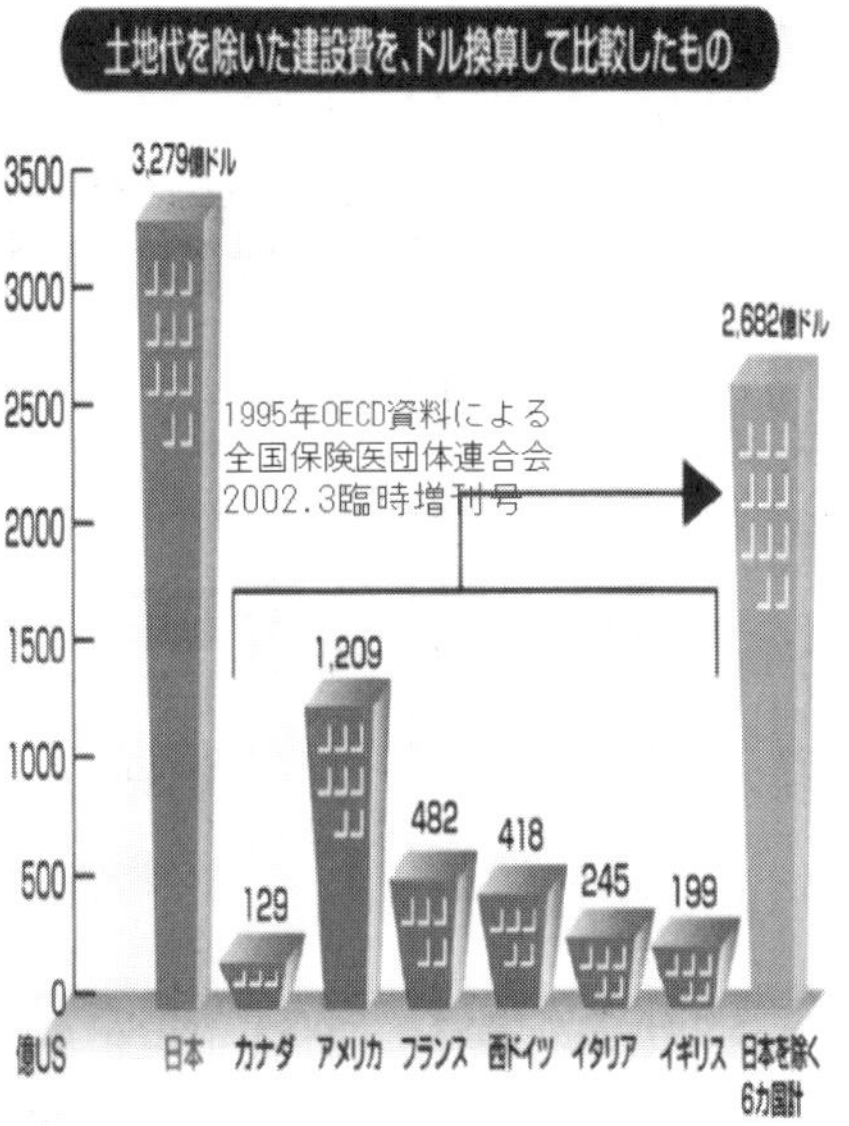

社会保障国ではなく
社会舗装国日本

サミット6ヵ国合計より多い日本の公共事業!!

1995年OECD資料による
全国保険医団体連合会
2002.3臨時増刊号

図1-22 富山県保険医協会『グラフで見る医療改革』より

そのような視点で医療費を見ると、非常に面白いことがわかりました。当時の正常分娩代は30〜50万円、胃がんの手術は120万円。これは病院が受け取る総額です。胃がんの入院手術をして手術料、入院料、検査料など全てが含まれ受け取るのが120万円なのです。その当時のハイブリッドカーは200万円でした。今は200万円で買えないですね。車は倍近くに値上がりしていますけど、手術や入院料は今でもほとんど上がっていません（図1-23）。

さらにその当時の高速道路の緊急電話は1台設置するのに250万円でした。その後、さすがに暴利を貪っていると見直されて40万円になりました。40万円でできる緊急電話が250万円、しかも高速道路の緊急電話って1キロおきに上り下り両側についています。しかもこれ使われていますか？　濡れ手に粟状態です。この差の210万円はどこに行ったのでしょうか。一緒に考えていただければと思います。もしかしたら道路公団の子会社や孫会社、特別会計の闇なのでしょうか。こ

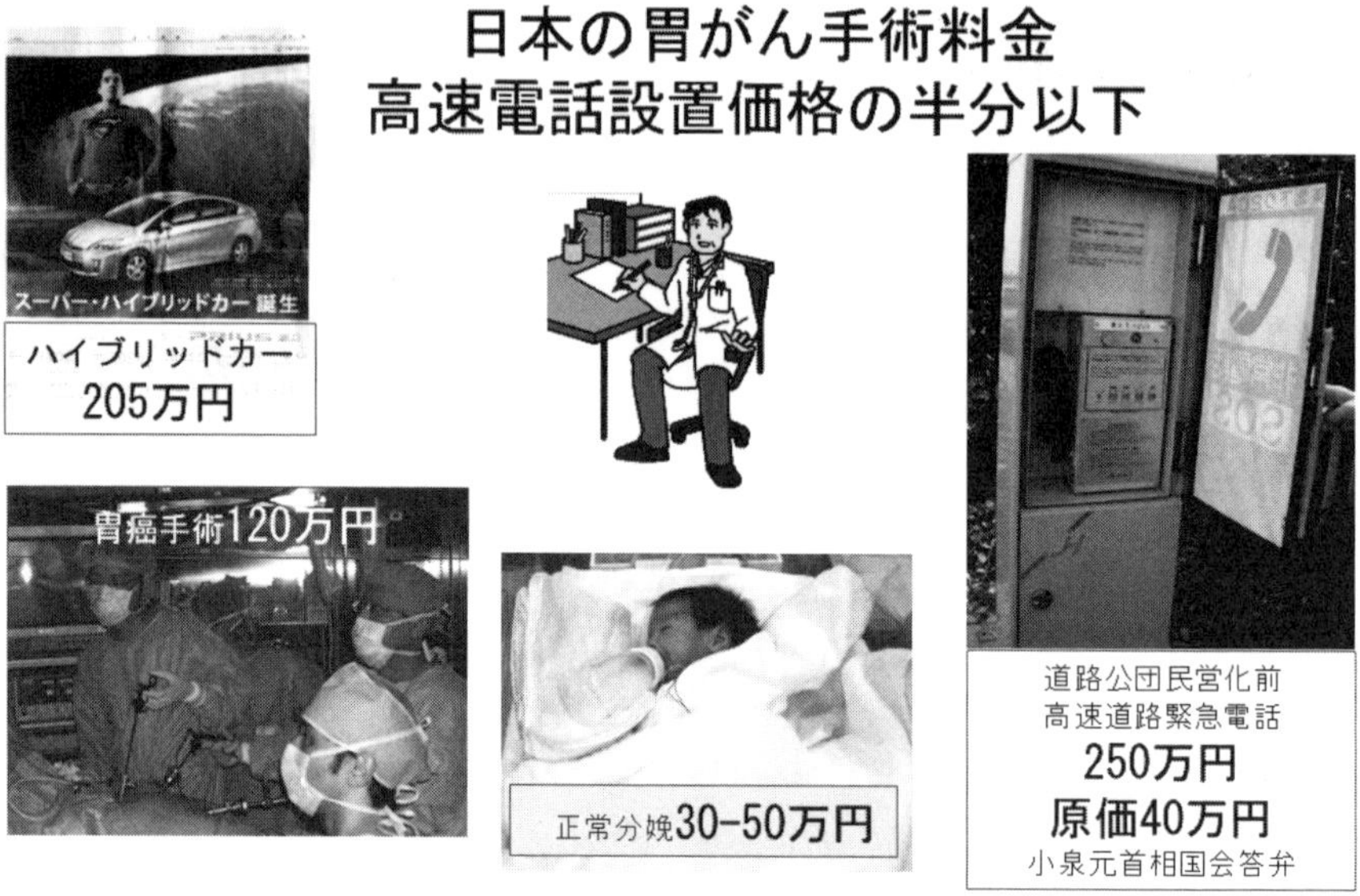

図1-23　安すぎる手術・入院料

こで強調したいのは胃がんの入院手術料金2人分以上が緊急電話1台設置にかかる価格でした。これが公共事業と比較して、破格に抑制された日本の医療費の現状です。病院が簡単に黒字になるわけがなく、スタッフは長時間労働するしかない、私はこの理不尽な問題に気づいてしまったのです。

＊ＯＥＣＤ　経済協力開発機構。ヨーロッパ諸国を中心に日・米を含め38か国の先進国が加盟する国際機関。

厚労省の過大な医療費予測

病院が受け取る医療費の価格は「公定価格」でその診療報酬点数を決めているのは厚労省の中央社会保険医療協議会（中医協）です。その委員には、支払側、診療側委員などいますが、支払側のパワーが強く、医療機関が受け取る診療報酬を上げたくない人がほとんどです。一方診療側委員には勤務医がほとんど入っていません（図1-24）。

中医協　総－1
5．1．18

中央社会保険医療協議会委員名簿

令和5年1月18日現在

代表区分	氏名	現役職名
1．健康保険、船員保険及び国民健康保険の保険者並びに被保険者、事業主及び船舶所有者を代表する委員	安藤　伸樹	全国健康保険協会理事長
	松本　真人	健康保険組合連合会理事
	佐保　昌一	日本労働組合総連合会総合政策推進局長
	間宮　清	日本労働組合総連合会「患者本位の医療を確立する連絡会」委員
	眞田　享	日本経済団体連合会社会保障委員会医療・介護改革部会部会長代理
	鈴木　順三	全日本海員組合組合長代行
	末松　則子	三重県鈴鹿市長
2．医師、歯科医師及び薬剤師を代表する委員	長島　公之	日本医師会常任理事
	茂松　茂人	日本医師会副会長
	江澤　和彦	日本医師会常任理事
	池端　幸彦	日本慢性期医療協会副会長
	島　弘志	日本病院会副会長
	林　正純	日本歯科医師会常務理事
	森　昌平	日本薬剤師会副会長
3．公益を代表する委員	秋山　美紀	慶應義塾大学環境情報学部教授
	飯塚　敏晃	東京大学大学院経済学研究科教授
	◎ 小塩　隆士	一橋大学経済研究所教授
	関　ふ佐子	横浜国立大学大学院国際社会科学研究院教授
	永瀬　伸子	お茶の水女子大学基幹研究院人間科学系教授
	中村　洋	慶應義塾大学大学院経営管理研究科教授
4．専門委員	羽田　健一郎	長野県長和町長
	吉川　久美子	日本看護協会常任理事
	中村　春基	チーム医療推進協議会代表
	田村　文誉	日本歯科大学口腔リハビリテーション多摩クリニック口腔リハビリテーション科教授
	赤名　正臣	エーザイ株式会社常務執行役
	石牟禮　武志	塩野義製薬株式会社渉外部長
	村井　泰介	株式会社バイタルケーエスケー・ホールディングス代表取締役社長
	堀之内　晴美	東レ株式会社常任理事
	林　利史	エドワーズライフサイエンス株式会社ガバメントアフェアーズ部長
	青木　幸生	丸木医科器機株式会社参与

◎印：会長

図1-24　中医協委員名簿

さらに専門委員には製薬メーカーや医療機器メーカーがしっかり入っているため、新しい手術器械などはスムーズに診療報酬が付くようになっています。しかし、新しい手術材料の分だけ手術料が上げられるわけではありません。病院の経営は厳しく、そのあげくに自治体からの繰入金を赤字と問題視されて、廃止条例が可決されたのが、都立病院独法化という見方もできるのです。

厚労省の基本は医療費亡国論です、様々な手口で医療費を抑制してきました。厚労省が出した２０２５年の医療費の予想を見てみましょう。厚生省（当時）は１９９５年には30年後には医療費が、なんと「１４１兆円」になると予測しました。97年にはちょっとまずいと思ったのか、１０１兆円と予測、つまり高くなるぞと予測して診療報酬点数を引き上げずに、医療費抑制を断行してきたのです（図１－25）。「高くなるぞー」とまさにオオカミ少年状態。どんどん医療費を抑制して、実際の医療費はまだ40兆円台に留まっています。ところが肝心要の医療関係者は、厚労省が間違って予測をするわけがないと信じています。厚労省は立場上、医療費を抑制する省庁であるという実態を知って

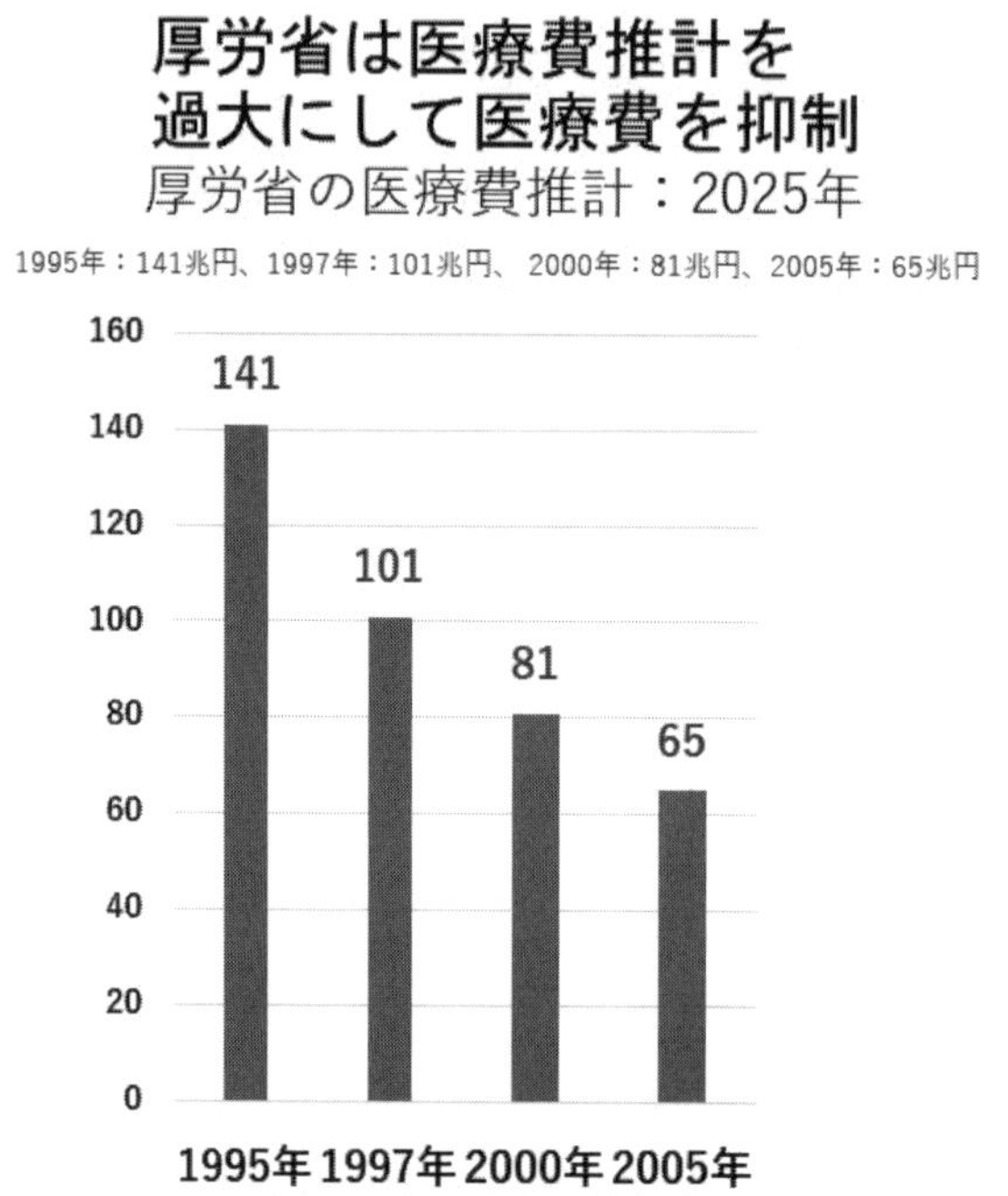

勤務医の労働実態と働き方改革の方向性
～医師のワークライフバランスと地域医療を守るために～
医療制度研究会　2018.9.15　全国医師ユニオン代表植山直人氏を改編

図 1-25　厚労省の過大な医療費推計

データを吟味しないと、簡単に騙されます。

生活保護引き下げや働き方改革の審議でも統計の不正がありました。簡単にデータを捏造する、その背景には、国民のためにはお金を使いたくないという樹液を吸い取る政治、財務省の大きな力があると考えるべきと思います。

30年以上も上がらない診療報酬

医療機関の収入である診療報酬点数は、1989年から2020年まで全然上げられていません（図1‐26）。この間の消費者物価と賃金は上がっていて、病院も当然その影響をまともに受けるのに、診療報酬は抑制され続けました。ハイブリッドカーは倍になっているのに、胃がんの手術料が今でも変わらない、これでは病院が黒字になるわけがないのです。本当に困っています。高齢化率が世界で最高な日本で、医療費が抑制され続けられてきたのです（図1‐27）。

さらに日本の医療政策の問題は、世界の国々は窓口負担が軽い国、ほとんどない国が珍しくないことです（図1‐28）。マイケル・ムーアの「シッコ」では、イギリスの病院に会計窓口がない場面が出てきます。一方、日本ではサラリーマンは3割負担、高齢者も2割に引き上げられました。介護保険もサービスの低下と同時に保険料引き上げが検討されているようです。もうとにかく国民からできるだけ搾り取る。樹液を吸い取る政治が変わっていない、そう覚えておけば目の前にある問題の深層が理解できるわけです。

世界的に安すぎる手術料

医療費というと、すべて医療機関の収入と誤解している方も少なくないですが、少し古いものの

賃金・物価指数を大きく下回ってきた診療報酬改定率

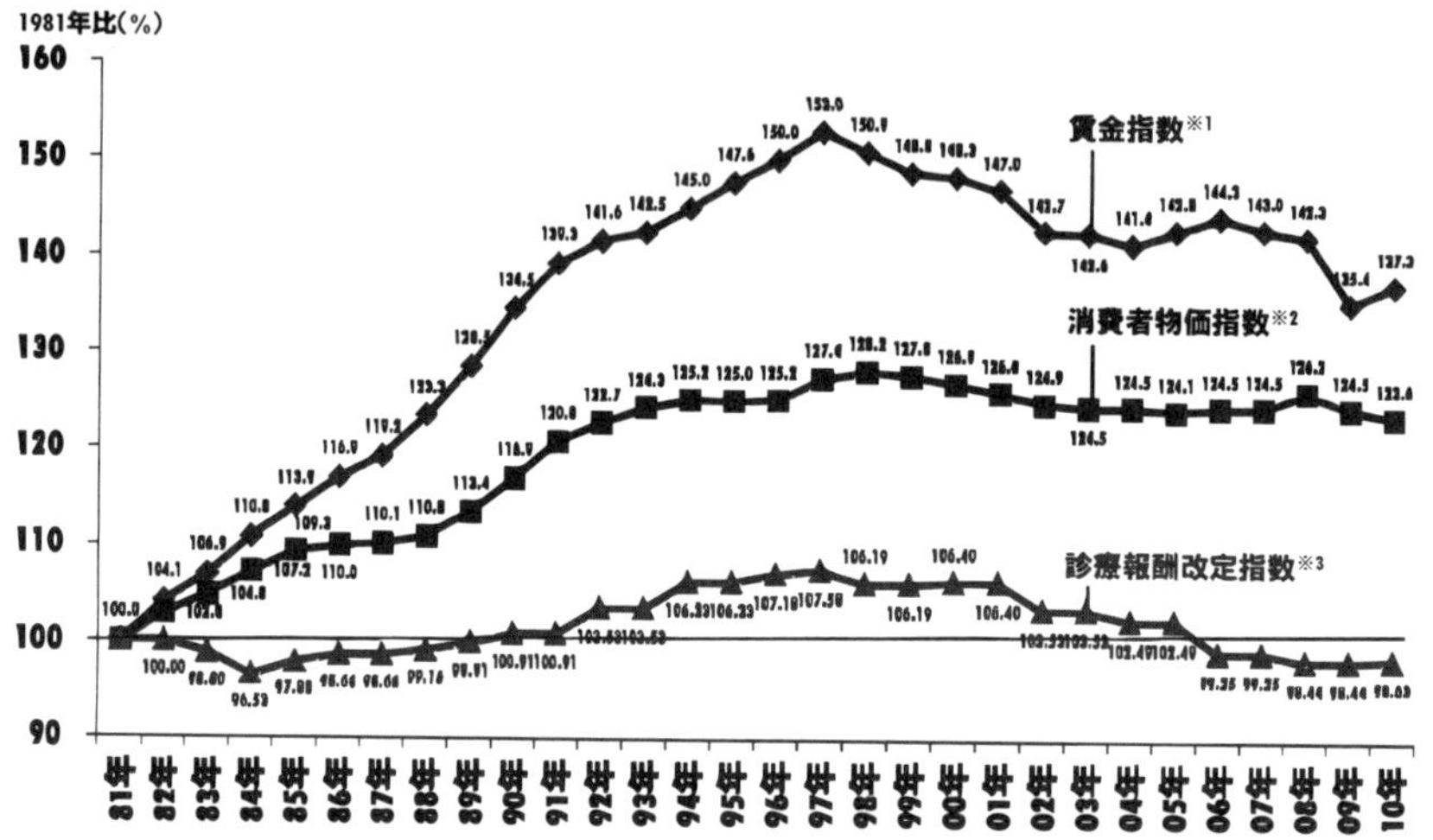

診療報酬の改定率の推移

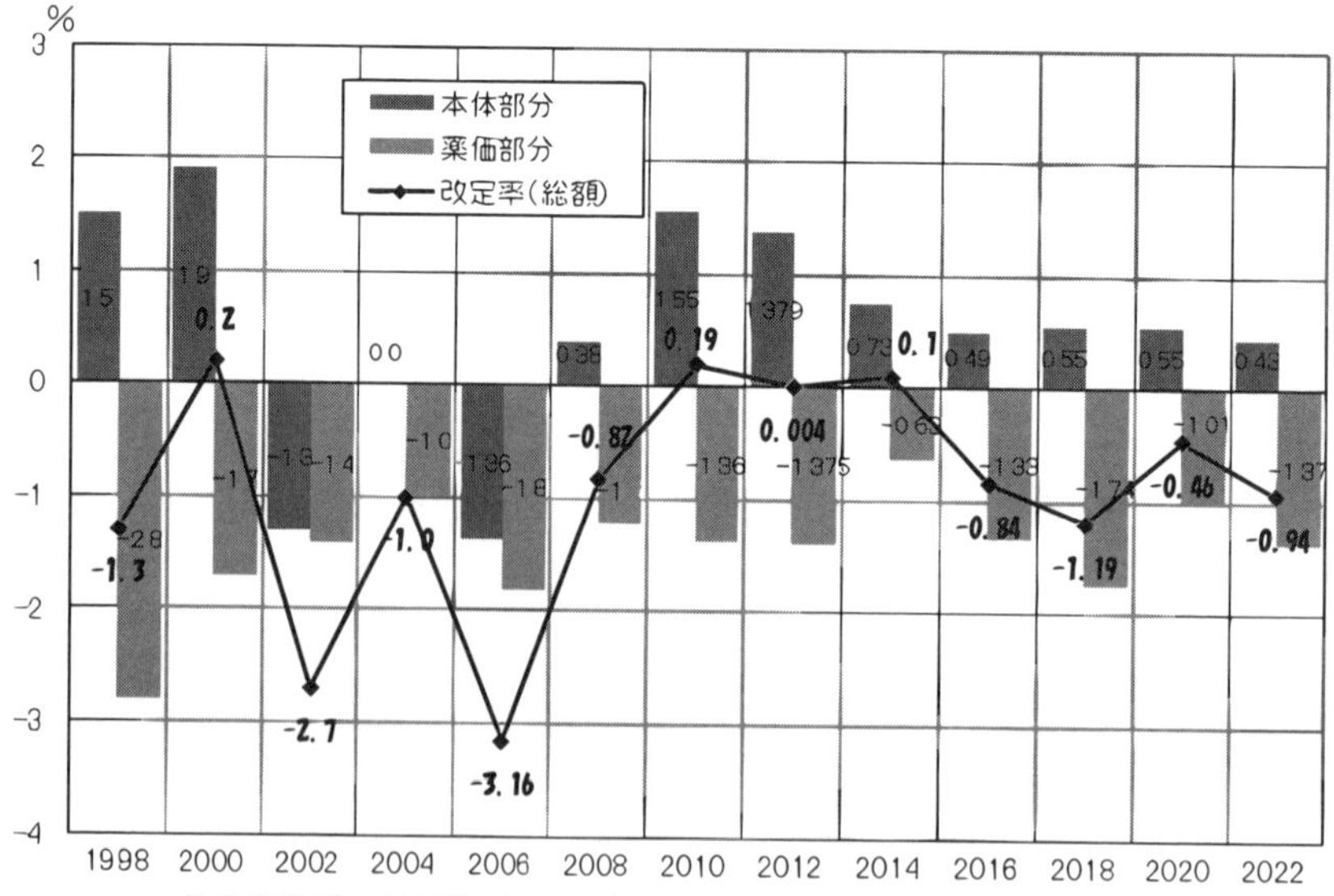

社会実状データ図録　http://honkawa2.sakura.ne.jp/1933.html

図 1-26　40 年以上も物価・賃金上昇を下回る診療報酬改定率

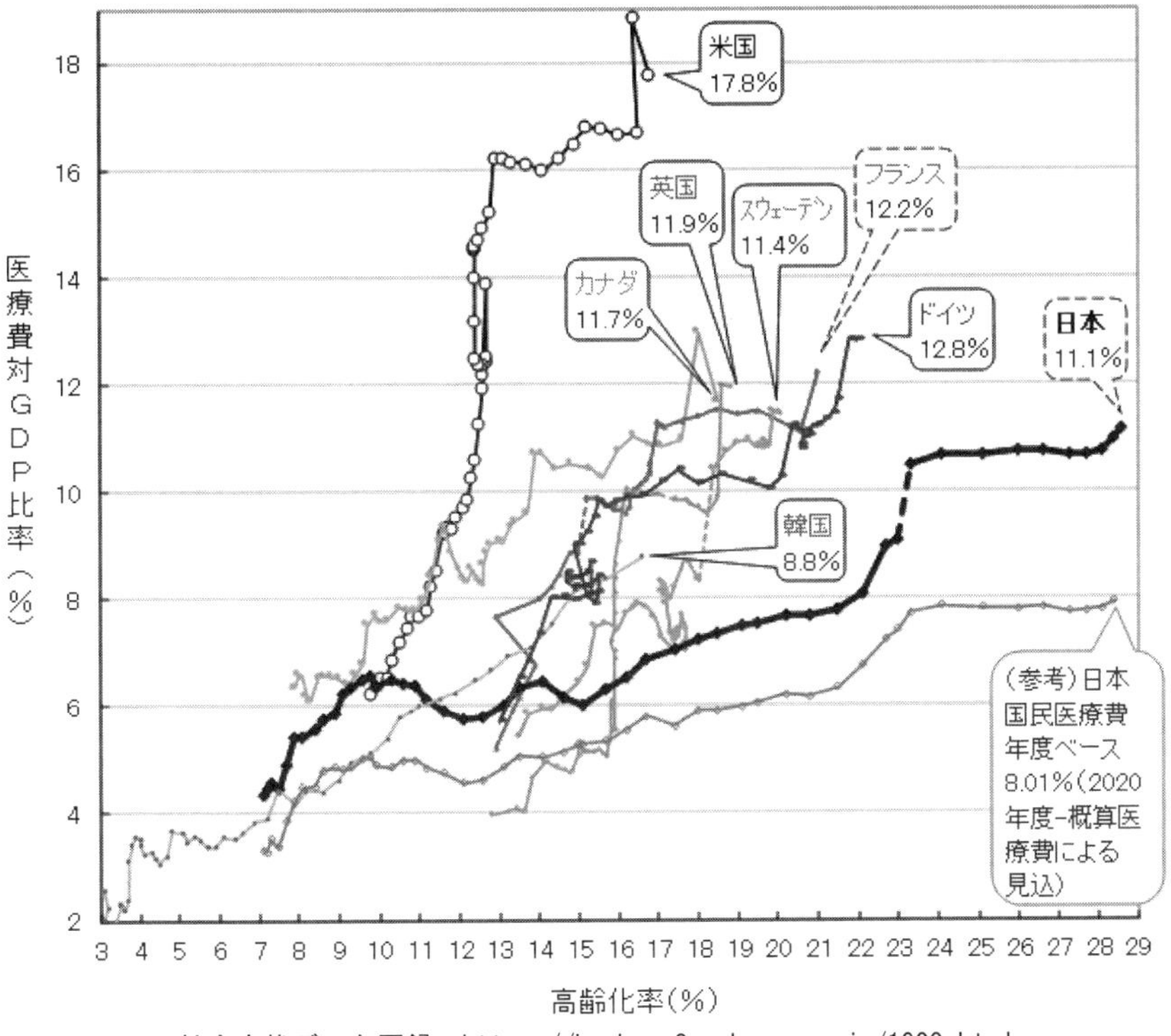

社会実状データ図録　https://honkawa2.sakura.ne.jp/1900.html

図 1-27　高齢化率が高まっても GDP 当たり医療費は抑制

２０００年の統計では、日本の医療費の中で医療機関に残るのは52％、医療機関以外に流れるのは48％でした。つまり医療費の半分は民間企業に流れているわけです（図１－29）。その後20年以上が経過し、現在はロボット手術や新規抗がん剤など高額な医療機器や薬剤が現場に導入されています。この間も医療費抑制の流れは変わっていませんから、医療機関の取り分がさらに減っていることがおおいに懸念されます。

先ほど胃がんの手術は１２０万円と紹介しましたが、２００８年のＡＩＵ保険会社の盲腸（急性虫垂炎）手術の値段は衝撃的でした。当時日本の病院が受け取る盲腸手術料金は数日間の入院で40万円程度。これは患者窓口負担と保険料も含めた病院が受け取る総額です。ところがジュネーブでは３００万円、ニューヨーク２１６万円、香港やシドニーも日本より高く、わが国が最低レベルだったのです（図１-30）。

外来診察料を見ても、日本はＯＥＣＤの41％、半分以下です（図１-31）。日本の病院では外来診察医が忙しくて昼ごはんも食べずにがんばっているという話を聞いたことはないでしょうか。50人も80人も診ても病院は赤字なんです。それは単価が安すぎるからです。私もよく患者さんに「先生も身体に気を

日本はサラリーマン3割
高齢者2割の窓口負担

世界では医療費負担は無料があたりまえ

原則無料

イギリス　イタリア　オランダ
カナダ　ギリシャ（入院15ドル）
スロバキア　スペイン　デンマーク
チェコ　ハンガリー　ドイツ
トルコ　ポーランド

小額の定額制

アイルランド（人口の35%は無料）
アイスランド（入院は負担なし）
スウェーデン　ポルトガル
ノルウェー（入院は負担なし）
フィンランド（18歳未満負担なし）
ニュージーランド（入院は負担なし）

小額の定率制

オーストラリア（15%、入院負担なし）
スイス（10%）
ベルギー（10～15%、入院は小額な定額）
フランス（3割だが補完的制度で実質的負担はほとんどない）
ルクセンブルク（5%、入院は小額な定額）

※出典『世界の医療制度改革 2004』OECD 編著／明石書店 2005 年発行より

図 1-28　世界では医療費負担は無料・低額が主流

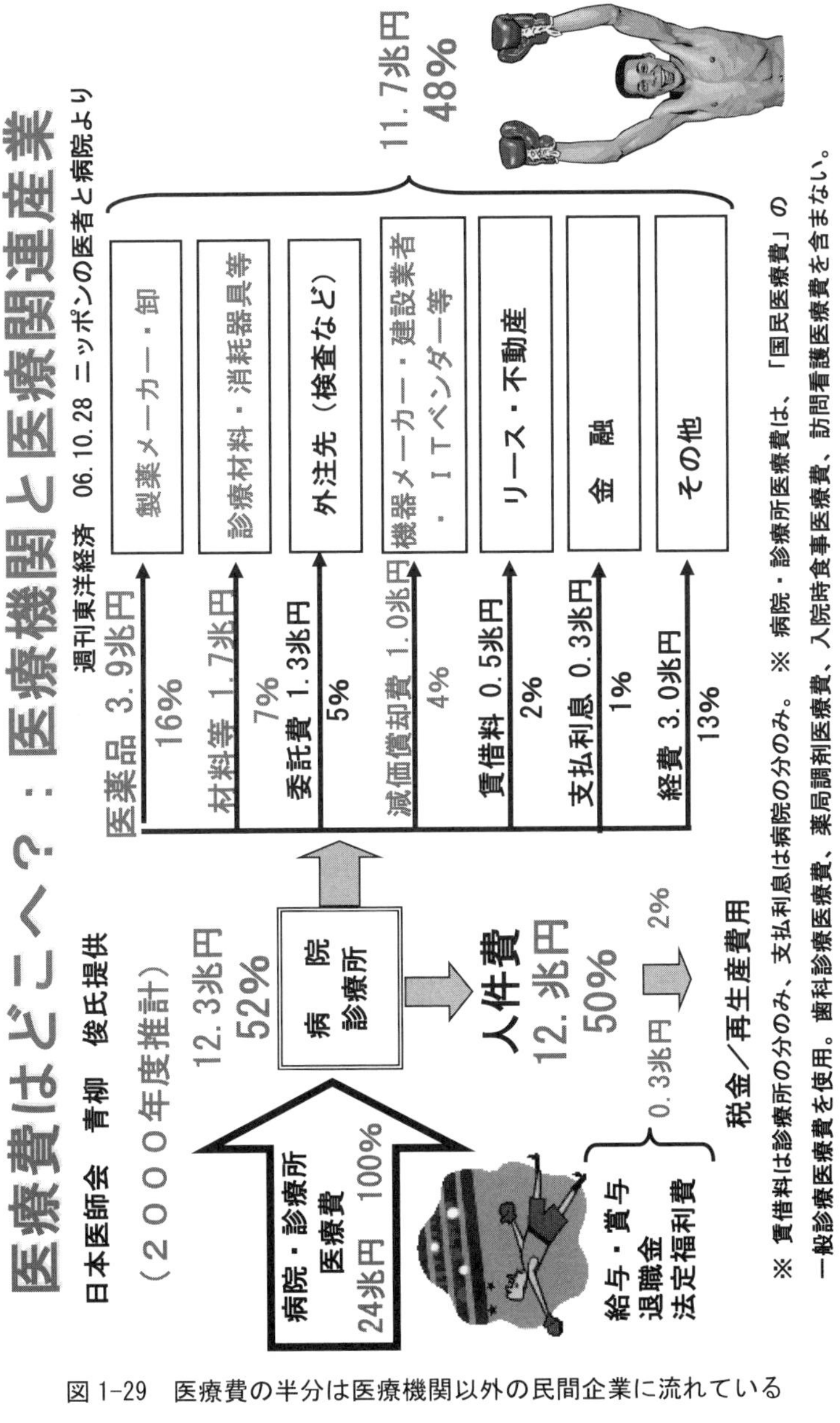
医療費はどこへ？：医療機関と医療関連産業
日本医師会　青柳　俊氏提供
週刊東洋経済　06.10.28 ニッポンの医者と病院より
（２０００年度推計）
病院・診療所
医療費
24兆円　100%
12.3兆円
52%
病　院
診療所
人件費
12.兆円
50%
給与・賞与
退職金
法定福利費
0.3兆円
2%
税金／再生産費用
医薬品　3.9兆円
16%
材料等　1.7兆円
7%
委託費　1.3兆円
5%
減価償却費　1.0兆円
4%
賃借料　0.5兆円
2%
支払利息　0.3兆円
1%
経費　3.0兆円
13%
製薬メーカー・卸
診療材料・消耗器具等
外注先（検査など）
機器メーカー・建設業者
・ＩＴベンダー等
リース・不動産
金　融
その他
11.7兆円
48%
※ 賃借料は診療所の分のみ、支払利息は病院の分のみ。※ 病院・診療所医療費は、「国民医療費」の
一般診療医療費を使用。歯科診療医療費、薬局調剤医療費、入院時食事医療費、訪問看護医療費を含まない。

図 1-29　医療費の半分は医療機関以外の民間企業に流れている

盲腸手術入院の都市別費用

海外生活おたすけハンドブック　AIU保険会社2008年調べ を改編

	都市	費用/万円	※自己負担	入院		都市	費用/万円	※自己負担	入院
1	ジュネーブ（スイス）	297	?	3泊4日	10	香港（中）	90	?	2泊3日
2	サンフランシスコ（米）	250	★	2泊3日	11	シドニー（豪）	86	?	2泊3日
3	ニューヨーク（米）	216	★	2泊3日	12	グアム（米）	86	★	2泊3日
4	ホノルル（米）	195	★	2泊3日	13	クライストチャーチ（ニュージーランド）	86	?	2泊3日
5	ロンドン（英）	152	無し	2泊3日	14	上海（中）	68	?	2泊3日
6	バンクーバー（加）	150	無し	2泊3日	15	ソウル（韓）	63	?	2泊3日
7	パリ（仏）	113	無し	2泊3日	16	バンコク（タイ）	40	?	2泊3日
8	ローマ（伊）	110	検査料一部	2泊3日	17	済生会栗橋病院（日本）	40	5－6万円	6泊7日
9	マドリッド（スペイン）	97	?	2泊3日	18	北京（中）	20	?	2泊3日

費用は、外国人が私立病院の個室を利用し手術も複雑でない場合を想定。また総費用は手術の他、看護費用、技術料等および平均入院日数の病室代を含む。1ドル＝105円換算

※◎★はグラフでみるこれからの医療　月刊保団連　臨時増刊号　No884．2006より引用改編

※自己負担はOECD加盟国の基礎的な医療への適用のための公的な制度における患者一部負担額・割合を参考に試算（1ドル105円、1ユーロ143円）

◎欧州は自己負担無しが多く、あっても支払上限が設定されている国が多い（例：スウェーデンは一日1050円が上限）

★米国のメディケア（米国の13%をしめる公的保険）の場合は最初の60日間は876ドル（92000円）まで全額負担

図1－30　日本の盲腸手術料金は他国と比べて低すぎる

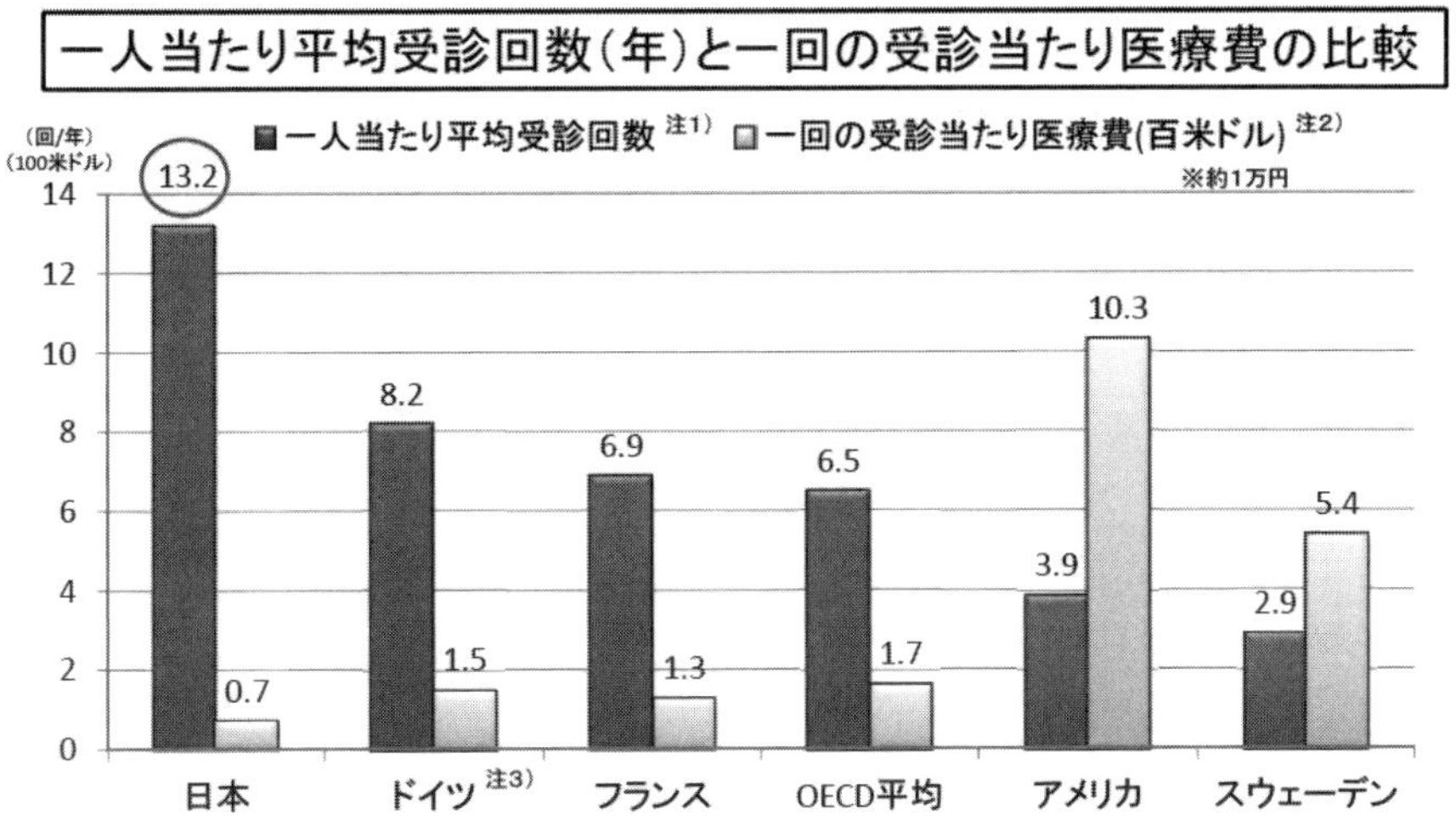

日本医療総合研究所報告会2018.8.18「日本の薬価を巡る諸問題」
大坂ファルマプラン社会薬学研究所　主任研究員　小藪幹夫

図 1-31　他国の半分以下の外来診察料

付けてくださいよ」と心配されたことがありました。ところが、アメリカでは一人の医師が外来で10人診たら、多すぎると聞きます。日本では50人、80人が当たり前で、３時間待ち３分診療とお叱りを受ける。薄利多売を余儀なくされているのは、病院や医師の責任ではないのです。

日本の医師の内視鏡のレベルは世界でも高い評価を受けていますが、上部内視鏡検査で病院が受け取る診療報酬点数は、日本は１万１４００円、ドイツは３万７６６６円、アメリカ８万４８７０円です(図1-32)。繰り返しますが、これで日本の病院が黒字になるのは難しいのです。内視鏡手術の値段の差と、日本のレクサスとドイツのベンツの価格の差を考えてください。すでに車の価格はあまり変わらないのではないでしょうか。

内視鏡分野では、肝臓から胆汁を十二指腸に出す胆道が炎症や癌で狭くなった時にステントを挿入して拡張する治療があります。ときに合併症を伴うこともあるベテランでないとできない治療ですが、これも日本の技術料はアメリカの２割しかありませ

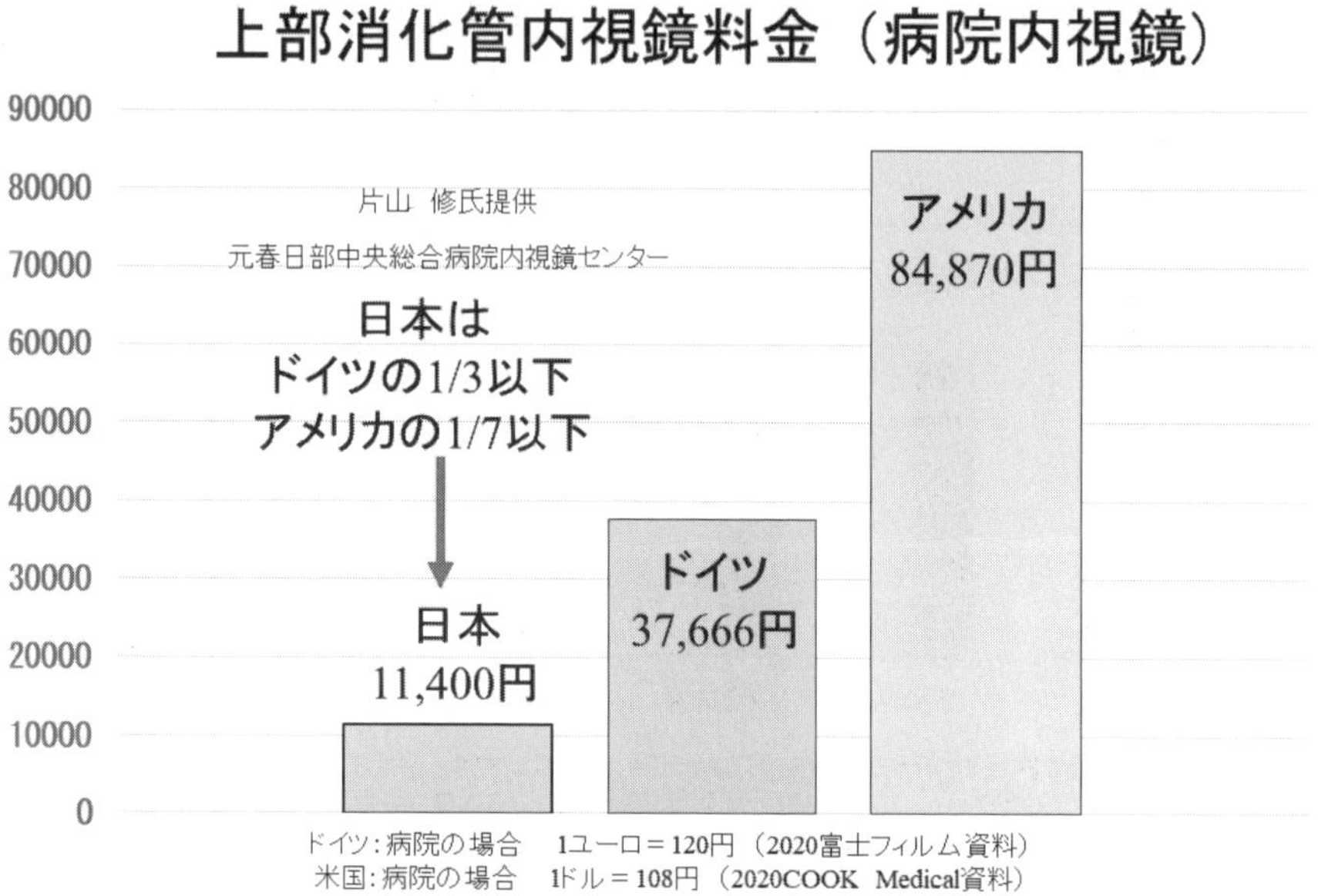

ドイツ：病院の場合　1ユーロ＝120円（2020富士フィルム資料）
米国：病院の場合　1ドル＝108円（2020COOK Medical資料）

図 1-32　低すぎる内視鏡の技術料

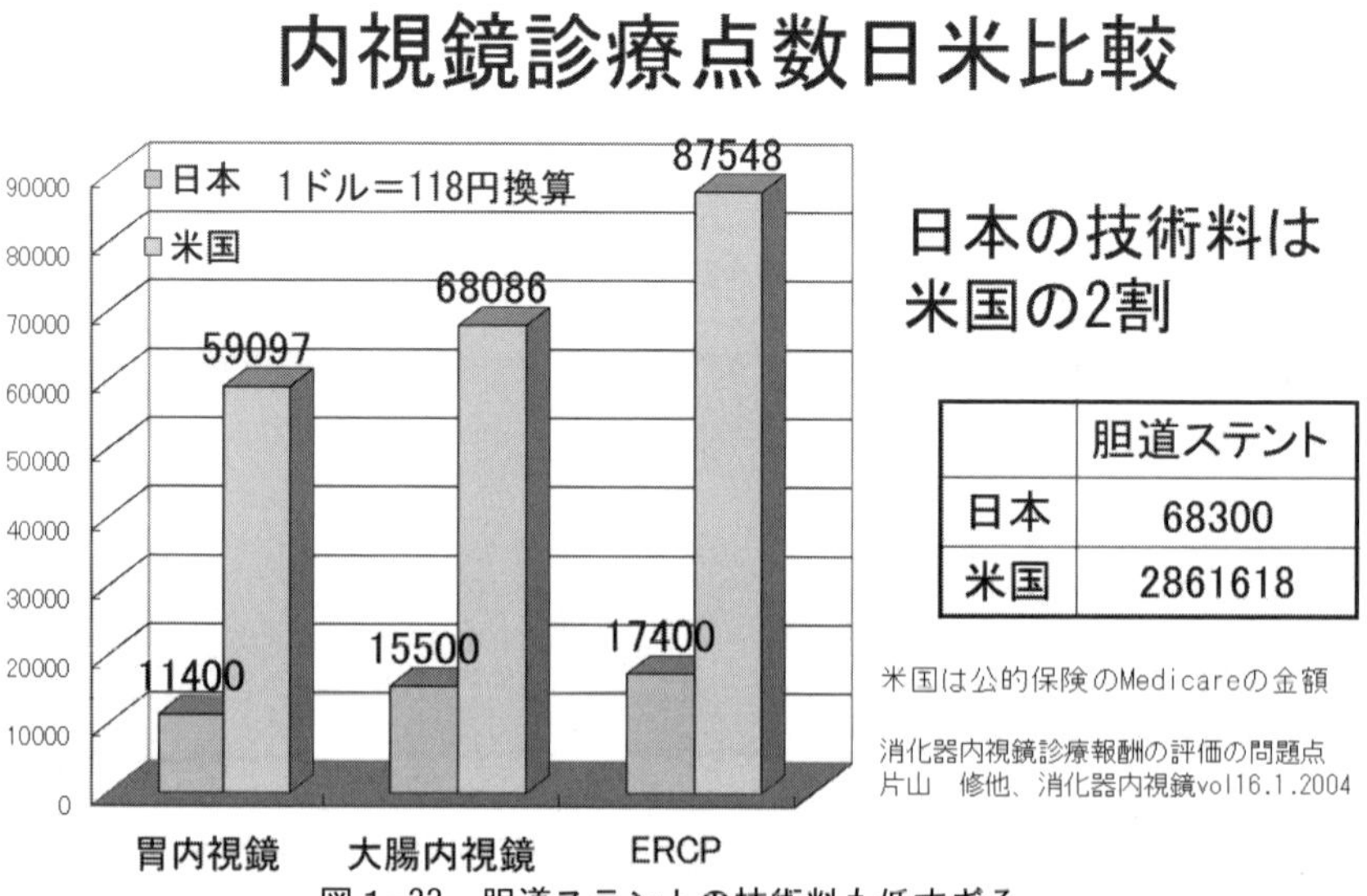

米国は公的保険のMedicareの金額
消化器内視鏡診療報酬の評価の問題点
片山　修他、消化器内視鏡vol16.1.2004

図 1-33　胆道ステントの技術料も低すぎる

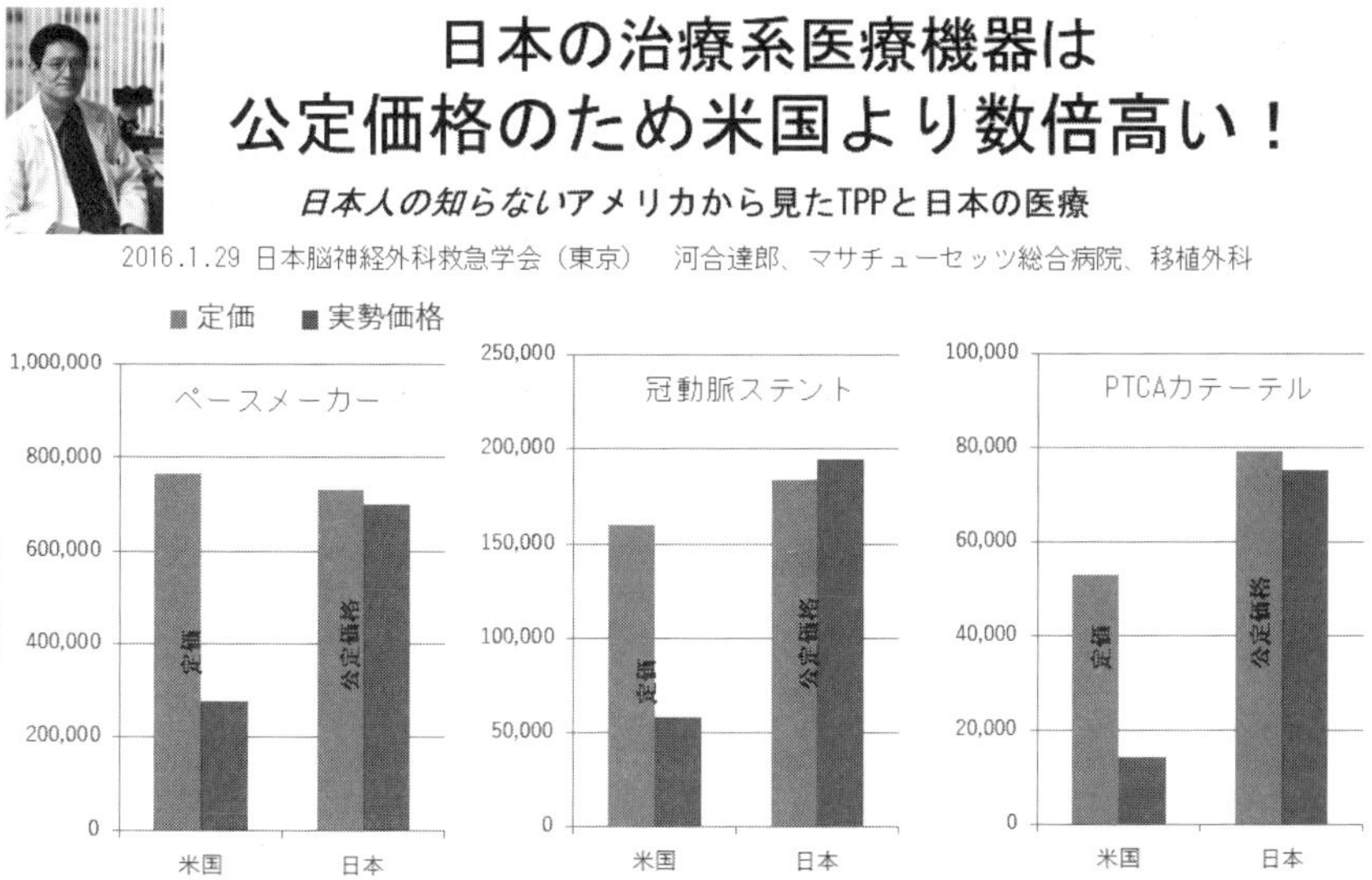

図1-34 高すぎる治療系医療機器

ん。つまり医師の専門的知識や技術に対する評価が低すぎるのです（図1-33）。

高すぎる薬価と医療機器

ところが、日本のペースメーカー、冠動脈ステント、PTCAカテーテルなどの医療機器価格はアメリカの数倍高く設定されているのです（図1-34）。一番安く抑制された検査や手術料金で一番高い機械を購入しているのですから、黒字になるわけがありません。それを現場の医師の努力不足だと言われてしまう。本当にテレビに出て来るコメンテーターの方はキチンと勉強して発言してほしいものです。

一人の患者さんが胃がんの手術をして無事に退院するまで結構大変ですが、病院が受け取る値段の総額は120万円。その患者さんに投与する抗がん剤の年間の値段を見てください（図1-35）。これを見ていたら、薬剤メーカーがどれだけ割が良い業界かご理解いただけると思います。あまりにも理不尽な構図だと思いませんか。これが日本の医療費の配分です。

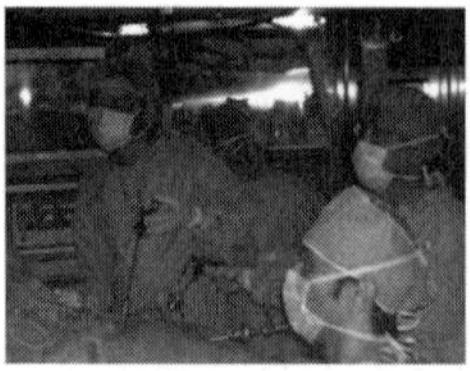

胃癌手術4週間入院120万円 一方最新抗癌剤の値段は？

抗がん剤の値段（170cm 65kg BSA1.7m2）			
がんの種類	薬剤名	毎月	年間
胃癌	TS-1+パクリタキセル	37万円	444万円
すい臓癌	ジェムザール	22万円	264万円
乳がん	ハーセプチン＋パクリタキセル	75万円	900万円
大腸がん	FOLFOX+アバスチン	108万円	1296万円

図1-35　胃癌手術より数倍高い抗がん剤

日本の手術料は世界の半分以下なのに、薬は高い。大手の製薬メーカーはしっかり利益を確保しています。２０１２年当時、日本のある大手製薬メーカーの内部留保は２兆３５００億円でした（図１‐36）。２０１８年にはそのメーカーは英国の製薬メーカーを６兆８０００億円で買収するという報道がありました。病院の診療報酬点数は絞って病院は赤字、薬の値段は世界で一番高く設定して、薬剤メーカーを守っている。お断りしておきますが、私にとって薬剤メーカーは敵ではありません、つぶれてほしいとは思っていません。しかし、薬剤メーカーをこれだけ大事にするのだったら、医療機関も大事にしてもいいではないですか。あまりにも理不尽すぎます。

実はすべての薬剤メーカーは年間５～10％の利益率を確保しています。（図１‐37）。なぜか。これは電力会社の総括原価方式に近い、メーカーが黒字を確保できるように薬価の設定が設定されているからではないでしょうか。一方、病院の平均利益率を見ると、民間病院の平均でさえ２％に達していません（図１‐38）。前田由美子さんの「『医療経済実態調査』（病院・診

薬剤価格は世界最高レベル

日本の薬価をめぐる諸問題　京都府保険医協会政策部会
京都保険医新聞　第2982号　2016年11月10日

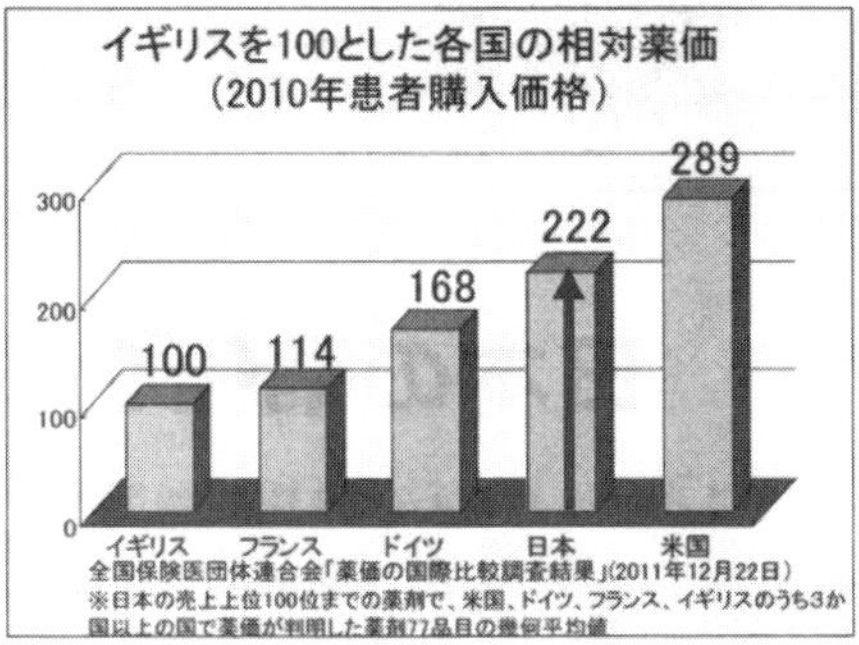

主要製薬企業の内部留保
（2012年3月期連結決算）

武田薬品	2,254,075
アステラス製薬	894,737
第一三共	742,409
エーザイ	464,176
田辺三菱製薬	665,745
5社合計	5,021,142

出典：各社有価証券報告書　（単位：百万円

図１-36　高薬価で内部留保をためこむ製薬企業

医薬品企業 売上高営業利益率「５％以上」確保！

「製薬企業等の 2018 年度決算概要と薬剤料比率」
日医総研リサーチエッセイ No.73　　2019年7月17日
日本医師会総合政策研究機構　　前田由美子　　研究協力：日本医師会薬務対策室
図 1.4.2　先発医薬品企業（全社連結）　売上高営業利益率の推移

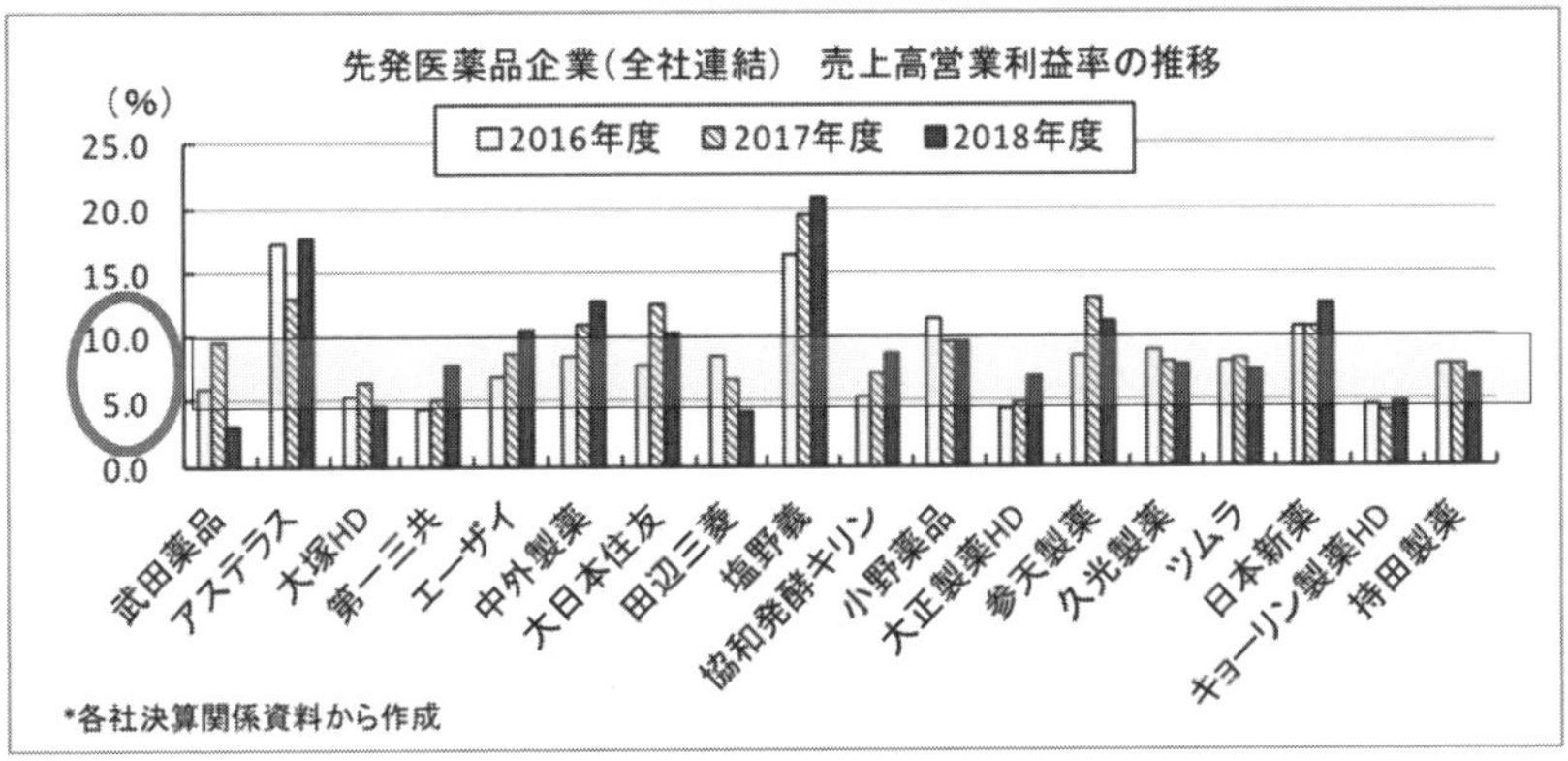

図１-37　確実に利益を確保している製薬企業

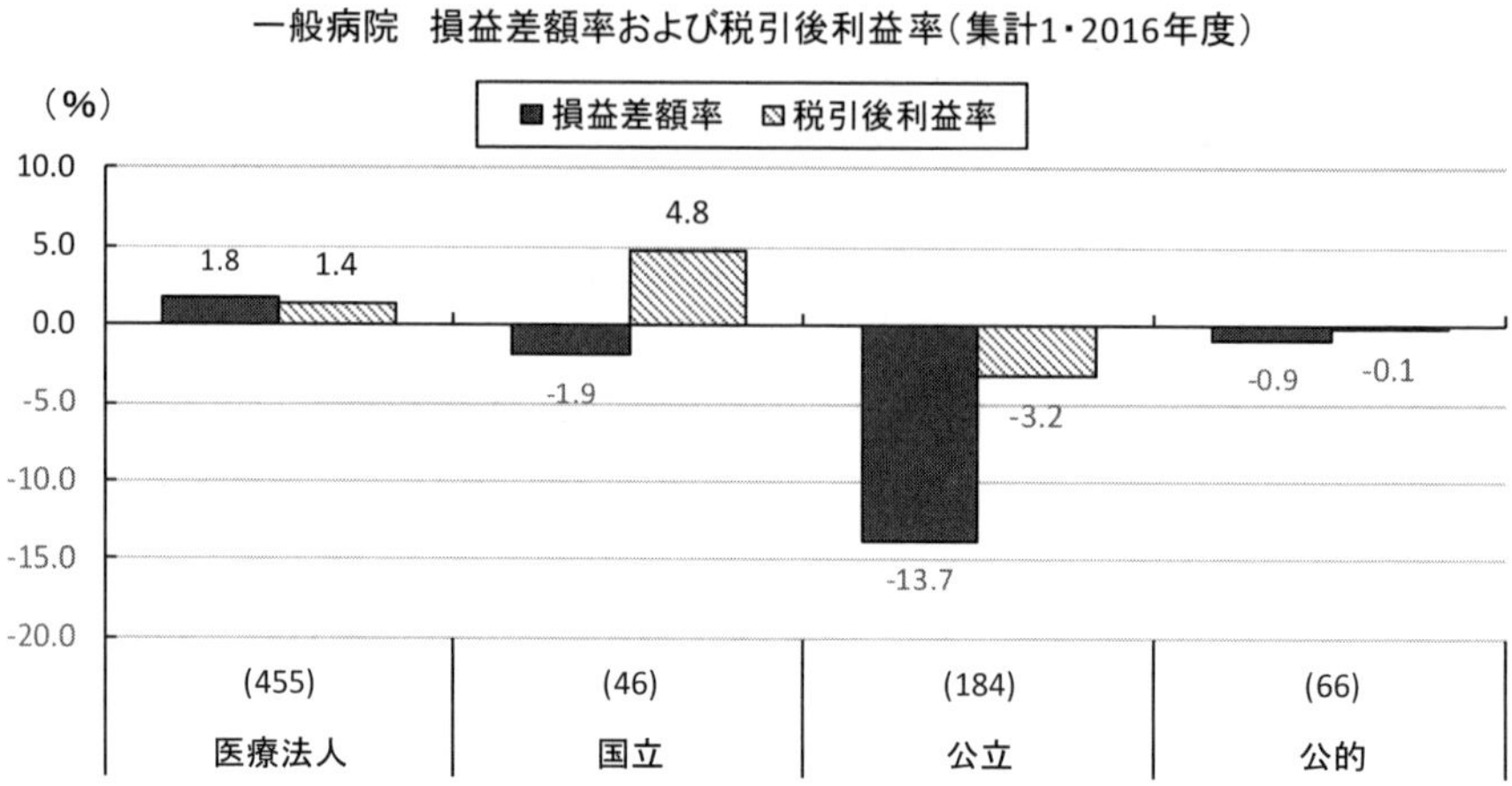

*中央社会保険医療協議会「第21回医療経済実態調査（医療機関等調査）報告」から作成。報告書p10～14。
集計1：医業・介護収益に占める介護収益の割合が2%未満の医療機関等の集計。( )内は施設数。
税引後利益（税引き後の総損益差額）＝損益差額＋その他の医業・介護関連収益
－その他の医業・介護関連費用－税金
その他の医業・介護関連収益には補助金・負担金等を含む。

前田由美子『医療経済実態調査』（病院・診療所）の分析と考察」
（日医総研ワーキングペーパー、2017 年 12 月

図１-38　厳しい病院経営

療所）の分析と考察」（日医総研ワーキングペーパー、２０１７年12月）によると、病院の損益差額は一般病院で赤字が拡大し、精神科病院では黒字から赤字に転落。また医療法人の一般病院は黒字であっても、損益差額率は１・８％に過ぎず、再生産のための財源を確保できる状況にない。一方公的病院では損益差額率は▲13・7％で一般会計からの繰入金等によっても税引後利益率は▲３・２％で、中小民間病院も医業収益は減収しており、特に小規模病院で黒字から赤字に転落。これらの収益性悪化の一因として、一般病院では医療の質の確保、患者ニーズの多様化に対応するため、さまざまな職種の人員が増加しているが、こうした多職種への評価が十分でないと考えられる、とのことです。

　とくに公立病院や公的病院の赤字が一番目立ち、現在公立・公的病院再編統合

が進められていますが、私は許せません。そもそも公立病院は人口が少ない地域を含めた「いのちの安全」を守るために設立されてきた医療機関です。

患者さんを直接治療しているのは誰ですか。私たち医療従事者ではないですか。学校の先生も保育士、介護士さんも同じです。皆さん大変なのに頑張っています。エッセンシャルワーカーを大事にしないと国が滅びると、私は思っています。

公立・公的病院つぶし

新型コロナ感染の収束がまだ見えない2022年3月25日に、東京都は都立病院廃止条例を可決しました。都立病院の民営化に向けた第一歩が始まったのです。私も何度も都庁周辺のデモや都庁記者クラブの記者会見に参加して反対を叫びましたが、都議会はあっさり可決してしまいました。私たちの活動を応援してくれた都議会の議員さんはごく一部、ほとんどの議員さんは全く話さえ聞いてくれませんでした。しかし都立病院を廃止して儲かる経済界の話はいろんな勉強会で聞いている可能性が高い気がします。この構図は国会もそうです。議員会館等で開催される朝の勉強会や昼食会とか、お金を持っている人たちは十分なロビー活動が可能です。

2019年9月、厚労省は全国で400以上の公立公的病院の再編、統合方針を発表しました（図1-39）。その理由は「医師不足と赤字」による病院経営の立て直し、さらに将来の人口減少を考えて医療体制の見直しだそうです、ずいぶん準備が良いですね。しかし現在の医師不足も赤字も厚労省がつくったのです。自作自演の理由で再編統合を強制するってダメでしょう。

もちろん私は一切、再編統合に反対という立場ではありません。中核都市などで医療機関が重複して存在する地域では、再編統合はした方が良い場合もあります。しかし、再編統合でその地域から医療機

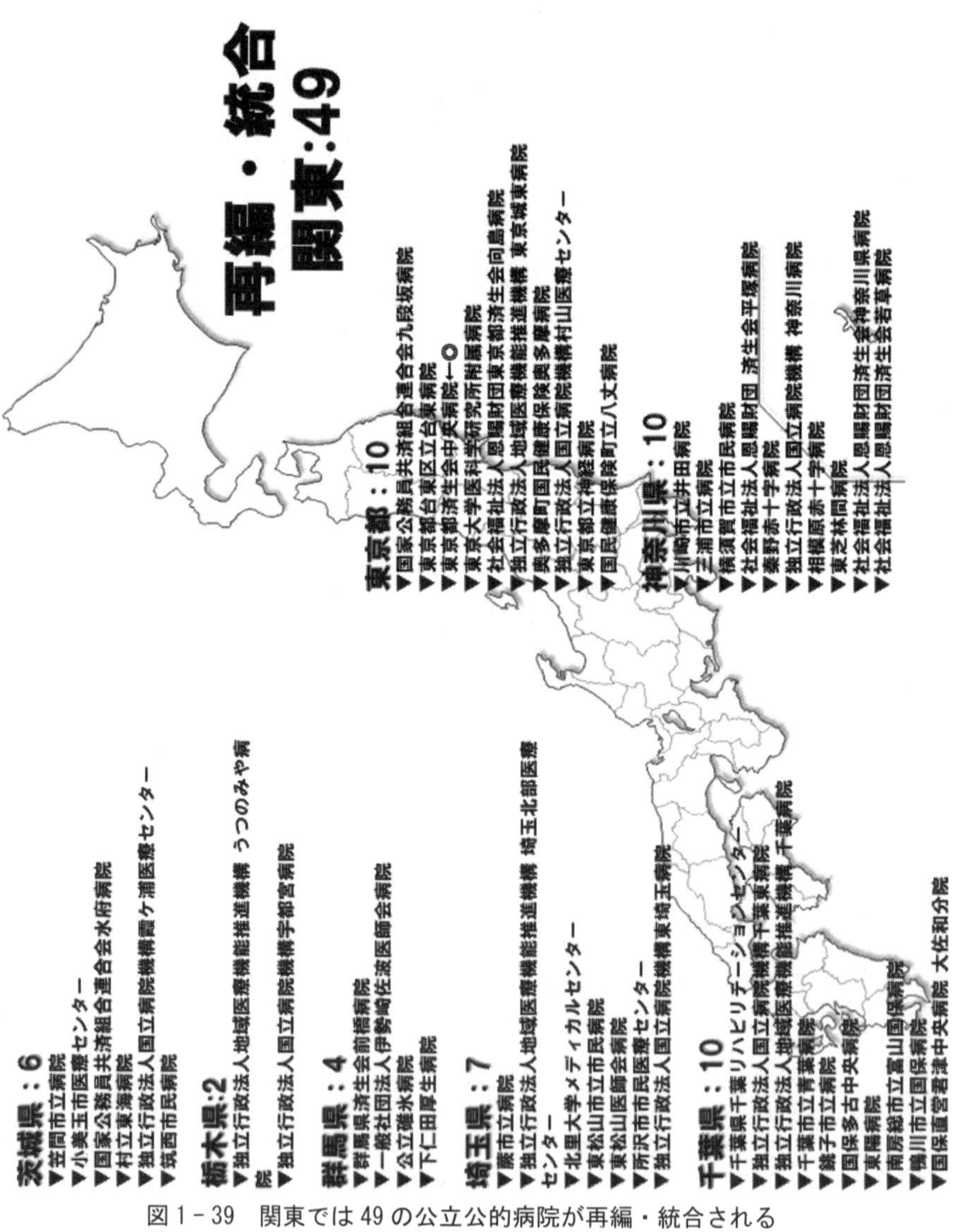
再編・統合
関東:49
茨城県：6
▼笠間市立病院
▼小美玉市医療センター
▼国家公務員共済組合連合会水府病院
▼村立東海病院
▼独立行政法人国立病院機構霞ケ浦医療センター
▼筑西市民病院
栃木県:2
▼独立行政法人地域医療機能推進機構 うつのみや病院
▼独立行政法人国立病院機構宇都宮病院
群馬県：4
▼群馬県済生会前橋病院
▼一般社団法人伊勢崎佐波医師会病院
▼公立碓氷病院
▼下仁田厚生病院
埼玉県：7
▼蕨市立病院
▼独立行政法人地域医療機能推進機構 埼玉北部医療センター
▼北里大学メディカルセンター
▼東松山市立市民病院
▼東松山医師会病院
▼所沢市市民医療センター
▼独立行政法人国立病院機構東埼玉病院
千葉県：10
▼千葉県千葉リハビリテーションセンター
▼独立行政法人国立病院機構千葉東病院
▼独立行政法人地域医療機能推進機構 千葉病院
▼千葉市立青葉病院
▼銚子市立病院
▼国保多古中央病院
▼東陽病院
▼南房総市立富山国保病院
▼鴨川市立国保病院
▼国保直営君津中央病院 大佐和分院
東京都：10
▼国家公務員共済組合連合会九段坂病院
▼東京都台東区立台東病院
▼東京都済生会中央病院←○
▼東京大学医科学研究所附属病院
▼社会福祉法人恩賜財団東京都済生会向島病院
▼独立行政法人地域医療機能推進機構 東京城東病院
▼奥多摩町国民健康保険奥多摩病院
▼独立行政法人国立病院機構村山医療センター
▼東京都立神経病院
▼国民健康保険町立八丈病院
神奈川県：10
▼川崎市立井田病院
▼三浦市立病院
▼横須賀市立市民病院
▼社会福祉法人恩賜財団 済生会平塚病院
▼秦野赤十字病院
▼独立行政法人国立病院機構 神奈川病院
▼相模原赤十字病院
▼東芝林間病院
▼社会福祉法人恩賜財団済生会神奈川県病院
▼社会福祉法人恩賜財団済生会若草病院
図１－39　関東では49の公立公的病院が再編・統合される

関がなくなってしまい、患者さんの医療機関へのアクセスが極端に悪化する、地域の医療機関がなくなったら若手が働くところがなくなる、住みやすい地域づくりという視点で全体像を見ないと、地方衰退を招いて、一極集中を加速させるだけになるのではないでしょうか。想像してみてください。民間病院が人口の少ない地域で医療を提供できると思いますか。今のように極端に抑制された診療報酬では採算がとれません。医療がなくなれば、地域に人が住めなくなるのです。

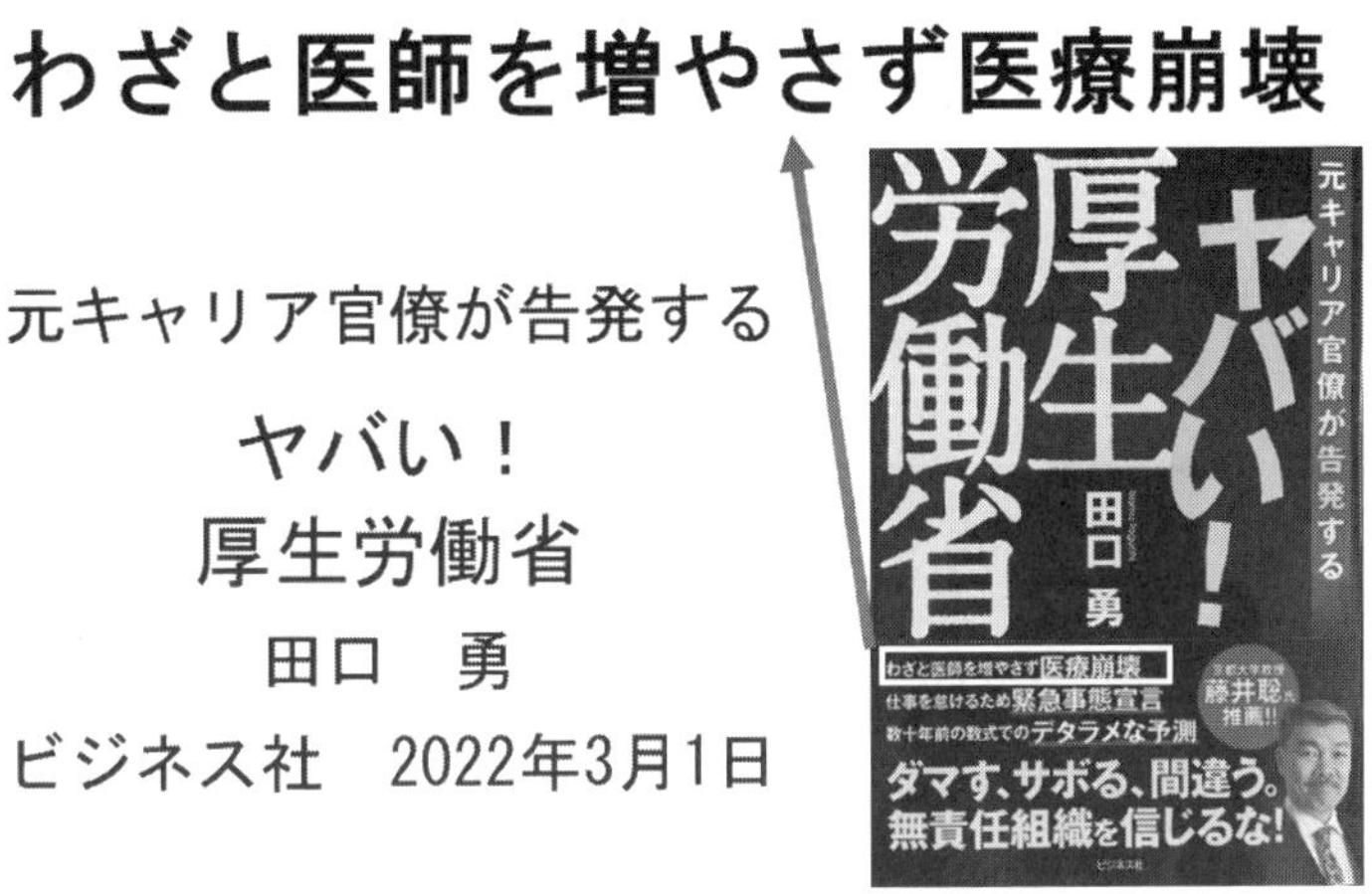
わざと医師を増やさず医療崩壊
元キャリア官僚が告発する
ヤバい！
厚生労働省
田口　勇
ビジネス社　2022年3月1日
元キャリア官僚が告発する
ヤバい！
厚生労働省
田口　勇
わざと医師を増やさず医療崩壊
仕事を怠けるため緊急事態宣言
数十年前の数式でのデタラメな予測
藤井聡氏推薦!!
ダマす、サボる、間違う。
無責任組織を信じるな！
ビジネス社

図1－40　田口勇『ヤバい！　厚生労働省』（ビジネス社）

4　日本は絶対数で医師不足

20年以上、日本の医師は絶対数が不足している問題を訴えてきましたが、2022年3月、厚労省元キャリア官僚の田口勇さんの告発本『ヤバい！　厚生労働省』（ビジネス社）が出版されました（図1－40）。本の帯には「わざと医師を増やさず医療崩壊」とありますが、私が20年も言っていることです、もう少し早く書いてくれればと心から思いましたが、大変うれしい出来事でした。厚労省も財務省も重々わかってやっていることが改めてわかりました。まさに樹液を吸い取っているのです。

ＯＥＣＤ平均より13万人医師が足りない

２００８年の都立墨東病院の妊産婦のたらい回し事件をきっかけに、当時の舛添要一厚労大臣が医師増員を決定してくれました。日本の人口あたりの医師数が極端に少ないのは医療費亡国論が影響したことは説明しましたが、現在日本の医師数はＯＥＣＤ平均と比較すると13万人足りないのです（図１‐41）。しかし、厚労省は医師の絶対数が少ないことを認めず、一貫して「偏在が問題」、「近い将来医師は過剰になる」と繰り返しています。

私が一番これは酷いと思ったのは厚労省が世界の医師数と比較するときに「ＯＥＣＤでは使われていない加重平均[*1]」を使って医師不足を矮小化していることです。加重平均は単純平均より見た目が少なくなるので、日本の医師不足があまり目立たなくなるのです。こういうことをしてはダメですよね、狡いと思いませんか。

医師の絶対数不足は、多くの面で日本の医療に多大な悪影響を与えています。新型コロナで脚光を浴びた感染症ですが、その専門施設に認定されている４００病院のうち、専門医が勤務していたのは１４４しかありませんでした。さらに日本の勤務医20万人のうち過労死ラインを超えて働いているのは４割の８万人。なんと過労死ラインの２倍以上働いているのは１割の２万人です。その結果、当然のように若手の医師は忙しい科を避けるようになっています。

１９９４年から20年間の各診療科の医師数をみると、医師の総数は増えているのに外科と産科の医師が増えていません。また厚労省は近い将来医師が充足して過剰になるというデータを出していますが、実は日本の人口当たり医学部卒業生数もＯＥＣＤで最低です（図１‐42）。人口あたりの医学部卒業生が最低なのに。厚労省はできるだけ近いうちに医学部定員を削減しようとしています。すごいですね。そ

人口当たりの医師数はOECDの中で6番目に低い

表8.3. 人口1000人当たりに現役医師の数、2000年と2019年（または直近年）

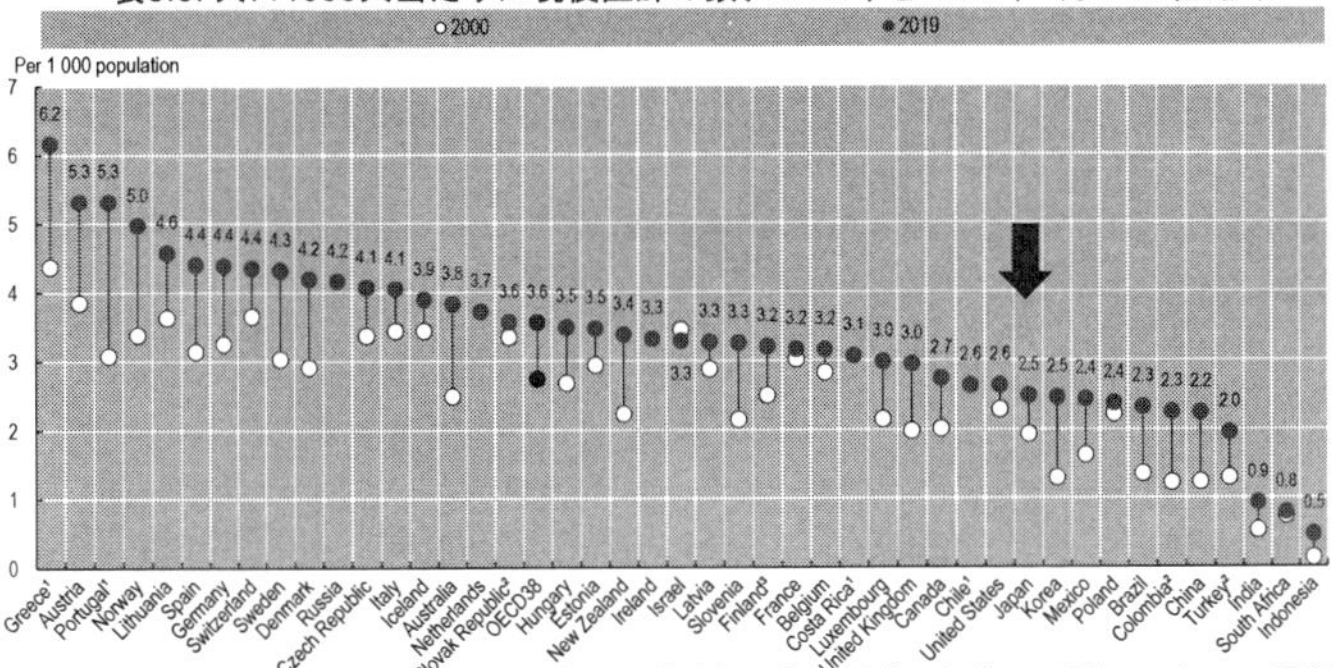

1．全ての医師免許を持った医師数で、働いている医師よりも大幅に多い（ポルトガルでは約30%） 2．患者に直接医療を提供している医師だけではなく、管理職、教育職、研究職などについている医師も含む（5－10%の医師が追加されている）
3．フィンランドの最新データは2014年。

StatLink https://stat.link/3pasve

出典: OECD National Accounts: OECD Annual Labour Force Statistics for Turkey.

人口当たりの医学部卒業生数はOECDで最も少ない

表8.19. 医学部卒業性、2019年（または直近年）

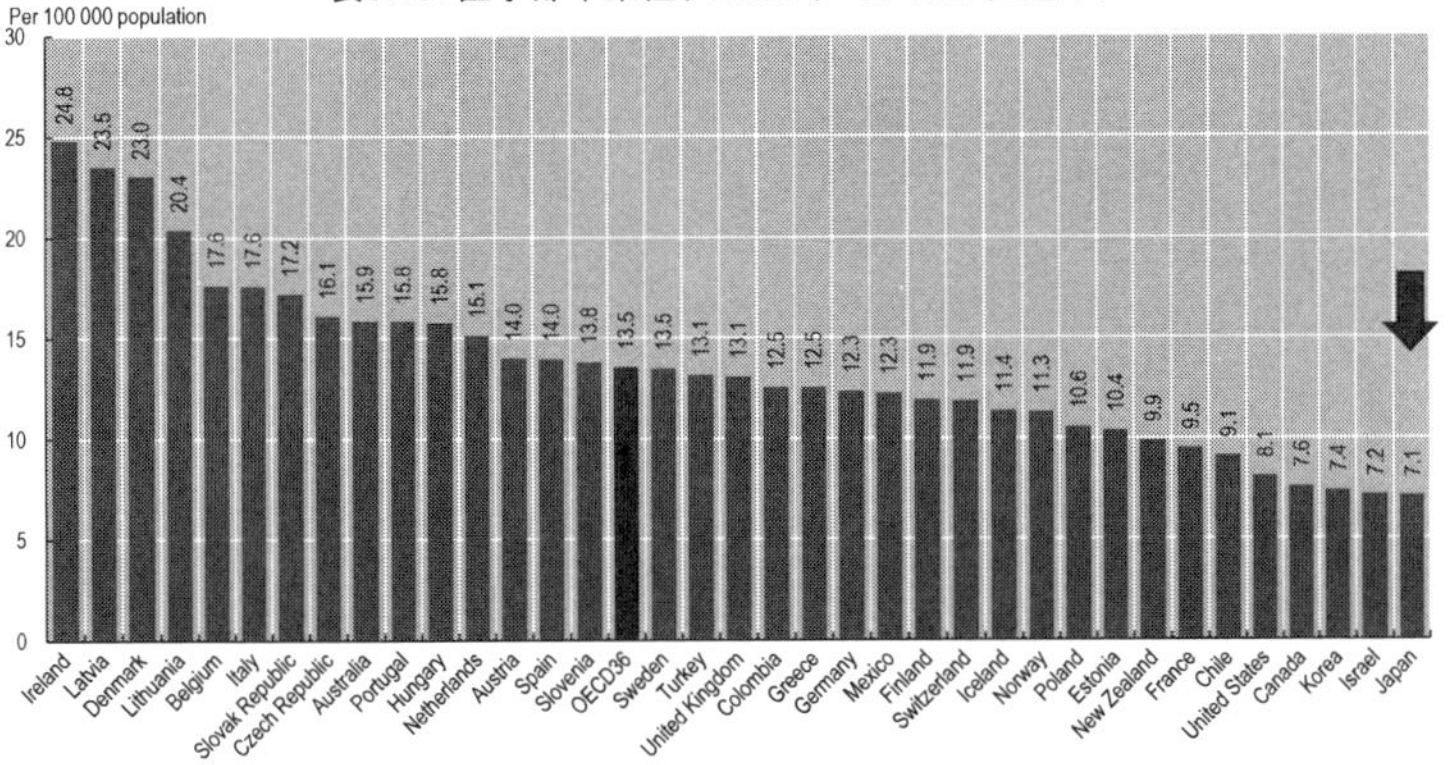

出典: OECD Health Statistics 2021

StatLink https://stat.link/g37zne

図表でみる医療 2021：日本
2021 年 11 月 9 日 OECD 雇用局医療課 藤澤理恵
https://www.oecd.org/health/health-systems/Health-at-a-Glance-2021-How-does-Japan-compare.pdf

図 1-41 日本は医師数も低く、医学部卒業数も最も少ない

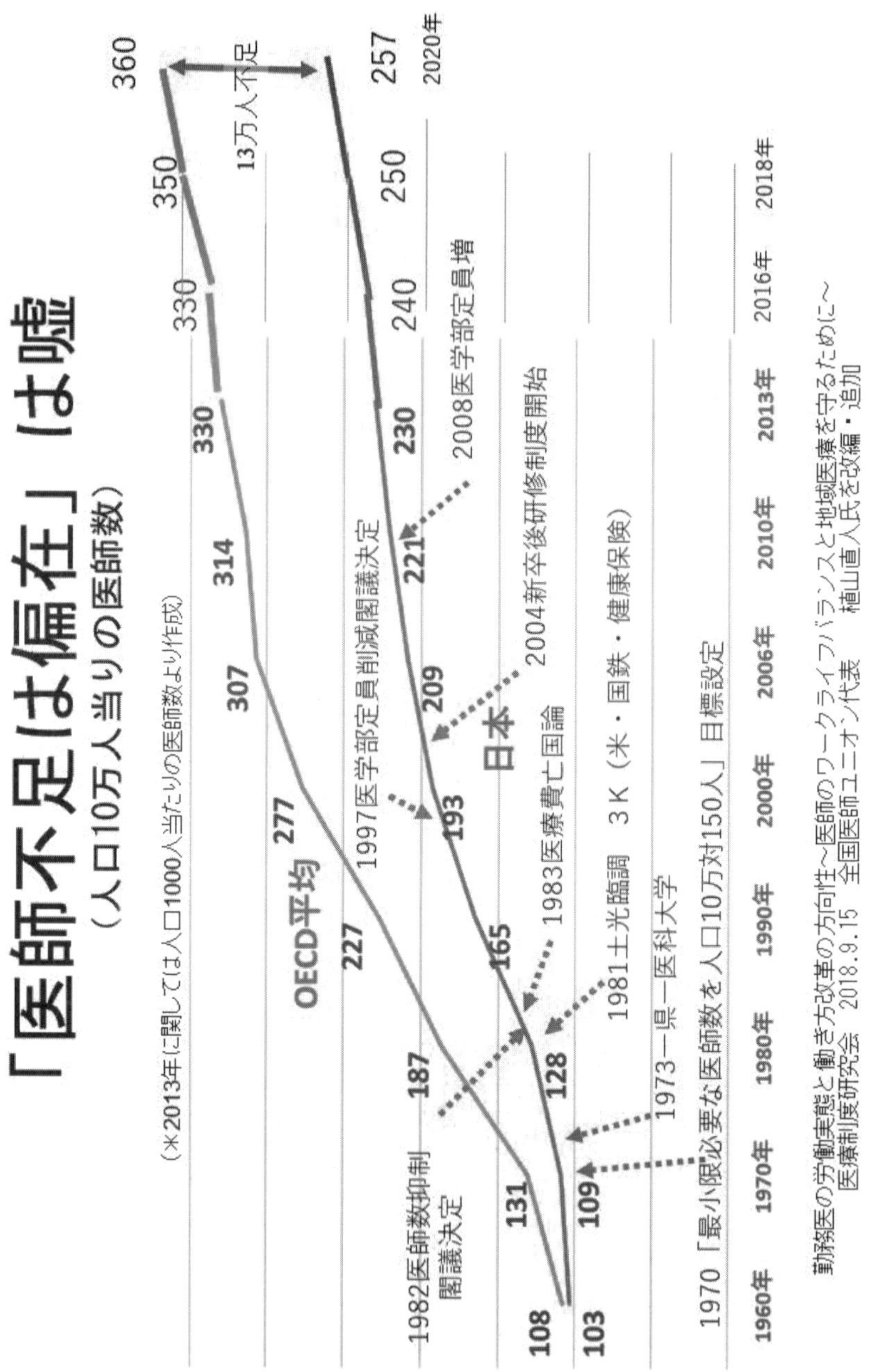

図1-42　ＯＥＣＤ平均と比べて13万人の医師が絶対的に不足している

医師の絶対数不足が

不正入試・医学部地域枠問題の真因

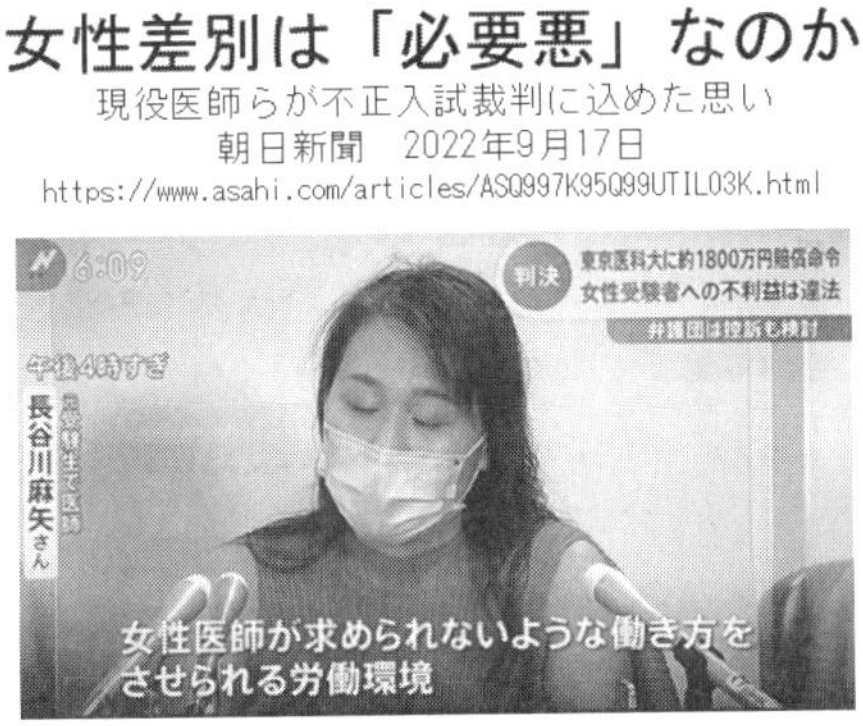

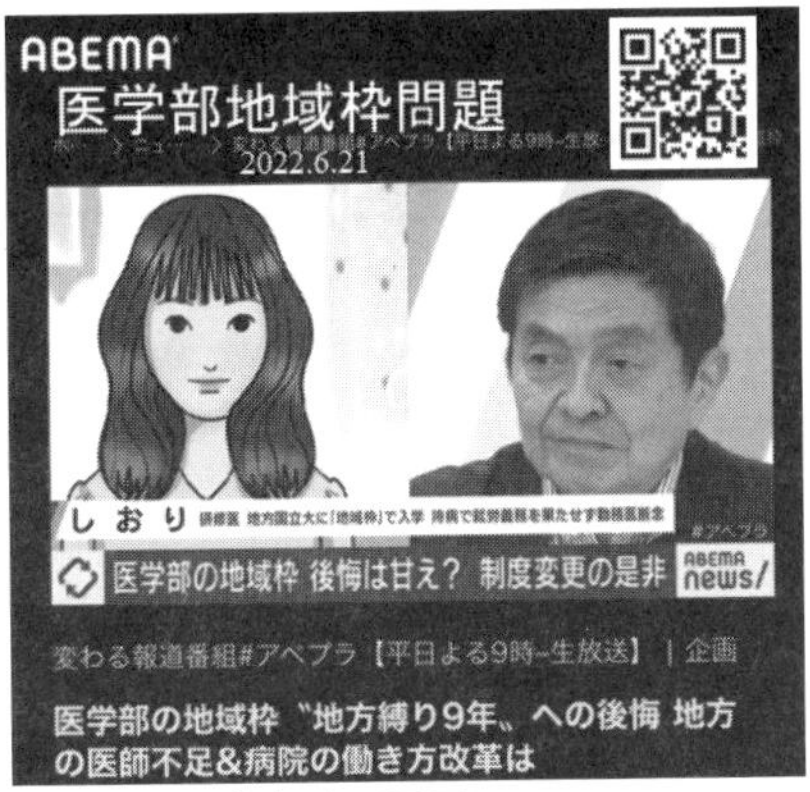
ABEMA
医学部地域枠問題
2022.6.21
しおり
医学部の地域枠 後悔は甘え？ 制度変更の是非
ABEMA news
変わる報道番組#アベプラ【平日よる9時~生放送】｜企画
医学部の地域枠〝地方縛り9年〟への後悔 地方の医師不足&病院の働き方改革は

図1-43　医師の絶対数不足と長時間労働が差別の要因に

れくらい甘い恣意的な状況分析だから、世界でもほとんど実施されていないマイナ保険証も強行できるのでしょう。また、厚労省は「医師の偏在」が問題としていますが医師の絶対数が不足しているのです（図1-42）。医師の絶対数不足と世界でも最長の長時間労働の結果が、詳しくは第4章で述べます「女性受験者差別」や「医学部地域枠問題」そして「医師の働き方改革」で問題になっている「名ばかり宿日直」なのです（図1-43）。驚くことに、OECDはすでに2005年に日本の医師不足を懸念していました。

　医師の不足が認められることは多くの国の重大な懸念である。診療医師の数、分布及び構成は、医業への参入規制、専門分野の選択、報酬その他の労働条件の側面、及び移住など多くの要因に影響される。2003年では、OECD加盟国間で1人あたり診療医師数に大きな違いがある。これはイタリアとギリシャの人口1000人あたり4人を超える高いものから、トルコ、メキシコ及び韓国の2人未満の低いものまで幅がある。1人あ

1998年医療にも不確実性と限界がある・・・のだが？

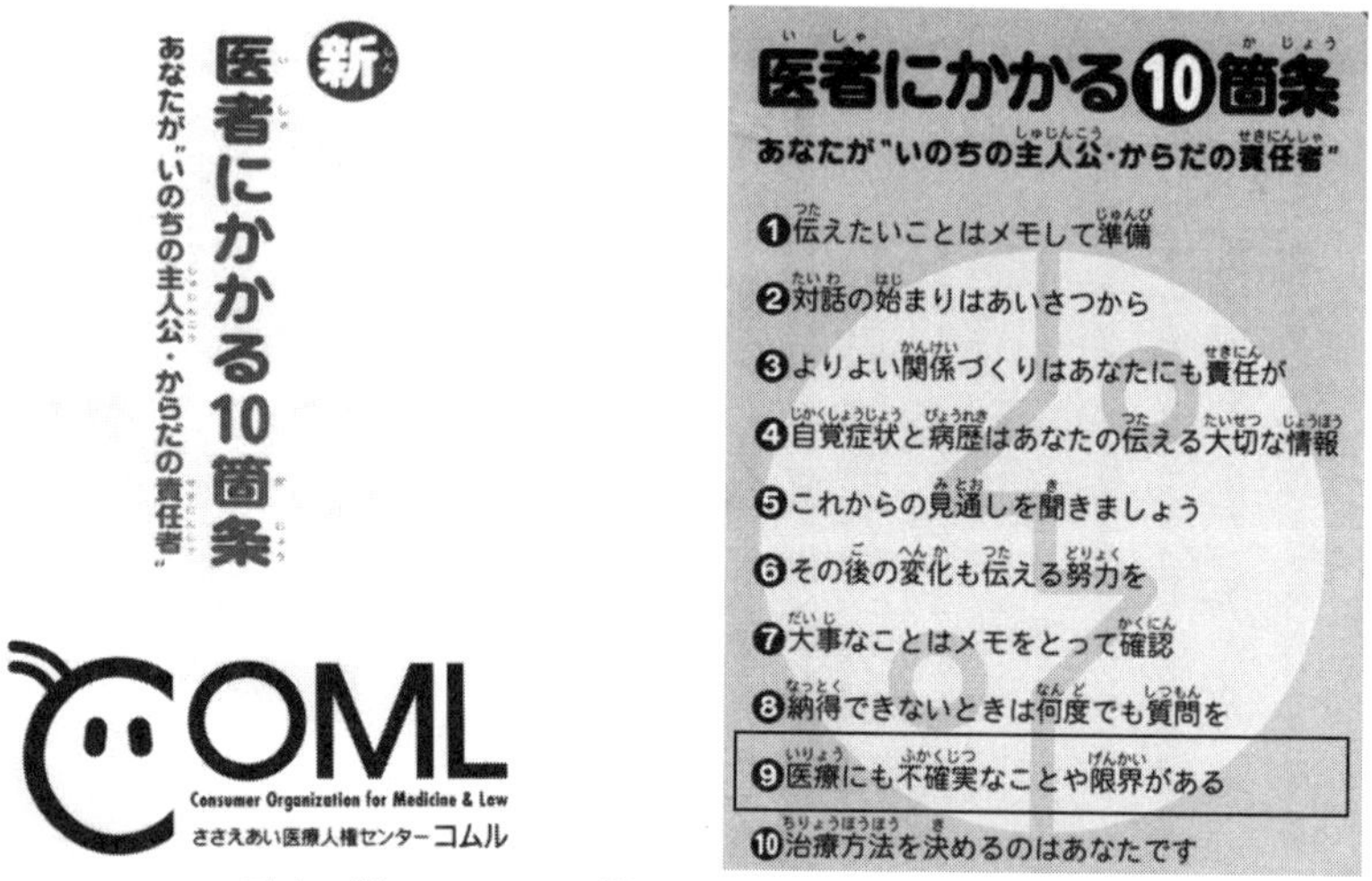

図1-44　COML『新・医者にかかる10箇条

たり診療医師数はまた日本、カナダ、イギリス及びニュージーランドでも比較的低い。後者の国々は伝統的に医科大学の入学数を規制している。

（OECD編著『図表でみる世界の保健医療　2005年版』明石書店、13頁）

おそらくほとんどの医師も知らないと思いますが、世界で医学部定員を国が決めているのは、日本以外にカナダやイギリス、ニュージーランドなどしかないようです。日本人は医学部定員は国が決めるものと信じている人が多いと思いますが、世界の多くの国は定員を決めていません。国が医学部定員を決め、医療費を削減して医師不足と赤字を理由に病院を減らそうとしているのです。アメリカのサリバン厚生長官が日本の医療を心配し、OECDも医師不足を懸念、まさに日本は医療政策でも「井の中の蛙」状態なのです。

5　医療事故と過労死の背景

医師不足だから医療事故が起きやすい

医師不足は医療事故も誘発します。ＣＯＭＬという患者団体も「医療にも不確実なことや限界がある」と指摘してくれています（図１‐44）。労基法無視の長時間労働の上に専門医が不足しているために、自分の専門外の疾患の診察も余儀なくされています（図１‐45、46）。医療事故防止の視点から飛行機のパイロットも「自分の手術はしっかり睡眠をとった外科医にお願いしたい」と医療現場の安全意識の低さに驚いていました（図１‐47）。

安全学の専門家である河野龍太郎さんは、日本の医療は戦時中の「竹やり精神型安全」のままで、今も変わっていないと指摘しています。

日本の医療の現状に驚いた。特に驚いたのは、当直をした医師が翌日に手術をするということ。「こんなシステムが許されるのだろうか」と思った。しかもそれらが当たり前になっていて、ほとんど対策がとられていない。

要するに「竹やり精神型安全」（人間の精神力に訴える安全対策）というか根性論型安全「気をつければ医療事故は防げる」というわけ。これでは何も改善されません。（中略）

ですから医療システムという大きな視野での取り組みが必要なのです。これらはつまり医療システム全体の問題です。

（週刊医学会新聞「システム改善による医療事故防止」２００４年８月30日）

さらに医療現場の事故がその性質状、原発や航空機事故より一番起きやすい、（図１‐47）と指摘して

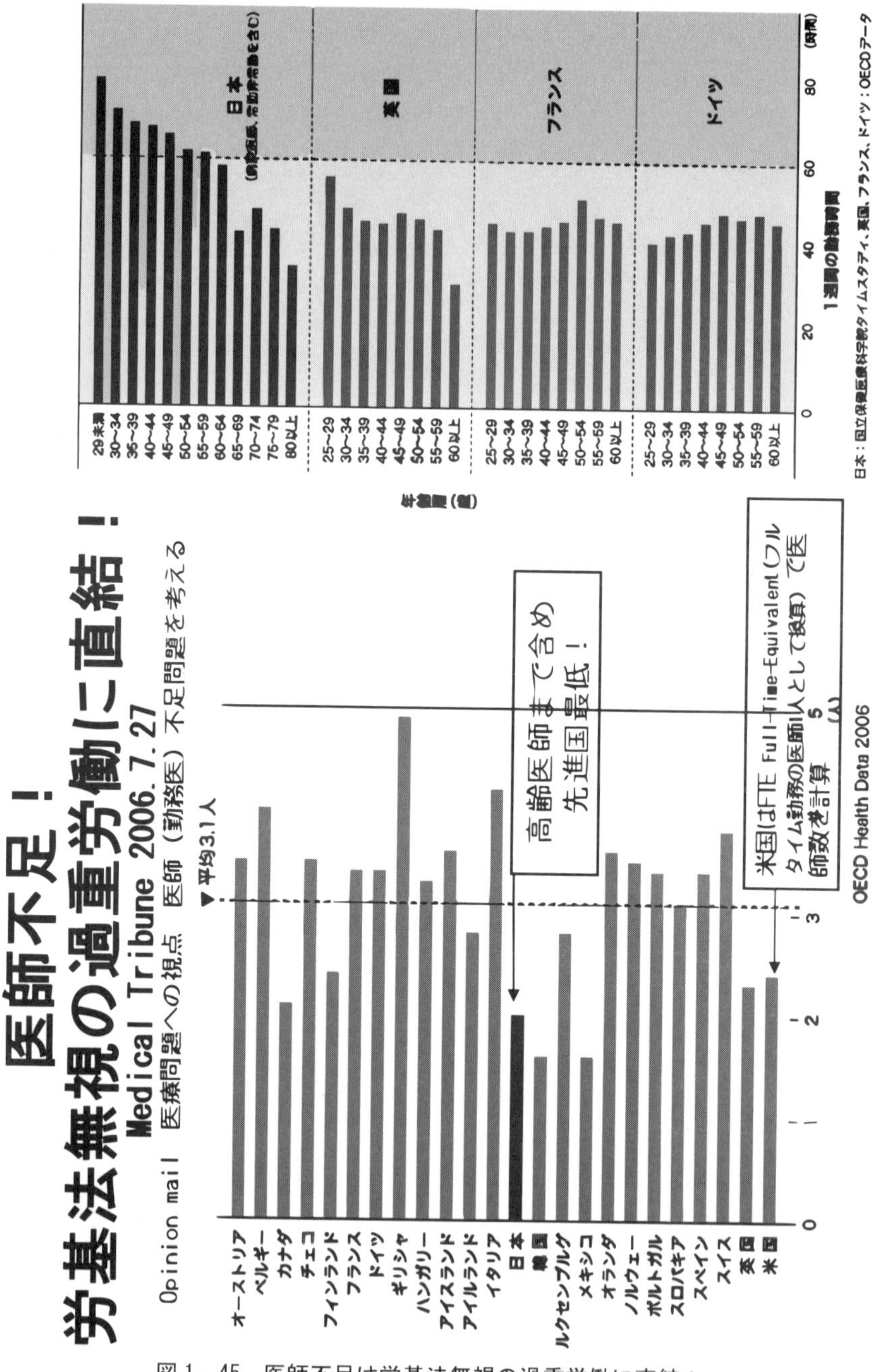

図１－45　医師不足は労基法無視の過重労働に直結！

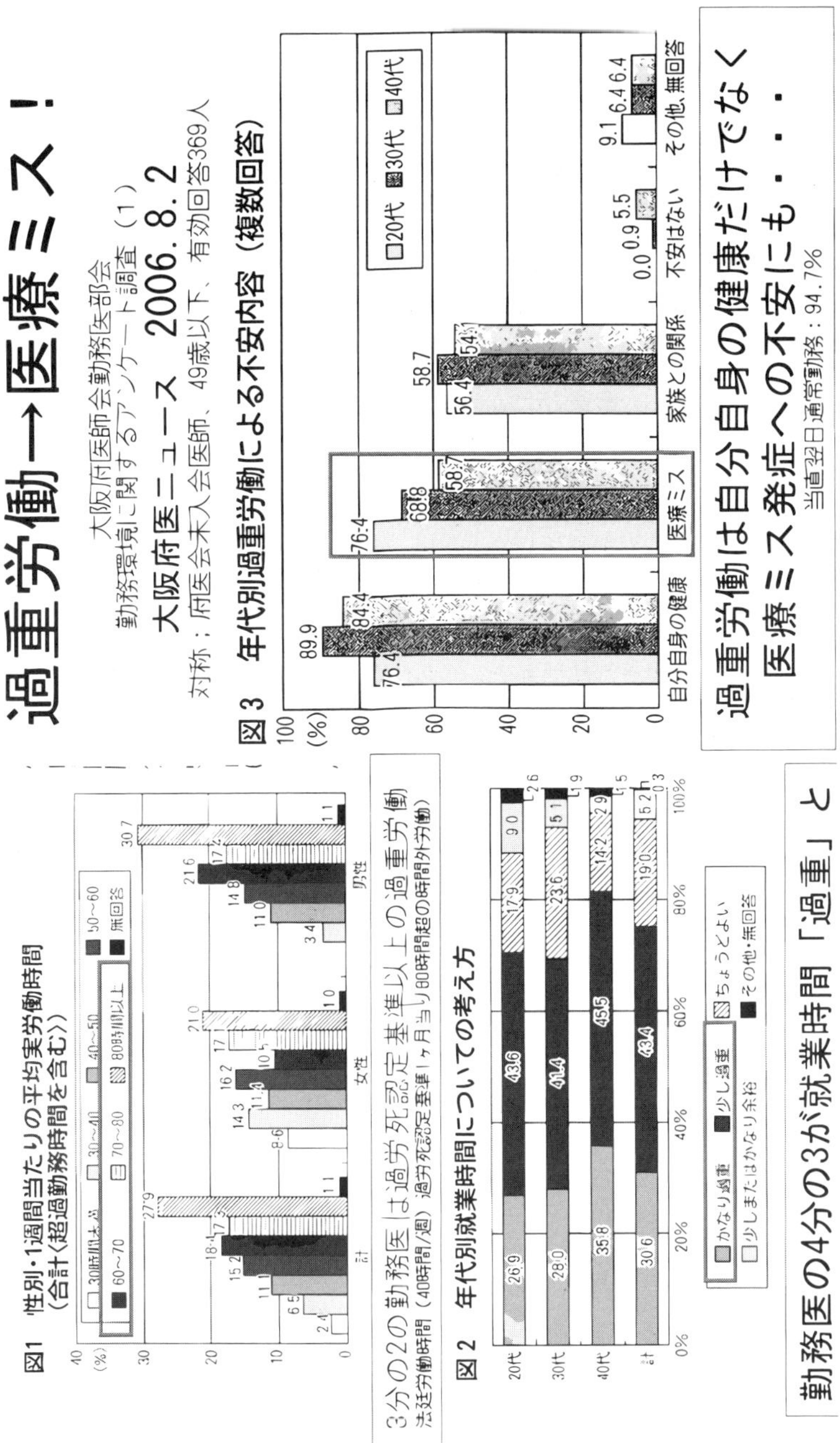
過重労働→医療ミス！
大阪府医師会勤務医部会
勤務環境に関するアンケート調査（1）
大阪府医ニュース　2006. 8. 2
対称：府医会未入会医師、49歳以下、有効回答369人
図3　年代別過重労働による不安内容（複数回答）
過重労働は自分自身の健康だけでなく
医療ミス発症への不安にも・・・
当直翌日通常勤務：94.7%
図1　性別・1週間当たりの平均実労働時間（合計〈超過勤務時間を含む〉）
3分の2の勤務医は過労死認定基準以上の過重労働
図2　年代別就業時間についての考え方
勤務医の4分の3が就業時間「過重」と

図 1-46　過重労働が医療ミスを引き起こす

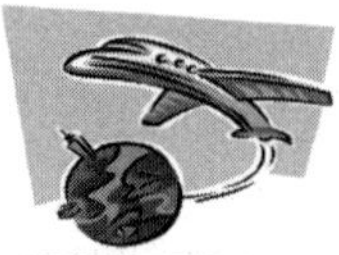

パイロットがみた医療界の不思議

「焦点、医療事故防止の視点を変えよう」

看護管理Vol,11 No6.2001　桑野偕紀：元日本航空（株）特別運航乗務員（機長）

パイロット勤務時間制限（乗務時間・勤務時間の基準）

●乗務にかかわる勤務基準＝85時間／月

●休養時間の規定

医師Q：パイロットはうらやましい、月に85時間働けばいいんですか？。

機長A：地上勤務も多少はありますが、基本的にはそういうことです。

機長Q：先生方はどんな勤務体制ですか？。

医師A：そのような体制は夢のようで、私達は当直明けにも、外来や手術がまっています。

機長A：えー、ほんとですか？。それじゃ医療ミスは起こって当然です。
人間の注意力を24時間高いレベルに保っておくことは不可能です。
先生、僕が手術を受けなくっちゃいけなくなった時には、一晩ゆっくり休んでからにしてください。

図 1-47　パイロットが驚く医師の過重労働

います。一番安全だったはずの原子力発電所でも事故が起きたわけですから、医療機関の安全対策はなおさら充実が必要なのです。

医療の３Ｎの検証がない

河野氏はさらに「医療の３Ｎ」として、お金がない、人が足りない、時間がない、さらに管理が不十分として４Ｎの問題の解決が必要と厳しい指摘をしていますが、私も心から同感です（図１‐49）。

アメリカで活躍している腫瘍内科医の上野直人さんは、「アメリカでは外来の抗がん剤の治療を安全に行うために、処方箋は医師に書かせない」と日本のガン関係の学会で講演しました。それは忙しい医師に処方箋を書かせると必ず間違えるからなのです。忙しいとはいってもアメリカの医師は日本の医師ほどではないはずです。日本はどんなに忙しくても若手で勉強する時間が取れなくても処方箋は医師が書かなければなりません。なぜこのような違いが日米で生まれたのか、それは、アメリカは多くの医療事故を分析した結果、「人は誰でも間違える」という結論にいたったからなのです（図1-50）。

ところが日本では竹やり精神型安全のままで、個人の責任は一所懸命追及しますが、医療事故の真の原因を分析しないまま放置しています。医療事故の大きな原因、現場の人手不足と長時間労働による疲

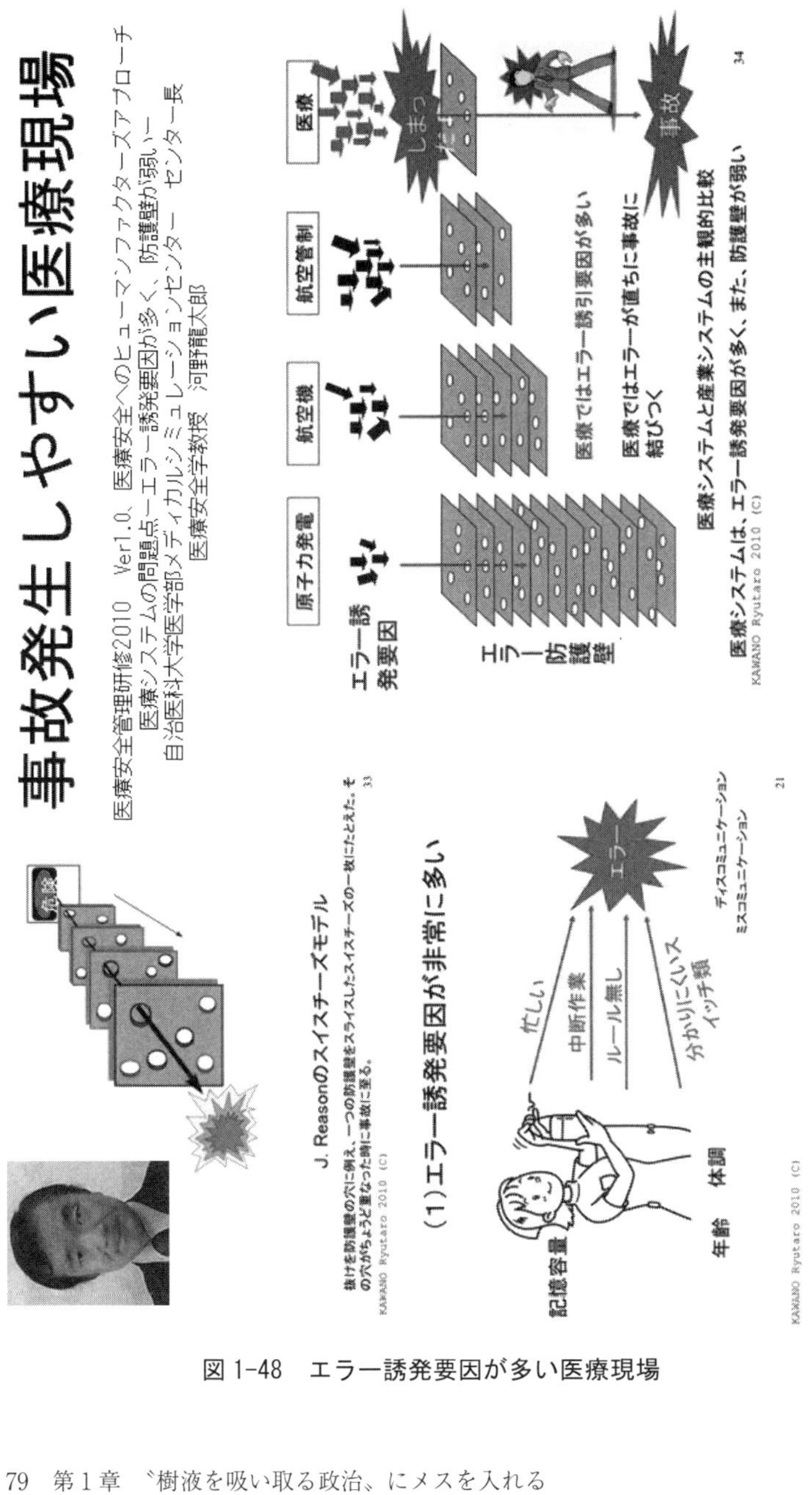

図1-48　エラー誘発要因が多い医療現場

医療安全管理研修2010Ver1.0、医療安全へのヒューマンファクターズアプローチ
医療システムの問題点ーエラー誘発要因が多く、防護壁が弱いー
自治医科大学医学部メディカルシミュレーションセンター　センター長　医療安全学教授　河野龍太郎

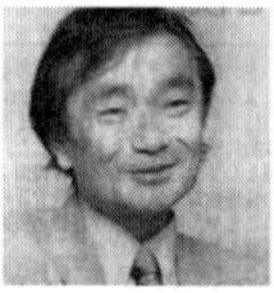

医療の3N

問題解決にはリソースが必要
現在の医療現場はリソースが非常に限られている

3Nの状態

1. お金がない　　（No Money）
2. 人が足りない　（No Manpower）
3. 時間がない　　（No Time）

＋管理が不十分　（No Management）

4Nの状態

KAWANO Ryutaro 2010 (C)

図 1-49　医療の４Ｎ

処方箋、医者には書かせない
忙しい医者が書くと必ず間違えるから

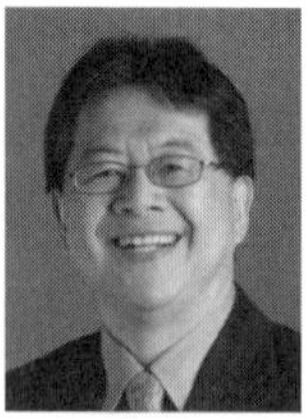

上野直人氏
Assistant Professor
M.D.Anderson Cancer
Center Houston,
Texas, USA
和歌山医大1989年卒

外来化学療法を安全に行うために
7th Breast Cancer UP-TO-DATE Meeting　2004. 3. 13
「求められる医療の実践にむけて」

米国では安全な外来化学療法を行うために「チーム医療」と「患者の権利」を医療スタッフが熟知しておくことさらに「患者教育」を重視している。

外来化学療法の場でも医師の仕事を分担できる薬剤師、看護師を養成して、医師の仕事を軽減、結果的に安全向上につなげている。抗がん剤投与も薬剤師が処方箋に記入し、医師が確認、投与前に再び看護師が確認と何重にもチェックを重ねるシステムで行っている。

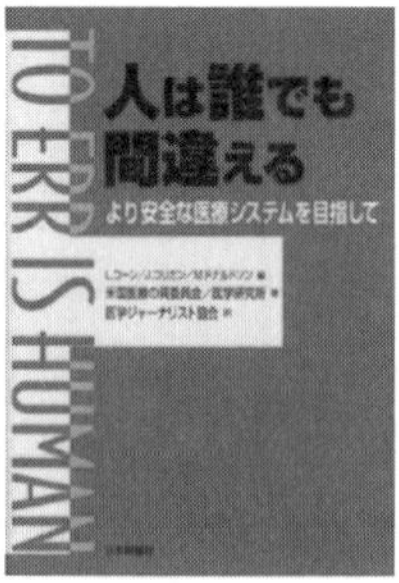

2000/10/31

図 1-50　人は誰でも間違える

労等を改善する頭がありません。アメリカの厚生長官が1週間見ただけでわかった脆弱な日本の医療体制を分析・改善しないで、医師不足なのに働き方改革は強行、病院は再編統合して新病院建設で儲かる人を喜ばせる、そして病院はその分の赤字を引きずって職員の労働環境はさらに悪化する、これが樹液を吸い取る日本の姿です。

続出する過労死・過労自殺

１９９９年、小児科の中原利郎先生が過労自死された哀しい事件が起きました。あまりにも忙しかった小児科の医師が自死したのは44歳。私と同い年でした。ちょうど私がなぜ勤務医がこれほどの長時間労働を強いられるのかと悩んでいるときに、この事件が起きたこともあり、私はとても他人事とは思えませんでした。

中原先生は「少子化と経営効率のはざまで」という文書を遺していました。病院側から「小児科はなんでもっと働かないのだ」という圧力を感じていたのです（図1-51）。現在でも病院では不採算部門と見られている小児科の診療報酬点数は、もともと低く抑制されて儲かるなど困難なのです。そこで「もっと働け」というプレッシャーを受けて、心の糸が切れたのだと思います。亡くなったご家族の訴えは、最終的には最高裁で和解が成立しました。

しかし、その後も医療関係者の労働環境は一向に良くなっていません。今でも同様の問題が続いています。２００３年には大学に学費を払いながらアルバイトに行く途中で交通事故で亡くなった「無給医」の死がありました（図1-52）。２０１７年には研修医の過労自殺、残業最多で月２５１時間でした。

看護師さんの過労死も続いています。２００１年に国立循環器病センターで25歳の方が（図1-53）、２００７年には東京都公的病院のオペ室の看護師さんが、２０１２年には北海道の看護師さんも……。

少子化と経営効率のはざまで

「週刊文春」誌に報じられた通り、都内の病院で小児科の廃止が相次いでいます。

私も佼成病院に奉職して12年が経過しましたが、この間、近隣病院小児科の縮小・廃止の話は聞きますが、中野・杉並を中心とする城西地域では新設・拡充の連絡は寡聞にして知りません。

もちろん一因として世界に類のない早さで進展するわが国の少子高齢化をあげる事ができます。小・中学校には空き教室が目立ち、都立高校の統廃合の計画も明らかになりつつあります。

しかし、小児科消滅の主因は、厚生省主導の医療費抑制政策による病院をとりまく経営環境の悪化と考えられます。生き残りをかけた病院は、経営効率の悪い小児科を切り捨てます。現行の診療報酬制度（出来高払い）では、基本的には薬は使えば使っただけ、検査は実施すればしただけ、診療報酬が上がり病院の収入となります。例えば大人の場合は、だいたい注射アンプル1本分が通常の投与量となります。しかし、体重も小さく代謝機構も未熟な小児では、個々の症例で年齢・体重を勘案しながら薬用量を決定し、その分量をアンプルから注射器につめかえて細かく・慎重な投与量を設定しなければなりません。

検査にしても協力が得にくい小児の場合には、

佼　成　病　院

図 1-51　中原医師の手記（中原のり子氏提供）

2003年　ある「無給医」の死

連日の徹夜勤務の末に・・　2019年6月4日 17時44分

https://www.google.com/amp/s/www3.nhk.or.jp/news/html/20190604/amp/k10011940271000.html

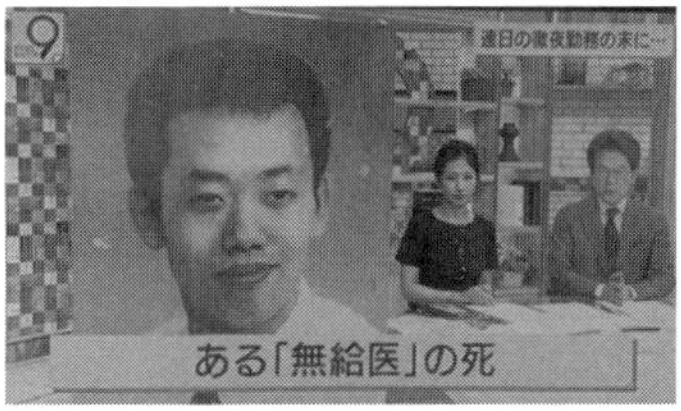

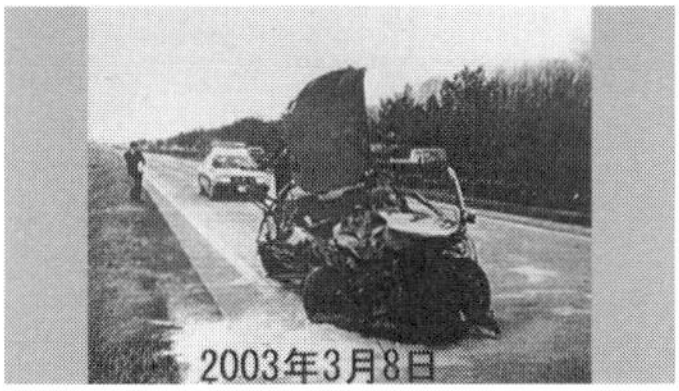

母の思い「医師も同じ人間」

亡くなった伴幸さんは、両親に負担をかけまいと、大学院の学費や生活費などを全て自分でまかなっていました。

別の病院でのアルバイトは、所属する大学病院が無給である以上、欠かせない生活の手段だったのです。

母親の三女子さんは「兄弟で自分だけ大学に行かせてもらって親には迷惑をかけられないと思っていたんじゃないかな」と振り返ります。

図 1-52　過労事故死された前田伴幸医師

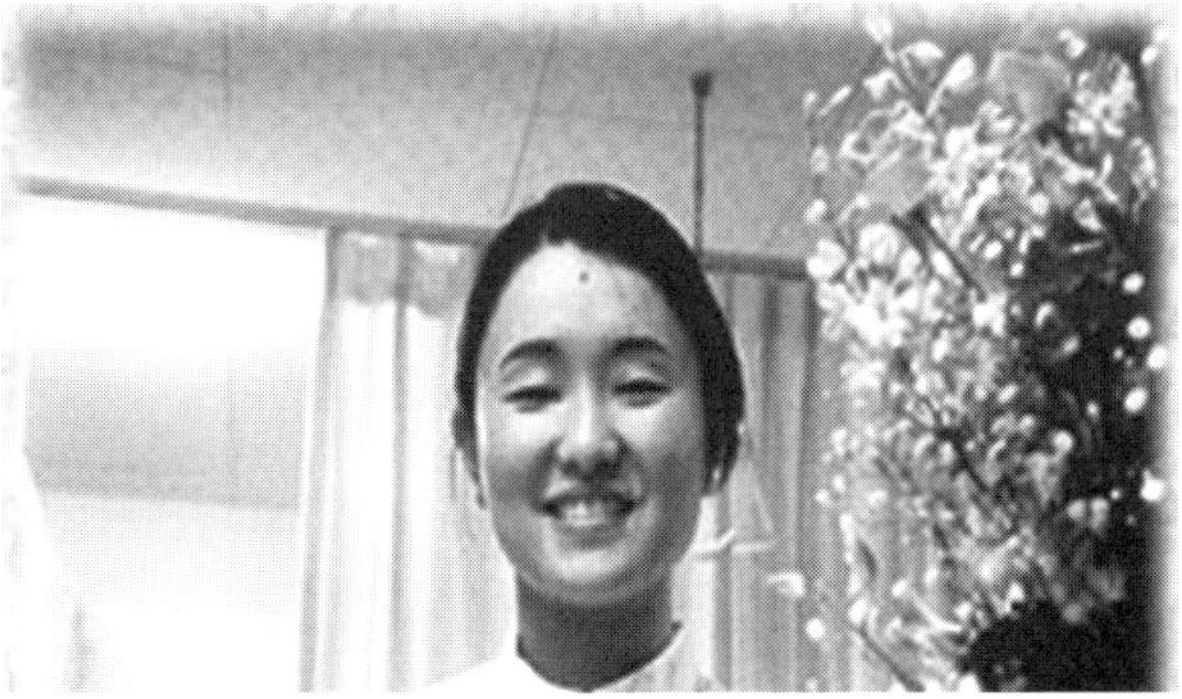

村上優子さん　　２５歳　　　Karoshi certification

循環器病センター・看護師

subarachnoid hemorrhage

２００１年２月１３日にクモ膜下出血で倒れ、懸命の治療が行われましたが、３月１０日死亡

2022.3.19　　中原のり子氏提供

図 1-53　クモ膜下出血で亡くなられた村上優子看護師

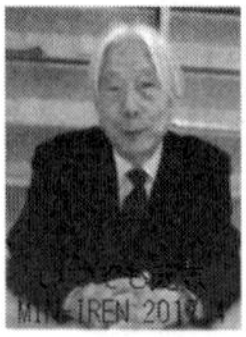

患者の権利宣言25周年記念集会
2009年10月31日
http://sites.google.com/site/kenri25/shinpo-tepu-okoshi-2
九州大学大学院法学研究院教授内田博文氏より改編

◎国策に奉仕する医療は、科学の名に値しない。
統治のための技術でしかない

◎国家からの独立性の保証なくして、
科学も専門家も存在し得ない

◎医療・医療提供者が国策に奉仕させられることは、
国民の命が国策に奉仕させられるということ

図 1-54　法学者の内田博文さんの問題提起

中原先生のパートナーだった中原のりこさんは、過労死遺族の方と力を合わせて２０１４年に過労死等防止対策推進法の成立を成し遂げました。しかし、いくら法律ができても、現場にそれを守れる人員が配置されなければ意味がないのです。日本には医療体制をきちんと構築する法律がないからです。

国策に命が奉仕される

私の尊敬する法学者で九州大学の内田博文先生は、２００９年の「患者の権利宣言25年集会」で「医療・医療提供者が国策に奉仕させられることは、国民の命が国策に奉仕させられるということ」と仰っています（図１-54）。

長年医療体制整備が必要と考えていた私は、心から同感できる指摘でした。２０２０年からの新型コロナ感染症の蔓延でも、救急車受け入れ不能や自宅療養・在宅死が頻発しました。ほとんど報道されませんでしたが、２０２３年１月に入って、一日の新型コロナ死者数は過去最多を更新していたのです。まさに新型コロナは、私たち医療提供者が医療費亡国論という国策に奉仕させら

日本の医療制度を検証する
ここを変えれば良くなる

1、「公的」医療・保健・福祉充実
　→　都立病院独法化、公立公的病院再編統合凍結機能充実

2、医師絶対数不足解決　（感染症・集中治療専門医不足）
　→　23年度医学部定員削減中止、専門医制度の在り方熟議必要

3、医師の働き方実現のために
　→　実効性あるタスクシフト　Physician Assistant導入

4、かかりつけ医制度徹底
　→　自宅待機・療養者ケア充実

5、医療機関経営安定化
　→　診療報酬点数増、高い薬価見直し

6、医学教育見直し
　→　臨床教育充実、メディカルスクール導入、国試複数回

7、医療基本法　患者の権利法制定
　→　一番大きな壁は、財政規律優先の国

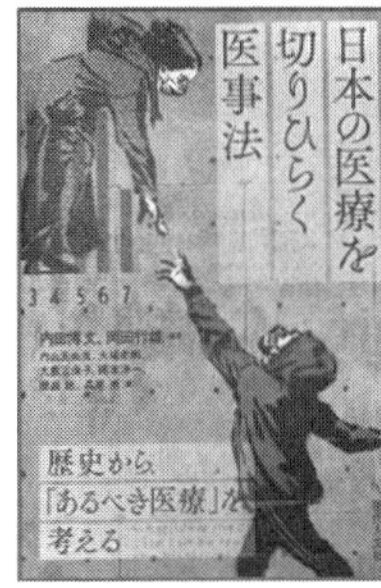

図1-55 『日本の医療を切りひらく医事法』より

れてきた結果、国民の命が国策に奉仕されたことを明らかにした出来事でした。しかし新型コロナ禍による医療崩壊の検証がしっかり行われないまま、24年4月から「医師の働き方改革」が強行されようとしています。医師の絶対数不足を改善せずに、全国で公立公的病院再編統合を行えば、次の新型感染症が到来した時に、日本の医療は、国民のいのちはどうなってしまうのでしょうか。

心から医療者も声をあげなくてはならないと思います。私はもう外科医を引退しましたが、医療現場の問題に気づいた以上、患者さんに質の高い安全な医療体制を目指して、声を上げ続けなければならないと考えています。

内田先生が編集された『日本の医療を切りひらく医事法　歴史から「あるべき医療」を考える』（現代人文社）では、日本は医療基本法と患者の権利法を制定すべきと提唱しています（図1-55）。日本の現実を把握された内容で私も賛成です。ヨーロッパですでにこの

ような法律を制定し、医師と患者との関係も改善し、医療事故の訴えが少なくなったそうです。国がきちんとした医療体制を作るようになったからです。

日本の医療体制を抜本的に改善するために、素晴らしい提言ですが、この本の最後に、日本政府がこういう法律を制定しないのは、法律をつくると医療に金を回さなくてはならなくなるため、財政規律優先の財務省が賛成しないのではとも指摘しています。法学者の皆さんも樹液を吸い取る政治を問題視しているのです。

財政規律優先で公立公的病院再編・統合は強行する一方で、ミサイルを買って防衛費は倍増、そして国民負担はさらに増加する政治で大丈夫ですか。医療基本法を制定するうえでも最大の壁は樹液を吸い取る政治なのです。

絶対にあきらめない

私は絶対にあきらめません。Don't EVER give up. という言葉がありますが、これはネバーギブアップよりも強い表現のようです。絶対あきらめないを意味する刺し絵（図1-56）では、赤い鳥に飲み込まれようとしているカエルが、飲み込まれないようにDon't EVER give upで鳥の首をしめています。私はこの絵を見てひらめきました。この赤い鳥は、日本で言えば「財政赤字強調お上トリ」、財務省トリです。そして「本田カエル」がこの首を一生懸命しめてしまいます。皆さんも、ぜひ一緒に首をしめてもらえないでしょうか。医療問題だけではなく年金、介護、教育、保育。シングルマザー、子ども食堂、貧困、格差。すべて日本に通底する問題はここにあるのです。

私は本当は国際線の飛行機のパイロットになりたかったのですが、医者になって体得できた倫理観が

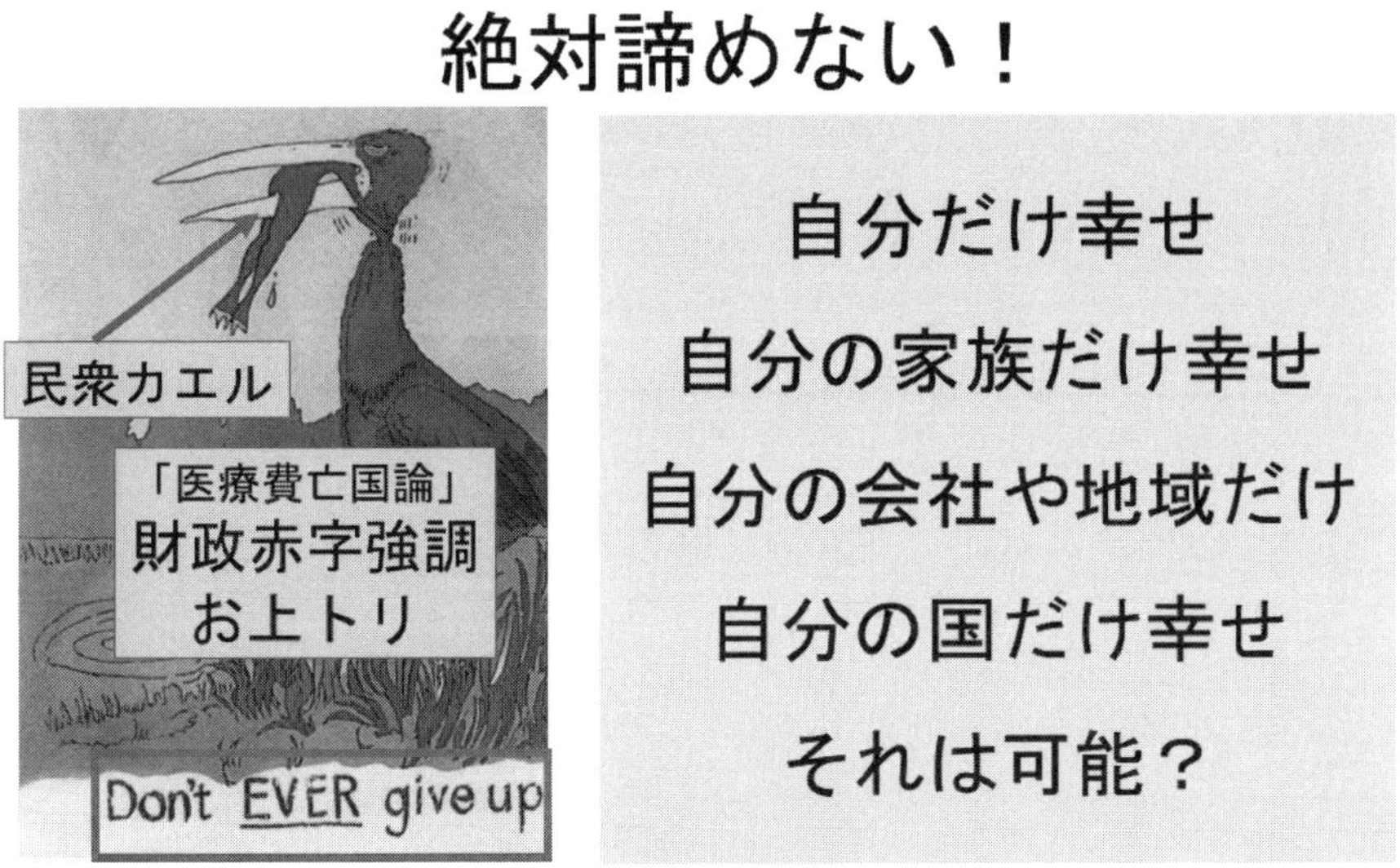
絶対諦めない！
民衆カエル
「医療費亡国論」
財政赤字強調
お上トリ
Don't EVER give up
自分だけ幸せ
自分の家族だけ幸せ
自分の会社や地域だけ
自分の国だけ幸せ
それは可能？
図 1-56　Don't EVER give up.

あります。それは「自分だけ、自分の家族だけ幸せ、自分の会社や地域だけ幸せ、自分の国だけ幸せ、それは可能ですか?」ということです。

36年間外科医として、がんをはじめとする多くの患者さんやご家族の苦しみ、悲しみに対峙してきました。まさに21世紀に生きる私たちも、２５００年前に仏陀が指摘したとされる人間の根源的な苦しみとされる四苦八苦の四苦「生老病死」から逃れられない存在であることを実感しました。

市場原理が席巻する、「今だけ金だけ自分だけ」の世の中ですが、人の幸せは決して金や名誉だけでは計れません。「自分だけ、自分の家族だけ……」は不可能なはずです。しかし日本の今の政治家や高級官僚、そして経済界の皆さんは、自分や自分の家族、身近な人々だけ良ければと思っていないでしょうか。皆さん、こんな国と社会をこのまま、子や孫の世代にバトンタッチするわけにはいかないのです。

第2章

日本の低投票率を診断する

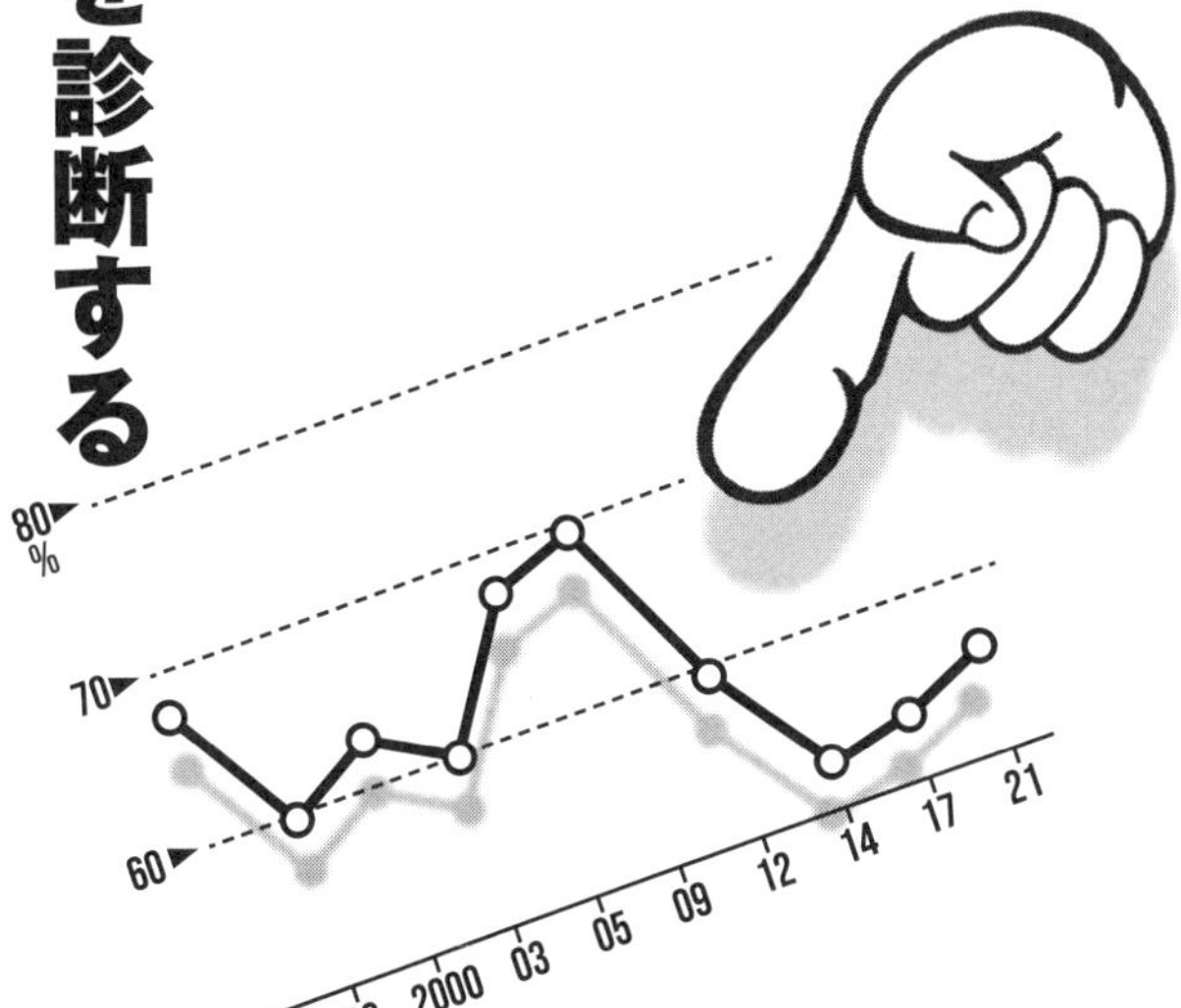

1　このままでは日本は消滅する

テスラ社ＣＥＯのイーロン・マスク氏が「日本は消滅する」と発言したことが紹介され、ミシガン大学のジェニファー・ロバートソン教授の「(日本の) 政治家は、なぜ女性 (そして多くの男性) が結婚しないのか、結婚しても子どもを持たないのか、その理由について無頓着なままだ」という解説が２０２２年5月の「ビジネスインサイダージャパン」に掲載されていました。

私も長年この問題は気になっていましたが、「日本は消滅する」という発言は大手メディアでは報道されず、ほとんどの人は知らないままです。日本の病院の問題を指摘したサリバン厚生長官、医師不足を指摘したＯＥＣＤ報告書、そしてイーロン・マスクの指摘、こうした危機感を日本人が知らないままでは当然、選挙の投票率も上がりません。

外科医と講演の二足のわらじの限界を感じて病院を辞めた２０１５年、初めて埼玉県知事選に立候補した候補者の応援演説をしました。もちろん医療体制整備を訴えた候補者でしたが、その時の選挙の投票率は26・6％で、応援した候補者は当選できませんでした。新型コロナ禍であれだけ国民生活が大変だったはずの２０２１年の総選挙も、その投票率は戦後3番目の低投票率で55・9％だったのです。一方、海外を見ると、福祉国家の北欧のアイスランド、スウェーデン、デンマークの投票率は85％を超えています。これでは、マスク氏が消滅すると心配するのも頷けます。ただ、かつて日本も投票率が高いときがありました。それは民主党が政権交代を果たした２００９年の総選挙で69・3％です (図2‐1)。樹液を吸い取る政治が続き、日本の選挙の投票率がなぜこんなに低いのか、どうしたら高くすることができるのか、それが私の話の肝です。

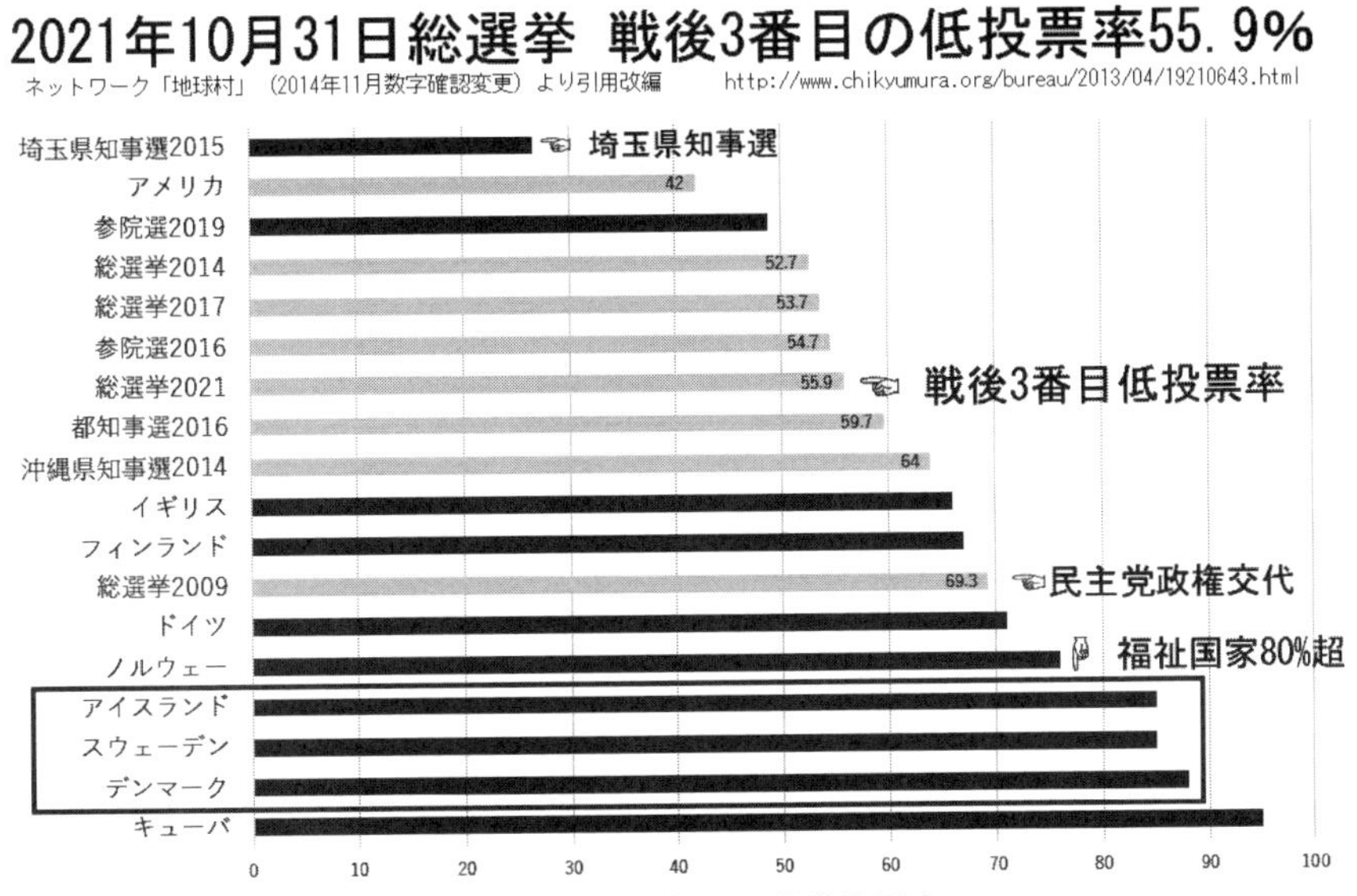

図 2-1　日本と各国の選挙投票率

デモへの好感度が低い日本

２０２１年４月の朝日新聞で、待鳥聡史京都大学教授が投票率向上を目指す時に考えなければならない重要な指摘をされています。国民の政治意識を探る質問では、「民主的に選ばれたリーダーの判断に従うべきだ」と考える人が日本にはすごく多いこと、「多数派の支持を受けたリーダーが決めていくことは当たり前じゃないか」と思っている人も多いということです。そして、「『デモで声をあげる市民団体』への好感度が低い」と思っていると指摘しているのです（図２-２）。これは大変深刻な問題です。私も外科医を引退後、６年ほど埼玉や全国の様々な市民団体に参加して活動していますが、街頭宣伝やデモをしている時に目の前を通る一般の市民や若い人を観察していると、私たちの活動を見る目が、必ずしも芳しくないことを感じていたからです。せっかく日本をより良くしたいと考えて行う市民運動です。訴えたい相手がどう受け取っているのか、国民性も十分

多数決で決めたことに従うべきだ？

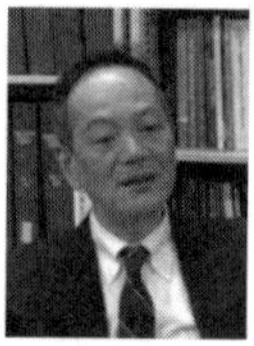

菅政権下、有権者の心から消えた論点　現状満足、でも…
京都大学教授・待鳥聡史さん

聞き手　植木映子、磯部佳孝　2021年4月28日 19時00分
菅政権下、有権者の心から消えた論点　現状満足、でも…：朝日新聞デジタル（asahi.com）

Q：政治意識を探る質問では、「民主的に選ばれたリーダーの判断に従うべきだ」「多数決で決めたことに従うべきだ」という意見が多数派でした。

A：「有権者は『多数派の支持をうけたリーダーが決めていくことは当たり前じゃないか』と思っているようです。オーソドックスな民主主義観が読み取れます。これは『デモで声をあげる市民団体』への好感度が低いこととつながっています。多数決を重んじる人々は、選挙の結果を重く見ます。その裏返しに、選挙以外の政治参加に対する評価が低く、デモを嫌う気持ちが強く出ているのではないでしょうか」

図 2-2　待鳥聡史京都大学教授のコメント

に考慮した活動が求められると痛感しています。

最近、恐ろしいデータを見つけました。2018年内閣府の「日本の若者意識の現状」という調査です（図2・3）。G7加盟国や韓国と比較し、「自国の政治に関心があるかどうか」は日本が最低、さらに「政策や制度は若者の意見を聴くべき」「社会における問題解決に関与したい」と思っているのも日本の若者が最低でした。

そのうえ「何をしようと個人の自由だ」と思っている人も、日本が最低。たしかに、こういった若者から見ると、デモや街宣をしている人をなにか迷惑だ、おかしな人たちと見ているのではないでしょうか。この調査は、ほかにも日本が一番低い項目がたくさんあります。「自分自身に満足」「自分に長所がある」「ボランティア活動への興味」「自国の社会に満足」も少ないのです。本当にいろんな意味で日本の若者がどうしてこのように考えるようになったのか、現在の社会に追いつめられているのではないか、しっかりと考える必要があると思います。

「政策や制度は若者の意見を聴くべき」最も低い

内閣府　日本の若者意識の現状～国際比較からみえてくるもの～
平成30（2018）年度に「我が国と諸外国の若者の意識に関する調査」等
https://www8.cao.go.jp/youth/whitepaper/r01honpen/s0_1.html

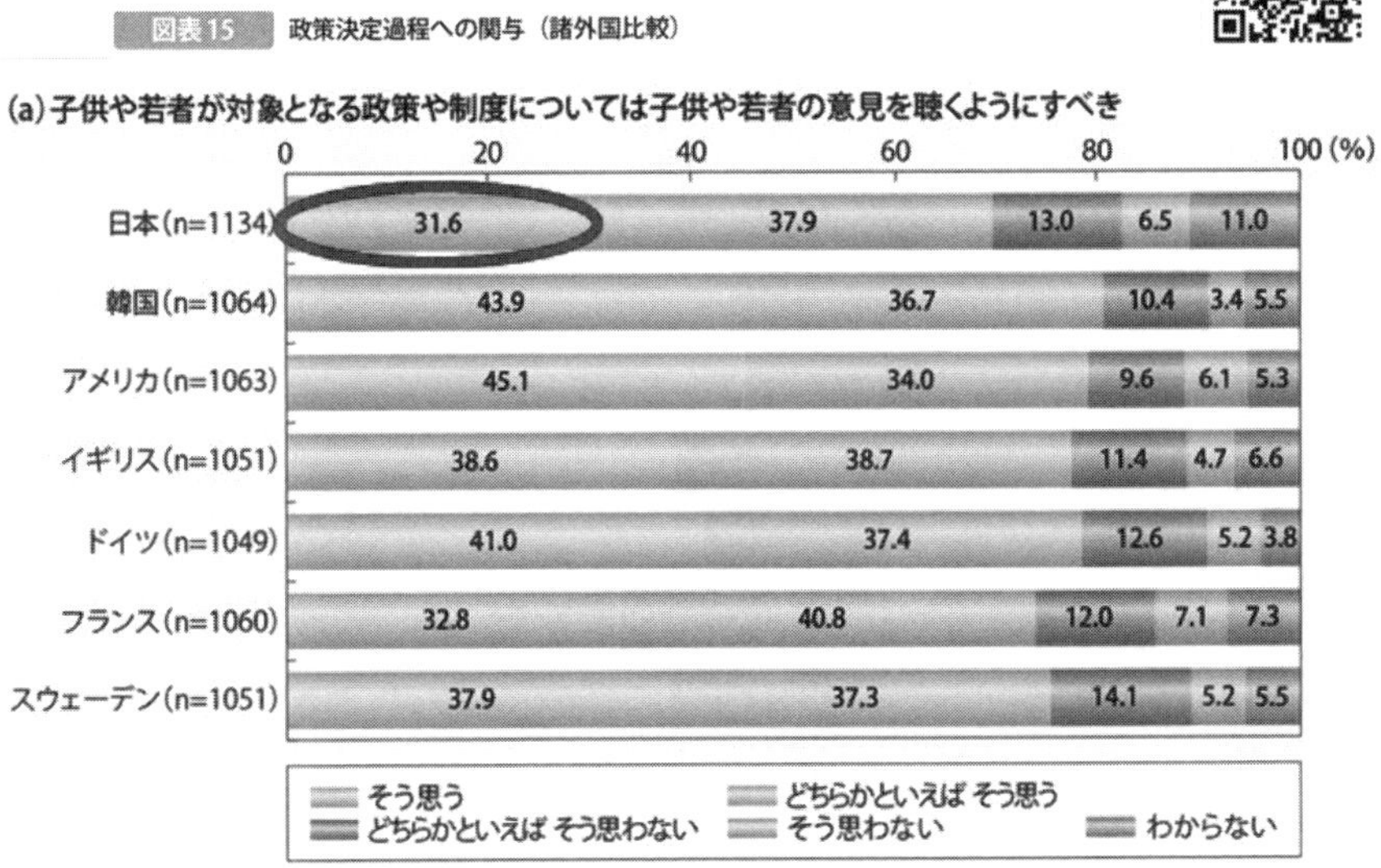

図 2-3　2018 年内閣府「日本の若者意識の現状」調査

そしてこうした傾向は、なにも若者だけではないということです。投票率が低いのは、若い人だけではないのですから。

３Ｓ政策

「３Ｓ政策」という言葉をご存じでしょうか。戦後アメリカが日本人をコントロールするために、３Ｓつまり「スクリーン（映画）、スポーツ、セックス」を日本国内で推奨して、政治に無関心な国民をつくったという見方です。たしかに、３Ｓは若者から年寄りまで、幅広い人の関心を集めてきたことは間違いありません。さらに現在はさらにＳが一つ加わりました。私は「４Ｓ」という造語を作ったのですが、３Ｓ＋スマホです（図２-４）。スマホから得られる自分の好みの情報しか見なくなった国民は、さらに情報獲得の場面で問題が生じている危険

「愚民政策」３S (Wikipedia)

Screen（スクリーン＝映画）

Sport（スポーツ＝プロスポーツ）

Sex（セックス＝性産業）

大衆の関心を政治に向けさせないようにする「愚民政策」との主張

第二次世界大戦後安岡正篤（まさひろ）は連合国軍占領下の日本での諸政策を批判するものとして使用

⇊

３S　＋　Smart Phone＝４Sに進化？

図 2-4　愚民政策すすめる４つのS

が高くなっているわけです。

実は今の若い人にも3S政策が効いていると考えさせられる、驚く経験をしました。現在の若い世代がどんなことに関心を持っているのかを知ろうと、東京ドームに行ってみたのです。若者に超人気でなかなかチケットが手に入らないという、有名ミュージシャンのコンサートで、東京ドームは5万人の観客で超満員でした。1人1万円程度の入場料で、5万人ですから1回で5億円のコンサートです。演奏が始まると、2時間以上みんな総立ちで歌い、手を振り続けます、恐ろしいほどの熱気とパワーでした。おそらくその日の東京ドーム5万人の中で、ずっと座って聞いていたのは私一人だけだったと思います。この熱気とさきほどの内閣府の「政治に対する関心の低さ」の調査結果。この状況がなぜ生じているのか考えないと、投票率は上がらないし、若者が安心して暮らせる社会にならないと思いました。

あきらめが肝心

なぜ医師不足か、ということを考え続けてきた活動を通して、私が痛感したのは、「あきらめが肝心」ということです。なぜ「あきらめが肝心」と考えるかというと、好きなミュージシャンのコンサートに行く人に、「若い人が政治に関心を持たないと、将来暮らしやすい社会にならないよ」と言っても、「北朝鮮からミサイルは飛んできているし、ウクライナを見れば軍事費は増やすしかない」というリアクションが来る可能性が高いからです。これは我々大人も責任を感じなければいけません。だって政治家が何をやっても罪に問われない、どんどん生活が厳しくなる、まさにマスク氏に「日本は消滅する」と心配させる社会をつくってきたのは我々なのです。若者をあきらめさせる社会をつくったのは私たちなのです。

なぜ投票率が低いのか、それをしっかり考えないと、投票率は上がりません。デモやスタンディングで繰り返し訴えていれば、相手はわかってくれるということは、少しきつい言い方ですが、甘いのではないでしょうか。

私がこう考える理由は、36年間外科医として働いて、「正しい診断をしないと正しい治療ができない」ことを体感してきたからです。患者さんに最適の治療をするためには正しい診断が前提条件です。そういう意味で日本社会を良くする、投票率を上げるためには、日本の現状をきちんと分析しなければならないのです。

洞窟の影絵ではなく真実の世界を見る

２０１８年にノーベル賞を受賞された、本庶佑先生が非常に興味深いことをおっしゃっていました。「超有名な科学誌に出ている論文の9割がうそ」で、「論文は簡単に信じちゃいけない、自分の目で確信できるまでやるべきだ」と。驚きました、これはノーベル賞受賞者でないと言えない発言ですね。一方で、ほとんどの日本人は超有名な科学誌に出ていることはもちろん、国の諮問機関、新聞報道やテレビのコメンテーターはうそをつかない、正しいことを言っていると信じていると思います。実は本庶先生

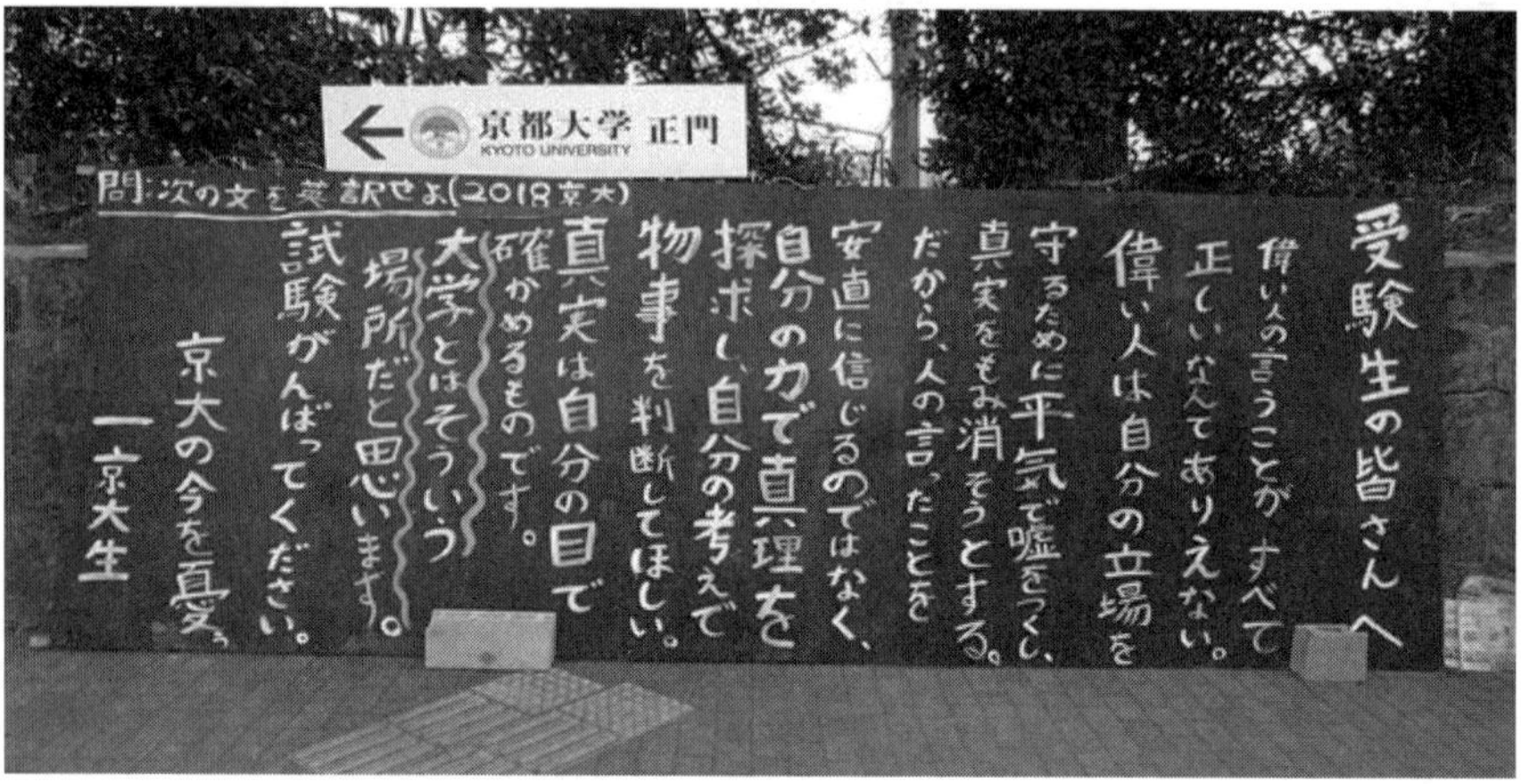

図 2-5　偉い人は平気でうそをつく ?!

の後輩である京都大学の学生さんが2018年の受験シーズンの時に、同じような内容を立て看板に書いていました（図2-5）。

　受験生の皆さんへ　偉い人の言うことがすべて正しいなんてありえない。偉い人は自分の立場を守るために、平気で嘘をつくし、真実をもみ消そうとする。だから、人の言ったことを安直に信じるのではなく、自分の力で真理を探究し、自分の力で物事を判断してほしい。真実は自分の目で確かめるものです。大学とはそういう場所だと思います。

この立て看板はたまたまSNSにアップされていたので発見したのですが、さすが本庶先生の後輩だと思います。20年以上医師不足の問題を訴えてきた私も全く同感でした。ただ、この立て看には後日談があります。京都大学ではこの後、大学の方針で全ての立て看板が撤去されました。そして立て看板が立てられなくなって、しばらくして起きたのは「学術会議任命拒否問題」*でした。これも日本の現実です。

このような活動を通じて痛感するのですが、私が医学部時代に学んだのは解剖などの基礎や臨床医学が中心で、残念ながら哲学や歴史、経済、宗教などは本当に不勉強でした。まさにリベラルアーツが不足していたのです。最近遅ればせながら哲学を勉強していますが、プラトンの『国家』で「洞窟の影絵」の話を見つけました。

洞窟の奥に手足を縛られて閉じ込められている人たちは洞窟の奥に映し出された影絵を常に見せられて、それを信じて疑わない。本当の世界を知らない、見えない状態だということを、なんと2400年前の古代ギリシャ時代にソクラテスが言っていたのです。この影絵こそ今の社会で言えば、テレビや新聞などのメディア、そしてSNSではないでしょうか。今も昔も影絵を映している人たちは、何らかのメリットを得ているに違いありません。そしてこの真理を知らなければ、昔も今も、人間は簡単に情報を操作されるということです。それでは、洞窟の影絵ではない外の世界の真実を、私たちはどうやったら見ることができるのでしょうか。医師不足や医療費抑制政策、樹液を吸い取る政治に関しては、一生懸命に講演活動などを通して訴え続けているわけです。テレビや新聞からお声がかからなくなったのは痛いですが、諦めずにあらゆる機会を捉えて、情報を発信したいと思っています。

＊日本学術会議会員の任命問題　2020年9月、菅義偉首相（当時）は、日本学術会議の新会員候補として同会議が推薦した候補者105人のうち6人を除外して任命する異例の決定をしました。除外されたのは芦名定道・京都大教授（宗教学）、宇野重規・東京大教授（政治思想史）、岡田正則・早稲田大教授（行政法学）、小沢隆一・東京慈恵会医科大教授（憲法学）、加藤陽子・東京大学教授（歴史学）、松宮孝明・立命館大教授（刑事法学）。任命されなかった6人は安全保障関連法や共謀罪（改正組織犯罪処罰法）に反対の立場をとった学者たちとされており、学問の自由への政治介入との批判の声があがりました。

2　日本の歴史から振り返る

なぜ日本はこうなってしまったのか、投票率が低くなってしまったのか、その原因を明らかにするために、３つのポイントで考えてみたいと思います。

まずは日本の歴史です。作家の故半藤一利さんは、「人間の眼は、歴史を学ぶことではじめて開くものである」とおっしゃっていましたが、明治維新を含めた日本の歴史は、勝者に都合が良いものになってこなかったか。次に日本人の国民性です。先ほど述べたように、選挙で勝った人が政治をすればいいんだと思うような国民性はどうしてなのか。そういう国民性は教育に影響を受けていないのか。教育の影響力は甚大です。生まれた時には右も左もわからないわけですから。日本の教育に見直すべき部分はないのでしょうか。

醜悪で欺瞞の明治維新

八丈島に講演で訪れたときに、歴史に詳しいジャーナリストから蜷川新さんの『維新正観　秘められた日本史・明治篇』（ＰＰ選書）という本を紹介いただきました。蜷川さんは明治時代の法学者で、外交官、同志社・駒澤大学教授、日本赤十字社顧問などとして活躍された方ですが、戦後にようやく『維新正観』を出版することができました。戦前にはこの本はとても世に問うことができない内容だったのです。「維新の名は美しく世人には響くけれども、極めて醜悪だったと。欺瞞の歴史である。尊王攘夷の旗の下、幕府の開国政策に無謀な異議を唱え、孝明天皇の毒殺をはじめ……」と、今の日本の教科書にはとても掲載できないことが書いてあります。明治維新の歴史にご興味をお持ちの方がある方はぜひお手にとってください。この本を読んで私が感じたのは、歴史認識が誤ったままでは、今の日本社会の問題の深層が見えてこないということです。歴史のボタンの最初をかけちがえたままで、現在のボタンを合わそうとしても合わないのは当たり前なのです。

皇室崇拝は「仮面」、皇太子は「操り人形」

渡辺浩さんの『明治革命・性・文明』（東京大学出版会）も非常に刺激的でお薦めです。明治維新になって明治政府の要人は海外に行って無宗教であることを馬鹿にされる、無宗教はいけないと考えました。伊藤博文は海外に行って宗教がなくて馬鹿にされるのだったら、皇室をキリスト教の代わりにしようと考え、神としての天皇制を徹底強化するようになりました。しっかり宗旨を人心に入れれば、兵士も死を恐れずに国のために戦う、宗教を信じていないと、国民は国のために死んでくれないと考えたのだと。この考え方は明治以前、荻生徂徠のころからのようですが、いかにして人々を従わせるか、命令の権威・神秘化による畏服について、薩長の皆さんは考えていたのだと思います。「宗教の役割は愚民を使役する権謀と仮面であって……」、ここに愚民と戦後の3Sを彷彿とさせる表現が出てきますが、これらも宗教の役割と考えられてきた。明治以降、日本人はずっとそういう教育を受けてきたわけです。

振り返ってみれば、古事記や日本書紀、仏教も統治の神格化、権威付けのためで、たしかにそういう側面は否定できないと思います。明治新政府は太陽の女神に関する神話、近代国民国家の統治権の根拠として、江戸時代まではずっと関西に存在していた皇室を、強制的に東京に移動（拉致？）させて、現在に至っているわけです。

ここで、私の疑問に明確に答えてくれるエルヴィン・フォン・ベルツというドイツ人医師を紹介します。ベルツは皇室崇拝は「仮面」、皇太子は「操り人形」と日記に書いています。

一昨日、有栖川宮廷で東宮成婚に関して、またもや会議、その席上、伊藤の大胆な放言には自分も驚かされた。半ば有栖川の方をむいて、伊藤いわく「皇太子に生まれるのは、まったく不運なことだ。生まれるが早いか、至るところで礼式の鎖にしばられ、大きくなれば、側近者の吹く笛に踊らされねばならない」と。そういいながら伊藤は、操り人形を糸で踊らせるような身振りをして見せたのである。

「操り人形」、実は私には戦後の皇室も、この状況が変わらないと見えて、本当にお気の毒に感じています。

そして日本の初代文部大臣となり戦前の教育制度を確立させたとされる薩摩出身の森有礼も、「神道の中心思想は死者に対する敬虔な崇拝である。日本の現絶対主義的政権を維持させるために政府が巧みにこれを政治的に利用したことは、実に正当であったと考えるが、日本の初期における歴史記録とされている書物は信頼に値するとは到底言えない」と語っていました。

（アーネスト・サトウ『神道論』平凡社）

実は森有礼は神道を政府が巧みに利用したと指摘していましたが、皇室は奈良から江戸時代までだいたい1100年くらいは、いわゆる神仏習合で、京都には長く皇室の菩提寺だった泉湧寺が現存、境内には幕末の孝明天皇までのお墓があり、「日本の宗教の主催者」といっても、実際に神道の主催者になったのは明治維新以降です（古川隆久『建国神話の社会史　史実と虚偽の境界』中央公論新社）。

「一世一元」と「靖国神社」も維新以降の話で、テレビで報じられる「お田植え」の行事は昭和天皇から始まり、「ご養蚕」は明治から生糸生産を進める殖産興業策として行われています（小島毅『天皇と儒教思想　伝説はいかに創られたのか』光文社新書）。そして新年に必ずといっていいほど明治神宮の初詣の様子が放送されますが、明治神宮は明治天皇が亡くなった後の大正７年（１９２０年）に創建された施設です。

教育勅語でマインドコントロール

明治政府が天皇中心の政権を維持するために、皇室崇拝を徹底させるためにつくられたのが教育勅語でした。各学校に天皇の御真影を置いて最敬礼させる。学校教育は代理宗教・国教の役割ということで、国民をしっかりとマインドコントロール下に置いた。ただし、この体制も第二次世界大戦で破綻を迎えるわけです。私は昭和天皇に戦争責任がないとは思いませんが、このような構図を熟慮すれば天皇の責任だけを問うのはフェアなのだろうかと思います。学術会議委員を外された加藤陽子さんの『それでも、日本人は「戦争」を選んだ』（新潮社）に、天皇は日米開戦に疑念を持っていたこと、開戦を決断した東条英機首相は他力本願の極致だったということが書いてあります。天皇中心の軍人を日本は育ててしまった。そして、第二次世界大戦で筆舌に尽くしがたい塗炭の苦しみを味わうことになったのです。

甘い情報分析と遅い基本方針転換

当時の日本人が世界最強と誇った戦艦大和は戦わずして、あっという間に海の藻屑となってしまいました。「大艦巨砲主義」は、甘い情報分析と遅い基本方針転換のあだ花でした。さまざまな情報を冷静に分析すれば、アメリカと戦争をすること自体が過った判断だということはわかっていたはずでした。

はたして今の日本政府もミサイル防衛、敵地攻撃能力などの安全保障分野で、冷静な客観的な状況分析ができているのか、おおいに心配になります。

戦艦大和の最後に、臼淵大尉が次の文章を書き残していました。

進歩ノナイ者……マサニ本望ジャナイカ。

あえなく沈没した大和の艦上で、将来日本は必ず良い国になってくれるだろうと信じて亡くなった人物がいたのです。はたして臼淵大尉の思いに応えて、今の日本は進歩したでしょうか。「本望ジャナイカ」と亡くなった人の気持ちを活かした政治が行われているでしょうか。非常に疑問です。

実は、昭和天皇も東条英機も、敗戦後に日本の教育の問題に気づいていたようです。昭和天皇は敗因について現在の上皇に、「我が国人があまりに皇国を信じ過ぎて、英米をあなどったこと」と書いていました。

一方東条英機も大森拘禁所の中で、「アメリカの民主主義に対して考えが甘かった。アメリカの憲兵は教育レベルも高い、民主主義の重要性」を指摘し、日本の教育について疑問を呈していたのです（古川隆久『建国神話の社会史　史実と虚偽の境界』、233頁）。

当時日本のトップにいた二人が、ここまで教育について問題意識を持っていたのに、、戦後の教育特に近年の右傾化はどうなのでしょう。また昔に逆戻りするのではと私は心配しています。これもやはり低い投票率が影響しているのではないでしょうか。

国体が菊から星条旗に？

日本は敗戦後アメリカに占領され、明治維新政府による統治のための天皇制に代わってアメリカに従属することになり、ソ連や中国の台頭でアメリカの敵となった共産主義、共産主義の敵は日本の味方で、中立は認めない、という現体制まで続く流れができ上がったのです。

敗戦後の日本に関しては、貴志謙介さんの『戦後ゼロ年　東京ブラックホール』（ＮＨＫ出版）が目から鱗で絶賛推薦です。

今後の日本は米国の庇護と支持がないかぎり絶対にたち行かないことは子供でもわかりきっている。

（中略）

過去の国家主義者の中から反米主義者が出現することは断じてないのである。むしろ、かつての国家主義者、すなわち、天皇と国家にあくまで忠実であった者の中からこそ、真の親米派は生まれることを自分は確信するものである。

児玉が愛されるために努力したとすれば、それは民衆からでなく、アメリカからであろう。児玉は、戦後は、天皇主義者ではないとはっきり宣言している。

天皇に代わる新しい支配者アメリカの国家戦略に従い、「反共」を旗印に右翼と暴力団に号令する。労働者のデモをつぶす。保守政界のフィクサーとして対米依存の推進に協力する。

アメリカの国策に密着しつつ、右翼のドンは戦後を生きのびた。

機密文書からも明らかなように、ＣＩＡは、占領末期に旧軍人とは距離を置き、秘密工作のやりかたをがらりと変えている。保守政党の大物政治家や、マスコミの実力者を援助する作戦に切り替えたのである。

追放されていた緒方竹虎、元戦犯容疑者である岸信介や賀屋興宣、読売新聞の正力松太郎などがCIAの〝投資〟のターゲットにされた。

アメリカの国務省の文書、「ニューヨーク・タイムズ」の記事、機密文書の調査に当たったマイケル・シャラーの証言などが明らかにしたのは、岸を首相にするためにアメリカ政府とCIAが工作したこと、自民党が政治資金としてCIAから多額の援助を受けたことである。

（貴志謙介『戦後ゼロ年　東京ブラックホール』、302頁）

児玉は上海で調達工作をした際、手に入れたトラック2台分の金、プラチナ、ダイヤモンド、ラジウムを隠しておき、A級戦犯として巣鴨プリズンに入る前にヤミ市で売り払い、利益を自由党の創立資金に回した。

自由党の党首は、のちに公職追放された鳩山一郎。自民党のルーツとなった保守政党だ。児玉は自由党に金を渡して政界の「キングメーカー」になった。これは児玉自身がみずから吹聴している事実である。CIA文書もこのことに触れている。（中略）

さらに児玉は保守党だけでなく、右翼や反共団体にも資金をばらまいた。

児玉は、金、プラチナ、ダイヤモンド、ラジウムといった財宝を隠匿しておき、その財宝を使って、第二次世界大戦以来、数多くの右翼および反共産主義グループを支援することができたのだ。

（前掲書、231頁）

アイゼンハワー大統領を日本に迎えるために、アイク歓迎実行委員会をはじめ、様々な画策もなされています。日本の右翼はアメリカに愛される存在になろうと心に決めました。自民党のアメリカの依存が強まり、これが今も見直しができない日米地位協定や辺野古基地埋め立て、南西諸島の軍事化へとつながっているのです。

私が皇室の方を気の毒に思う理由の一つに、三笠宮崇仁さんが亡くなった時、毎日新聞に掲載された「不自然きわまる皇室制度、格子なき牢獄から解放された」の一文があります（毎日新聞２０１６年10月27日「三笠宮さまご逝去　平和願い歴史探究　最後の皇族将校」）。様々な見方はあるでしょうが、私はこの内容にかなり同意します。それは時の為政者に逆らったらどうなるか、孝明天皇が暗殺された可能性は、きっと皇室の中で語り継がれていたに違いないからです。下手に時の権力者に逆らったら、どういう処分をされるか。明治まで関西にいた皇室が東京に強制的に移された当時、明治天皇はまだ15、６歳です。偽造した「錦の御旗」を利用しクーデターで徳川を倒した薩長を中心とする明治政府の要人に逆らえるわけがなかったと私は見ています。「格子なき牢獄」。私は非常に重い言葉だと思います。

戦後数年でＧＨＱがとった逆コースによるレッド・パージで日本国内を反共主義が席巻し、報道界の「赤色分子」が解雇されました。孫崎享さんの『朝鮮戦争の正体　なぜ戦争協力の全貌は隠されたのか』（祥伝社）によれば、その当時、公職追放で朝日新聞72人、毎日49人、読売34人、日経10人、東京８人、日本放送協会１０４人、時事16人、共同33人が解雇されています。この強烈な負の記憶が日本のメディアに残っているはずです。無邪気に「社会の木鐸」を期待していた私は甘かったと反省しています。赤色分子解雇に至ったアンチ共産主義、その敵は味方ですから、最近大きな話題となった反共をとなえる宗教団体と自民党政治との不思議なつながりも納得できる話だと思います。

戦前の国体は菊ではなく大英帝国だったのでは

白井聡さんも『国体論　菊と星条旗』（集英社新書）で、戦後国体の頂点は菊＝天皇から星条旗＝アメリカへと変わったとしています。ただ、私の見方は少し違います。戦前の菊も実は形だけだったのではということです。先に述べたように政治が統治をスムーズに行うために、菊を利用しただけ、戦前は今のアメリカの代わりがイギリス大英帝国だったと思います。イギリスは戊辰戦争前から薩長などの討幕派を、維新以降は日露戦争まで薩長・明治政府を応援していました。

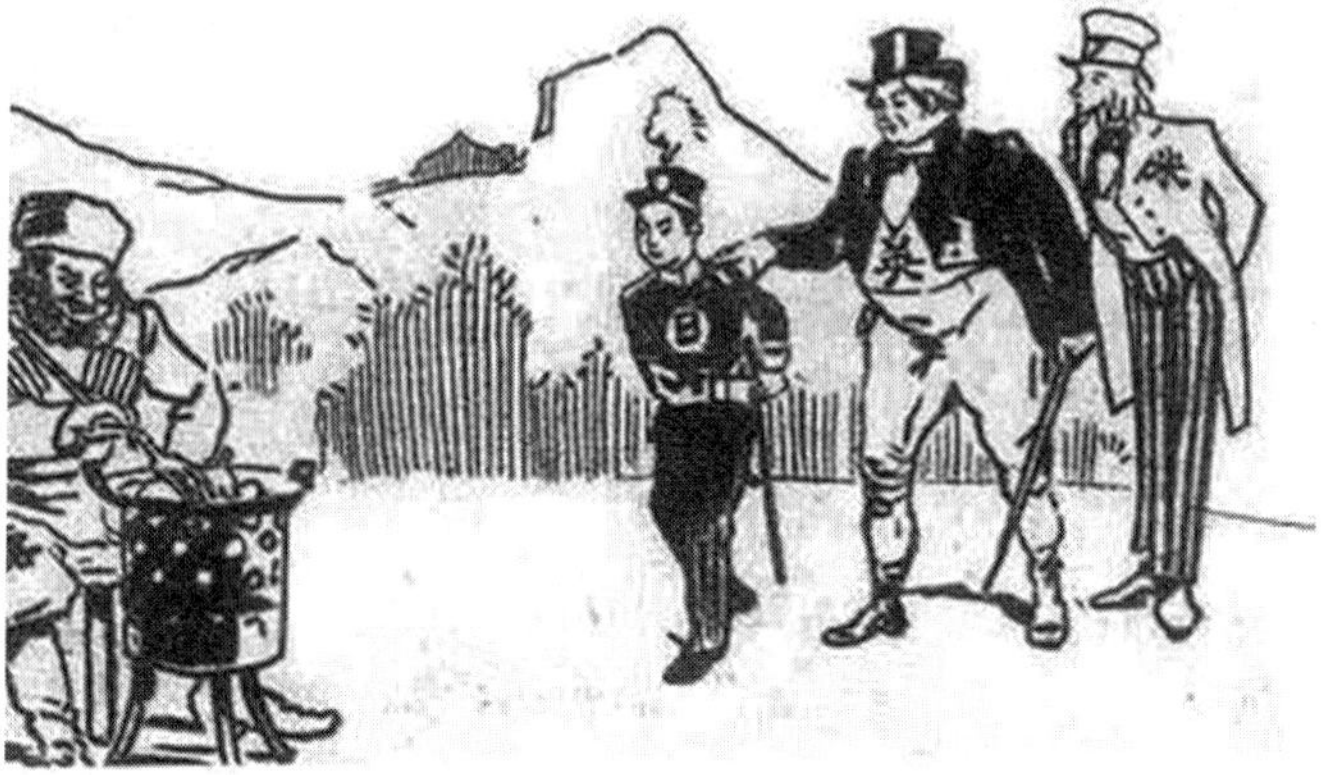

図 2-6　日露戦争の風刺画

明治維新を欧米の植民地化から志士たちが日本を救った革命のように思っている人がいますが、明治維新の「維新」は英語でレストレーション、王政復古を意味します。海外から見れば明治維新は王政復古で革命ではありません。ここはきちんと認識しておく必要があります。徳川をクーデターで倒した薩長の後ろ盾がアヘンマネーで巨利を得ていた英国でした。明治の藩閥財閥政治による絶対中央集権となって以降も、英国は日本を支援し、世界ではじめて日本と軍事同盟（日英軍事同盟）を結びました。イギリスが日本を利用して米国と協調して、ロシアの南下政策を阻止したのが日露戦争だったのです（図２-６）。当然のように明治政府のお手本は大英帝国となり、大日本帝国を目指すことになったと私は見ています。錦の御旗で徳川を倒した背景にいたのは大英帝国。しかし、第二次世界大戦で敗北をした当時、すでにイギリスは国力が低下、アメリカが世界の覇権を握っていました。

そしてアメリカのマッカーサーに占領されて棚ぼたで民主主義が与えられた一方で、強烈な反共主義へ。先にも触れましたが、これが現在問題となっているカルト宗教との関連にまでつながる流れと思います。国民が自分では獲得していない、「棚ぼた民主主義」が今の政治にも大きな影を投げかけています。

戦後も変わらない中央集権

ＧＨＱは財閥が日本の戦争の原動力となったとみなして、財閥解体を目指しましたが、朝鮮戦争の勃発で解体はなされませんでした。日本の統治を優先して官僚制度も解体を免れ、今も政官財のトライアングルによる強固な中央集権体制が続いています。戦後大きく変わったのは日英同盟の代わりとなった日米安保条約ですが、イギリスがアメリカに変わっただけで、クレプトクラシー（収奪・盗賊政治）が今も続いています。これが私が「あきらめた」明治以来変わらない樹液を吸い取る政治です日本をこう「あきらめ」れば、ミサイル発射やウクライナ戦争を機に防衛費を倍増すれば、日露戦争と同じ構図で、日本が矢面に立って中国の脅威と戦うしかない流れになっていると思えます。昔、中曽根康弘さんが「不沈空母*」と発言していたようですが、南西諸島はじめ、本当に不沈空母化しつつあるというのが、日本の状況ではないかなと思います。

＊不沈空母発言　１９８３年1月、ワシントン・ポストのインタビューで、中曽根康弘首相（当時）が日本列島を空

母に見立てて津軽海峡を封鎖しソ連の進出を防ぐ趣旨の「不沈空母」発言をしたとする旨が報じられました。日本政府は同行記者団にこの発言を紹介していなかったため、記者団が政府側に確認を求め、専守防衛からの逸脱であるとして議論を呼ぶ騒動となりました。この「不沈空母」発言は、中曽根氏は発言後に、日本語で「大きな船」と述べたのを通訳が過大な言葉に訳していたとその趣旨の説明をしていましたが、２０１７年1月12日に日本の外務省が公開した外交文書では、中曽根氏がこのインタビュー内でたしかに日本列島について「不沈空母のように強力に防衛する」と述べていたことが記録されていたのです。

3 だまされやすい国民性

騙された国民にも責任がある

明治維新から敗戦まではともかく、21世紀になって20年以上が経過した現在も、勝者が書いた歴史がまかり通っている現状は厳しいですが、私が第2番目に悩ましい問題と考えているいるのは、日本人の国民性です。この点を如実に指摘したのが伊丹十三さんのお父さん伊丹万作さんでした。早くも敗戦後の翌年に、「私たちはどうして時の政権にやすやすと騙されるのか」と戦争責任の問題を問うています。「多くの人が、今度の戦争でだまされていたという。自分がだましたのだという人は一人もいない」という話です。私がこの文章で一番気になったのはこの部分です。

「だまされていた」といって平気でいられる国民なら、おそらく今後も何度でもだまされるだろう。

私は今日々の報道を見ていてとても心配です。北朝鮮のミサイル発射については、テレビや新聞はしっかり報道しますが、それを見れば多くの国民は軍事費を増やしても仕方がないと思うのではないでしょうか。先の戦争で、沖縄、東京大空襲、原爆等々であれだけ大変な思いをしたのに、世界一の地震・津波大国に原発もたくさんつくってしまいました。もし原発がミサイルで狙われたら私たちはどうしたらいいでしょうか。「だまされていた」といって平気でいられる国民は何度でもだまされる。今も変わらない国民性を考えた情報発信をしないと、投票率が上がる前に、新しい戦前がやってくると思います。

小泉八雲も同調圧力を指摘

ラフカディオ・ハーン、小泉八雲も悩ましい見方を遺していました。明治時代に東京帝国大学で教鞭をとって、東大を辞してからは様々な文章を書いて有名な小泉八雲は、『神国日本』（平凡社、1976年。原著は1904年英国で出版）で、「日本の教育は、見かけは西洋風でありながら……外見とはまったく正反対の方式に基づいて行われている」と、日本人の同調圧力の強さを指摘していました。

「天皇の赤子、天皇陛下万歳」という教育勅語の目的は、「個人を独立独歩の行動をできるように鍛えるのではなく、個人を共同的行為に向くように、つまり厳しい社会機構の中に個人が妥当な位置を占めるのに適するように」教育をすることにありました。「人間の奴隷ではないが、一つの制度の奴隷」になってしまう。こういう教育を受けても「強い人なら、勇敢にこの問題に正面からぶつかり、そして辞職する」。社会がおかしいと思うならおかしいと声をあげる、こういう強い人たちは50人に1人しかいないと言っているのです。私もそうですが、長年声をあげている市民団体の皆さんは50人に1人の方なのかもしれません。大変残念ですが、この構図を「あきらめ」て、多数派の49人がどうしたら政治に関心をもって投票してくれるかを考えなければ、と思います。自分たちがおかしいと考えているから他の

日本の教育
日本の学校は、考えない人間を5つの方法で生み出している

鈴木傾城氏ブログより引用改編
http://www.bllackz.com/?m=c&c=20140116T1554000900

1暗記を押し付けて「考えさせない」
2苦手を押し付けて「考えさせない」
3制服を押し付けて「考えさせない」
4規則を押し付けて「考えさせない」
5団体行動を押し付けて「考えさせない」

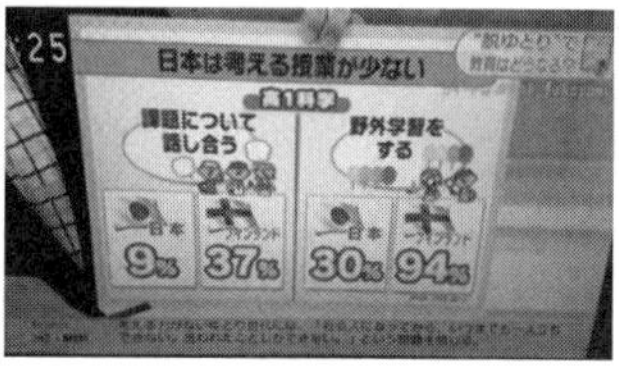

多くの日本人は勘違いしているが、覚えると考えるは別

日本では国民の８割がサラリーマンのため学校の重要な使命は上司の言うことをよく聞いて、口答えせず、言われたことを忠実に行い、不満があっても黙々と働き、集団生活を優先するように「規格化」すること

図 2-7　鈴木傾城さんの問題提起

人たちもおかしいと思う、そう簡単な問題ではないのです。

4　世界から遅れた教育

歴史認識、国民性に続いて、いよいよ3番目の教育の問題に移ります。

規格化しようとする教育

長年医師不足をはじめとして日本の医療問題を訴え続けてきましたが、実は医療関係者でも、私の活動を応援してくれる人は少数派です。その原因を考えると、日本の教育が、「考えさせる教育」をしているのかという問題に突き当たります。「暗記、苦手、制服、規則、団体行動」を押し付けて、下着の色まで押し付けている学校さえあるという話を聞きました。とにかく考えさせない、先生の言うことを逆らわずに聞いて覚えればいいという教育をしているのではないかと心配してます（図2-7）。海外では課題について話し合

う教育が重視され、ペーパーテストだけ良くてもダメという話も聞きます。

日本の考えさせない教育の目的は、「国民の8割がサラリーマンのため学校の重要な使命は上司のいうことをよく聞いて、口答えせず、言われたことを忠実に行い、不満があっても黙々と働き、集団生活を優先するように『規格化』すること」。どうでしょうか、残念ですが当たっている気がします。上司の言うことをよく聞いて黙々と働く、日本の「過労死」は世界で通じる言葉になってしまいましたが、海外では忙しすぎれば会社を辞やめてしまうのではないでしょうか。過労死が頻発するのは日本の教育のたまものだと思います。

佐野通夫さんは『植民地教育とはなにか　現代日本を問う』（三一書房）で、日本は大日本帝国憲法の下で、教育は、納税、兵役とならぶ「臣民の三大義務」とされてきたこと、敗戦後、日本ではアメリカ合衆国の教育行政制度にならい教育委員会制度が導入されたものの、アメリカ合衆国の制度を考えれば、文部省は存在しないはずだったのに、日本では文部省も残された問題を指摘し、天皇制を残したのと同じく、国民支配のためには、文部省という制度が大変に便利なものであることをアメリカ占領軍は察知していたのではと懸念を表明しています。さらに佐野さんは植民地教育の基本を、「公教育（国家が統括する教育）は、国家イデオロギーの注入（国民意識の形成、共通語の強制）と『能力』選別（社会で十分な生活ができないのは「自己責任」であると意識づける）の道具である」と指摘しています。現在の日本でも国内の自国民に「植民地教育」を続けているとは言えないでしょうか。

日本はまだ12歳か

日本の教育を考えるうえで私がとても気になっているのは、マッカーサーが日本から帰国後の1951年アメリカ議会での証言です。

ドイツ人は成熟した45歳ぐらいだが、日本人は12歳の少年のようなものだった。

マッカーサーが占領中に接触の機会があった日本人は天皇や政治家や官僚で一般の国民ではなかったはずです。日本の上層部にいた人々が12歳の少年と評されたのです。この話には後日談があって、マッカーサーの証言が日本に伝わるまでは、日本では多くの国民がマッカーサーの帰国を涙を流して惜しみ、マッカーサー記念館や神社をつくろうという話まで持ち上がっていたのです。ところが、「日本人は12歳」という発言が伝わったとたんに、これらの話が立ち消えになった、本当に12歳程度だっようです。

ここで問題なのはそれから70年以上が経過した現在、今の政治家や官僚の皆さんは何歳にまで成長しているのかです。以前から分かっていたはずの少子超高齢化問題を放置して倍増される防衛費、原発処理水放出、マイナ保険証……国民に納得できる説明責任も果たせないままに強行される政策の数々、12歳からどれくらい成長したのか心から心配です。

大日本帝国に戻ろうとする教育

斉加尚代監督の映画「教育と愛国」を観てびっくりしました。誤解を恐れずに言えば、大日本帝国時代の教育に戻したい人が大勢いるのだということが確認できました。これまでお話してきた、樹液を吸い取る戦前の教育に戻りたいという流れが脈々と続いている。これが今の日本の現状です。一言で言えば右傾化ですが、大日本帝国時代の古きよき時代、自分たちが思うままに何をしても許される時代に戻りたい人たちが存在しているのです。

愛国教育は、日本人の7割が大手メディアを信じる状況の固定化につながると危惧します。私が日本の医師不足や医療費抑制の問題を広く訴えても、メディアの人が必ずしも正しい現実を報道してくれないことが、メディアから干される経験を通して痛感するようになりました。かつては私も大手メディアを信じていました。大手メディアに入社する人はそれなりの高い学歴を持っていますから、そんな人が嘘をつくわけがないと私は信じていました。ところが、嘘とまでは言わなくと、国民生活にとって重要な事実を報じない。代わりに、大谷選手のホームランや、芸能人の不倫などのスキャンダル、つまり国民が知るべき重要な問題を避けているのではないかと思うようになりました。

実は先の戦争中も同様で、満州事変の最中には新聞各社は特派員を現地に送って、戦争を煽り、売り上げ部数を上げていたようです。軍部が新聞を利用し、時には圧力をかけた事実もあったようです。読売新聞戦争責任検証委員会『検証 戦争責任』（中央公論社、２００６年）で渡辺恒雄さんも指摘しているように、もし軍の力がそれほど強くなかった満州事変の時点でメディアが結束して政策を批判をしていれば、その後の暴走を止めた可能性はあったのです。

はたして現在のメディアは結束して批判していますか。ミサイル発射やウクライナ戦争の報道を見るたびに、先の敗戦に導いたメディアと同じ轍を踏んでいるのではないかと心配です。将来、日本が戦争に巻き込まれて再び悲劇が起きた後で誰かがきっと言うでしょう。「防衛費倍増を決定した時点でメディアが結束して、その政策を批判していれば、その後の悲劇を未然に防ぐ可能性があった」と。

このような視点で、衆院選の投票率を見ると、日本の報道の自由度ランキングと深い関係があることに気づきました（図2‐8）。報道の自由度が下がった時に、国民が反対するさまざまな法律が次々に強行採決されましたが、投票率が下がったことが影響して与党は勝ち続けました。当然です、国民は重要な政治問題から目をそらさせられたからです。こうしてメディアをコントロールさえすれば投票率が下

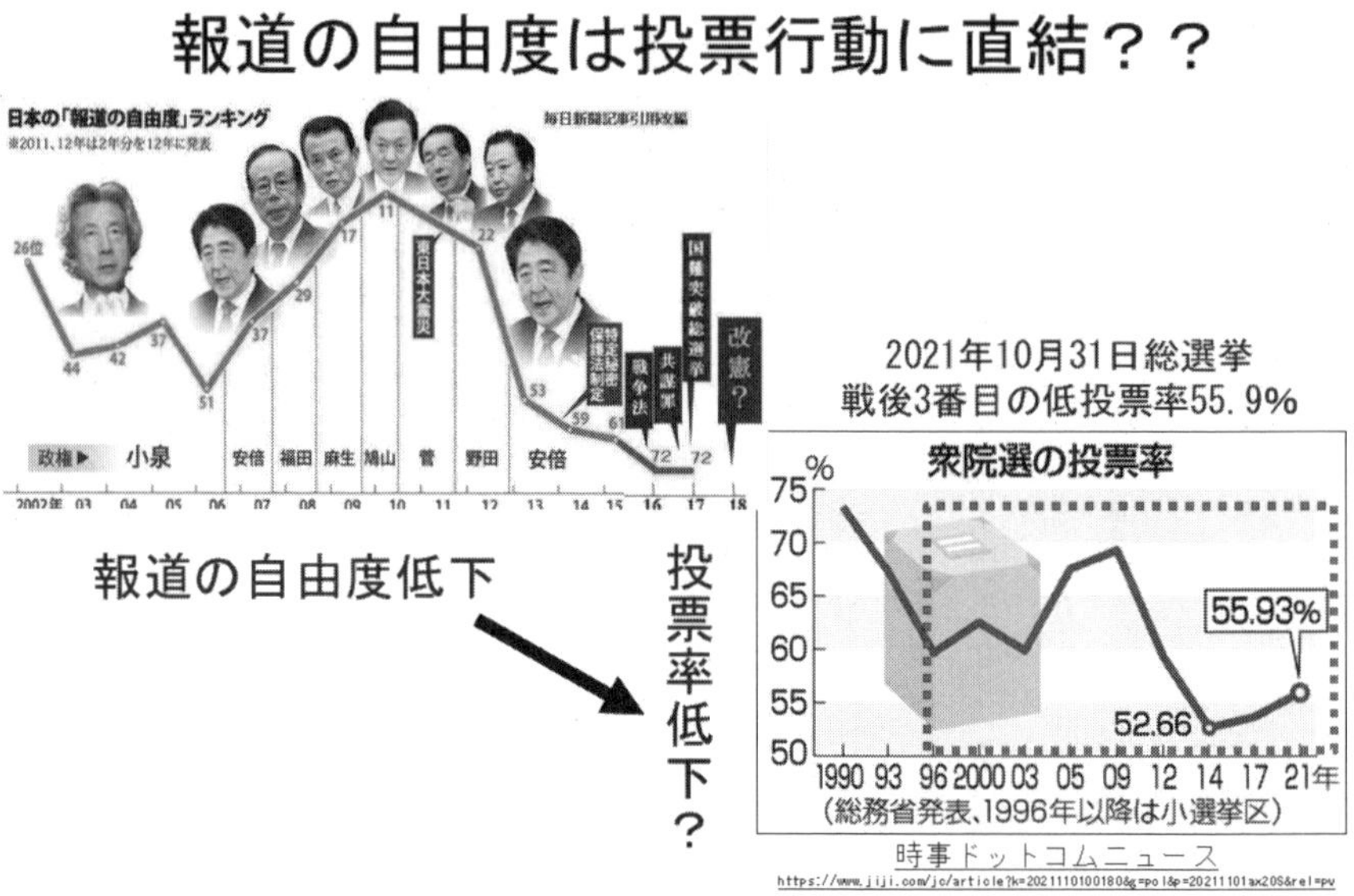

図 2-8　報道の自由度と投票率に相関関係があるか？

がり、岩盤支持層である経済界と富裕層が与党を勝たしてくれるのです。

　このように現状を分析すれば、いかに私たちが、メディアの代わりに情報を発信できるか。投票に行かない層が自分ごととして政治のあり方に危機感を持ってもらえるか、若い人に憲法9条、25条の大切さを伝えられるのか、東京ドームで2時間立ちっぱなしで有名ミュージシャンを応援する多くの若者を見て、私はひとり考えこんでしまいました。

他国の教育を見れば

　政治を考えず、デモも投票にも関心が低い、わが国の現状を「あきらめる」ために、他の国の教育を見てみましょう

○自分の意見を言える子どもを育てるイギリス

　英国在住のコラムニストのブレイディみかこさんによれば、イギリスの幼児教育の最終目標は「自分の意見を言える子どもに育てる」ことだそ

うです（金春喜「子どもを後回しにするのは『国家の店じまい』。ブレイディみかこさんが見る、日本の教育の〝いま〟」ハフィントンポスト、２０２２年8月13日）。皆さんは日本の幼児教育で自分の意見を言える子どもが目標などと聞いたことがありますか。おそらく「大人の言うことを聞く、先生の言うことを聞く子ども」、ではないでしょうか。

○デモの手順を教えるドイツ

ドイツでは小学校のころからデモの手順を教えるのだそうです。また、しゃべることに重点を置く。議論を重視し議論できる人を育てる。考えてみれば日本の政治家の皆さんは議論することに慣れていないから国会の議論もかみあわずに盛り上がらないですね。そして、ドイツでは二度とナチス時代のような政治にならないように、政治の問題を学校でしっかりと勉強させる、生徒が政治的に成熟できることを目標としているようです（高松平藏「ドイツの小学生が『デモの手順』を学ぶ理由　まず役所、次に地元紙、それでもダメなら？」東洋経済オンライン、２０１７年10月22日）。

もし日本がドイツのような教育方針であれば、なぜ森友学園事件で赤木俊夫さんが自殺に追い込まれたのか、なぜ入管施設でウィシュマさんが亡くなったのか、様々な社会問題を学校で議論させるでしょう。しかし、日本の場合は政治的だということで、おそらくそのような話はできないと思います。また、ドイツではデモの手順を小学校のころから学ばせるので、デモや市民活動に抵抗がない。先ほどの京都大学の待島先生による調査では、市民活動をしている人を日本の多くの人は抵抗を持って見てしまう、まさに日本の教育では国民の重要な意思表示の権利であるデモの重要性を避けて通っているのです。

○助け合うデンマーク

デンマークは福祉国家で有名ですが、なぜ国民を大切にできる国なのか。私は２０１７年にデンマークへ視察に行きました。見学した小学校は1クラス20人の少人数学級で日本と全然違っていましたが、もちろん教育予算も日本と違ってデンマークは世界でもトップクラスです（図２‐９）。小学生の授業を見学しているときに、目の前で起きた出来事にびっくりしました。先生が生徒に「皆さん、一番大切なことは何ですか？」と聞いてくれたのです。

はたして日本の小学生だったら、「一番大切なこと」と聞かれたらなんと答えるだろう、おそらく「勉強して良い学校に入る」「いじめをしない」「先生の言うことを聞く」などと答えるのではないかと考えていると、デンマークの子どもたちは異口同音に「助け合うこと」と答えたのです。

教室の後ろで聞いていた私は、本当に驚きました。小学生が異口同音に「助け合うこと」と答える国民、安心して暮らせる国ができるのは当たり前です。一方、日本の政治家の皆さんは小さいころに、一番大切なことを「助け合うこと」と考えていた人がどれだけいたでしょうか。人に負けずに勉強して良い学校に入ること、良い会社に入ること、有名になること、お金持ちになることを考えてきた人が少なくないのではないでしょうか。だから平気で国民に「自助」と言えるのだと思います。

デンマーク在住のブンゴード孝子さんは２００８年の医療制度研究会の講演会で、デンマークの幼児初等教育で重視することは、自立と民主主義を教えること、自立と民主主義をしっかり教えると、税金の無駄遣いをしない国民が育つと話されました（図２‐10）。おそらくデンマークの人たちは東京オリンピックの汚職を許さないでしょうし、次は札幌でやりましょうなんていう話も出ないと思います。そもそもオリンピックを誘致しないでしょう。オリンピックでお金を使うのだったら、医療・福祉・教育にお金をかけてもっと国民の幸福度が高い国を目指すと思います。

デンマークの小学校は1クラス20人
350人の生徒に35人の教師と12人の保育士
一番大切なことはと尋ねると？
2017年5月2日

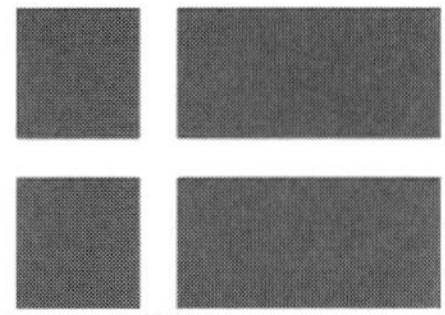

助け合うこと！

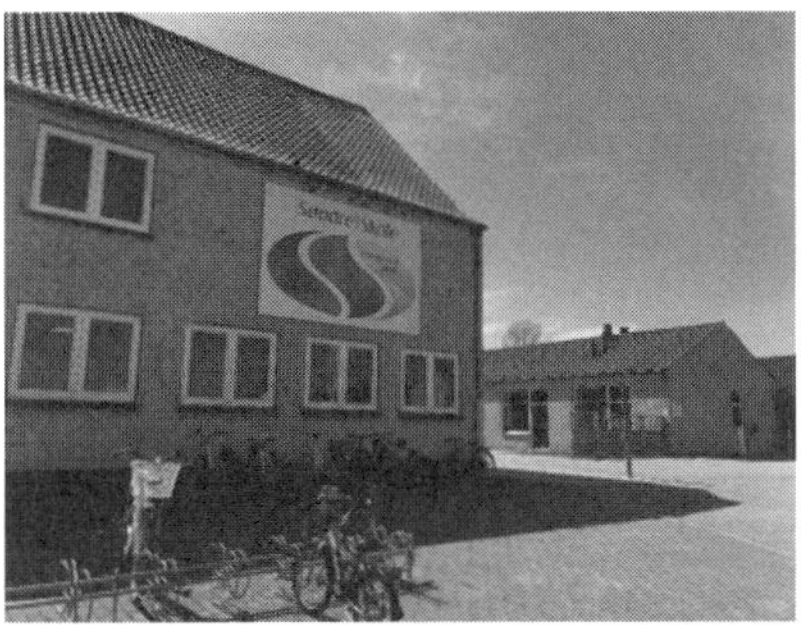

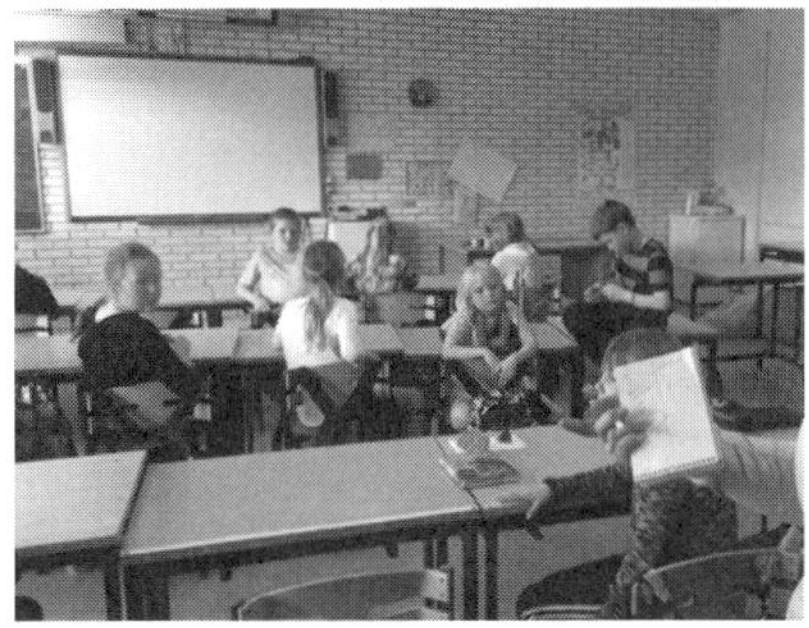

大学など高等教育への日本の公的支出は6年連続でOECD最下位
33カ国平均の半分以下、突出して最下位の日本

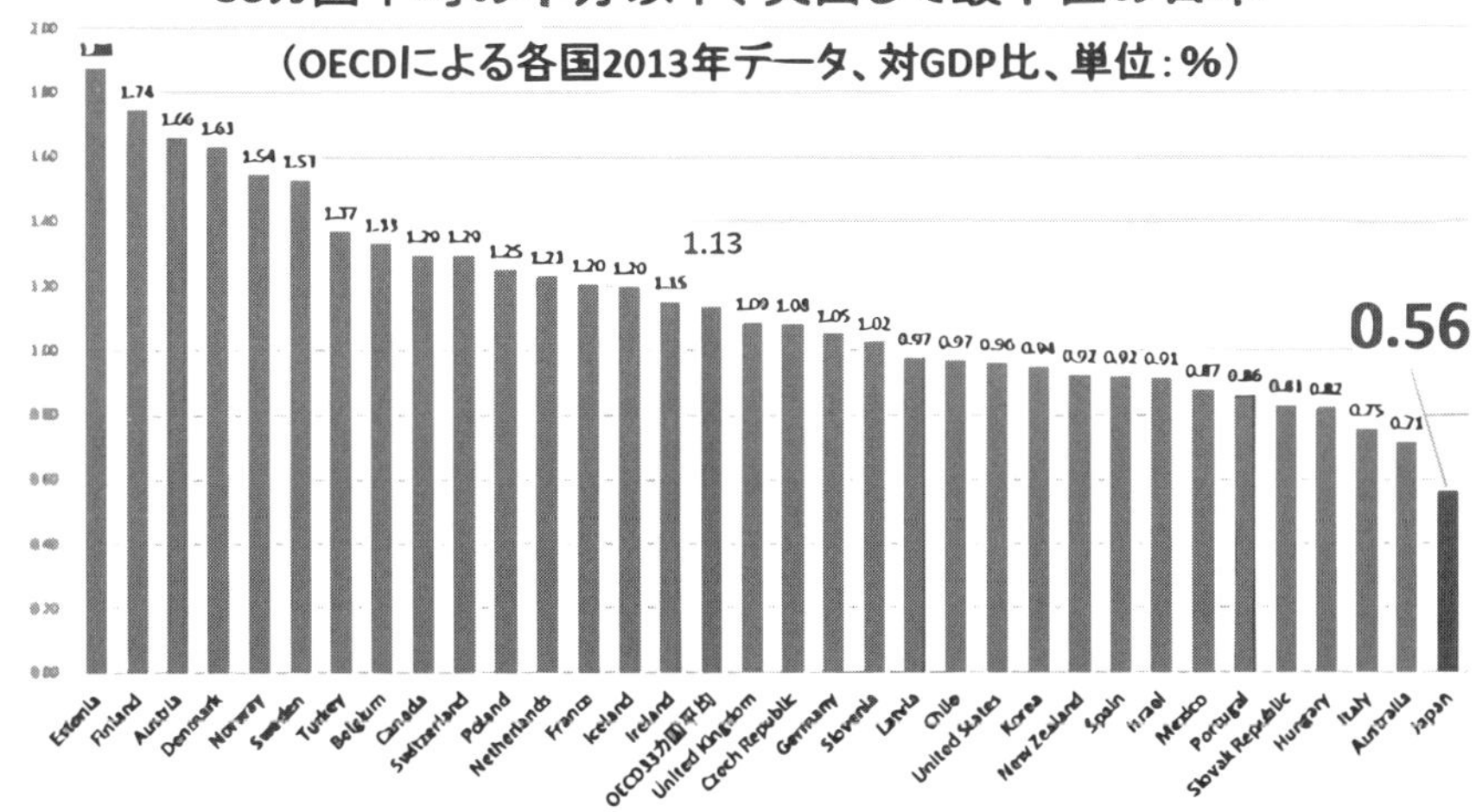

図 2-9　教育予算トップクラスのデンマークと最下位の日本

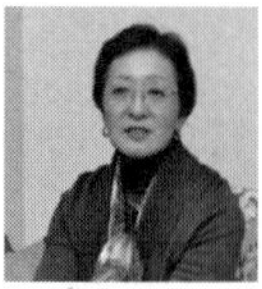

小島ブンゴード孝子氏

デンマーク人
税金の無駄使い許さない

08年7月12日医療制度研究会「デンマーク医療介護制度の実際について」

デンマークの幼児・初等教育で重視！

①「よく遊べ」（有名なレゴはデンマーク製；レゴは遊ぶという意）
②「自立と民主主義」を教える

デンマークは、高度な公共サービスが高負担に支えられ、所得税（国税＋地方税）平均50%、法人税28%、付加価値税25%（日本の消費税に当たり教育のみかかっていない）、消費税としてタバコ、アルコール、自動車等への特別税がある一方、教育は基本的に無料、医療も基本的に無料で薬代の一部が個人負担、福祉は大半の経費を国と市が負担、さらに国民年金は現在65歳以上に支給（徐々に支給開始年齢が引き上げられる予定）

公共サービスの質向上には合理化・効率化が必要で、デンマーク国民には「税金を無駄遣いしない！」というコンセンサスができている。

図 2-10　税金の無駄遣い許さない教育を重視するデンマーク

○人生を楽しむために働くフランス

フランスも高校生がデモに参加するのは抵抗がない国のようです。２０１６年にフランスの国会で週の労働時間を35時間から38時間に延長するかどうか、審議をしていたときにデモに参加していた高校生の様子です。ある女子高生が持っていたプラカードには「夜は働く時間じゃなくて愛し合う時間」、もう一人は「夜はセックスの時間であって、働く時間ではない」と書いてありました（図２-11）。私はこういう文章を書いてデモに参加した高校生をすごいと思ったのです。労働時間が長くなれば自分のプライベードな生活に直接影響する、そう自分の頭で考えて文章を書いて、デモに参加していたのです。フランスは出生率も改善し、シングルマザーでも安心して子どもを育てられる社会になっているようですが、国民が声をあげて、そのような政治を選択してきたのです。

フランスの若者はなぜ日本と違うのでしょうか。デモの様子をツイッターで報告してくれた日本の憲

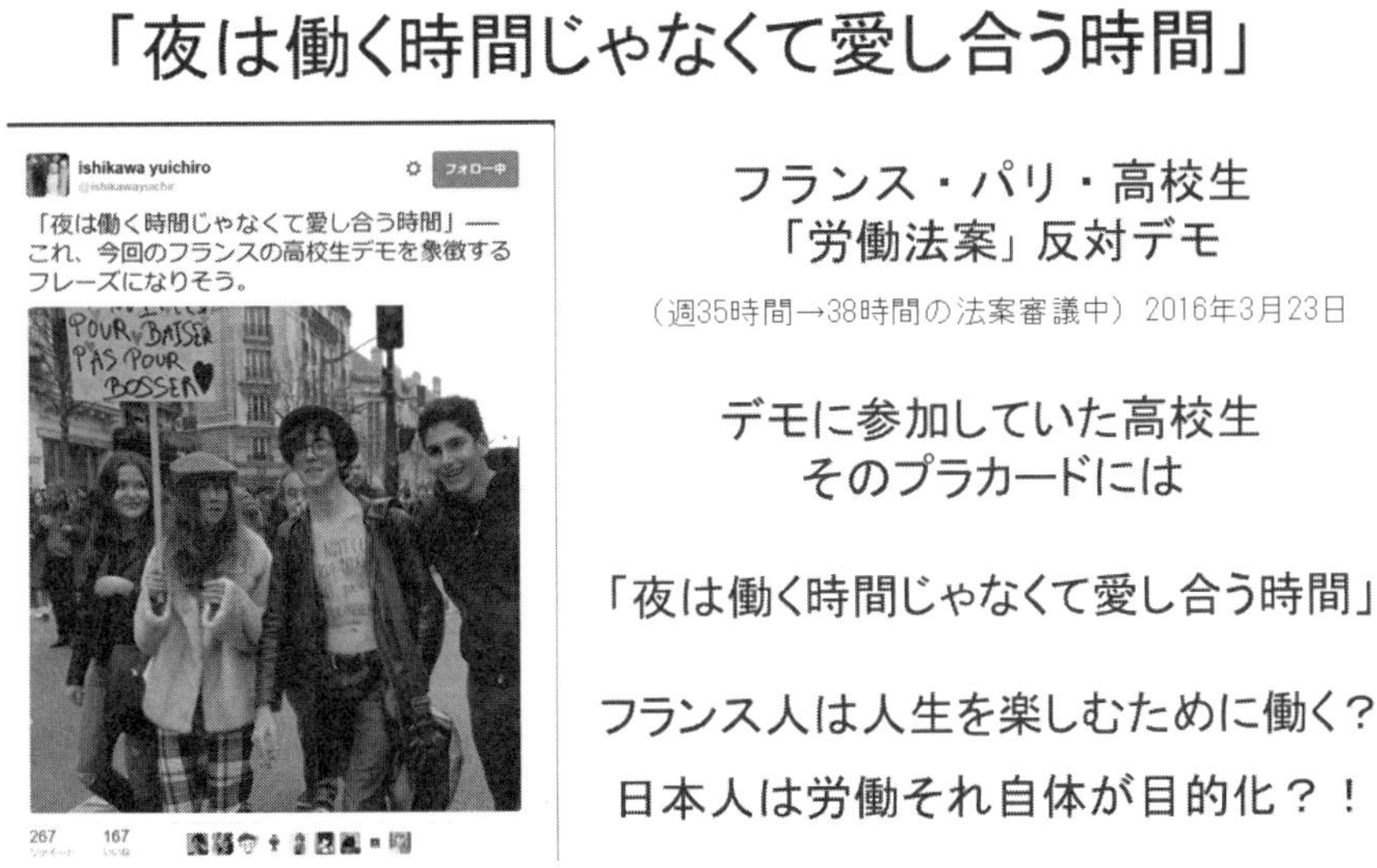
「夜は働く時間じゃなくて愛し合う時間」
ishikawa yuichiro
フォロー中
「夜は働く時間じゃなくて愛し合う時間」──
これ、今回のフランスの高校生デモを象徴する
フレーズになりそう。
POUR BAISER
PAS POUR
BOSSER
267
167
フランス・パリ・高校生
「労働法案」反対デモ
（週35時間→38時間の法案審議中）2016年3月23日
デモに参加していた高校生
そのプラカードには
「夜は働く時間じゃなくて愛し合う時間」
フランス人は人生を楽しむために働く?
日本人は労働それ自体が目的化？！

選挙を知ろう！選挙に行こう！　2016年5月21日　さいたま市浦和コミュニティセンター
写真提供: 石川裕一郎氏　聖学院大学　憲法学　フランス法学教授

図 2-11　フランスの高校生の労働法案反対デモ

法学者の知人がこう解説してくれました。「フランス人は人生を楽しむために働く、日本人は労働それ自体が目的化しているのでは」と。

私は東京ドームのコンサートで日本の若者が2時間立ちっぱなしで歌っている姿を見て、日本の若者だって楽しみたいと思っていることをこの目で確認しました。一方で安心も信頼もない政治、政治を変える方法を教えられていない問題を改めて痛感しました。安心して暮らせる社会をつくるために、どうしたら大人が若者と手を取り合って共闘することが可能なのか、これが大きな命題と思います。ここが変えられないと投票率は上がりません。

○スウェーデンの模擬選挙

福祉国家として有名なスウェーデンでは、実際の総選挙の時期に、同じ方法で学校選挙・模擬選挙を行っているようです。日本では立候補予定の政治家が学校に行っただけで大問題になるでしょうが、スウェーデンでは候補者が学校

を訪れて生徒と話をするのが普通になっているようです。そのためか若い人の投票率が高く、高齢者と変わりがないようです。日本のように学校でリアルな政治教育を一切しないで、18歳になってから急に「投票しないとダメ」と言っても、どこに誰に投票したらいいかわからないですよね。やはり日本は民主主義を守る主権者を育てるという教育の視点がとても乏しいと思います。

○批判的な思考の重要性

日本の「考えさせない教育」の問題を指摘しましたが、もう一つ海外と比較して大きく違うのは「批判的思考」を重視していないことで、これが日本の投票率の低さにも大きな影響を与えていると思います。

教育社会学者の舞田敏彦さんの「批判的思考が低い日本の教師に、批判的思考を育む授業はできない」(『ニューズウィーク日本版』２０２０年９月９日)を読んで驚きました。ＯＥＣＤの国際教員調査「ＴＡＬＩＳ　２０１８」によれば、授業において批判的思考を促すことがどれほどあるか、という問いに対して肯定的に回答したのは日本は24・４％で最も低く、ダントツのワーストだったのです。舞田氏は、「従順に飼い慣らされ、批判的思考の牙を抜かれた教員が、批判的思考を育む授業をするのは難しい。教員が考えないのに、子どもが考えるはずがない」としています(図２‐13)。

実は私も何回か高校生に医療制度や日本の貧弱な社会保障のお話をさせていただいたことがあります。また、高校の社会科の先生の勉強会でお話したこともありました。そのような経験を通して知ったのは、高校生は私の話には興味を持って積極的に質問もしてくれるのですが、一緒に聞いていた先生からは、二度と講演に呼ばれることがない、高校の先生の勉強会では質問は皆無だったことです。政治を批判的に話す私は、先生には異質な存在と見えるようです。

批判的思考が低い日本の教師に、批判的思考を育む授業はできない

舞田敏彦氏（教育社会学者） Newsweek ニューズウィーク日本版 2020年9月2日（水）

https://www.newsweekjapan.jp/stories/world/2020/09/post-94329.php?fbclid=IwAR0-TZoCv4ClcFCLHGnCgdLh0riHX69wxlQew0c53rsta5hfiUXZDAo6xzE

OECD（経済協力開発機構）の国際教員調査「TALIS 2018」では、授業において批判的思考を促すことがどれほどあるか、と問うている（対象は中学校教員）。肯定の回答（「A lot」「Quite a bit」）の比率を拾うと、日本は24.4%でしかない。対してアメリカでは82.3%にもなる。日本の数値は最も低く、すぐ上のノルウェーとの差も大きい。ダントツのワーストだ。比率が低いことに加え、国際標準からも外れていることに注意しなければならない。「批判的思考とは何か」を深く考えてしまったのかもしれないか、ここまで他国と違うとは驚きた。従順に飼い慣らされ、批判的思考の牙を抜かれた教員が、批判的思考を育む授業をするのは難しい。教員が考えないのに、子どもが考えるはずがない。

表1 生徒の批判的思考を促す（%）

ポルトガル	97.9	ルーマニア	82.9
コロンビア	97.8	マルタ	82.8
ブラジル	95.8	エストニア	82.4
イタリア	95.3	アメリカ	82.3
カナダ	93.9	ニュージーランド	81.9
デンマーク	92.6	イギリス	81.1
キプロス	92.4	スペイン	81.0
アラブ首長国連邦	91.6	スロバキア	80.3
南アフリカ	90.2	リトアニア	80.0
ハンガリー	89.7	イスラエル	79.9
ベトナム	89.0	ベルギー	79.6
ジョージア	88.3	オーストラリア	79.3
チリ	88.1	サウジアラビア	78.6
トルコ	87.5	韓国	76.5
オランダ	87.3	シンガポール	76.4
アルゼンチン	87.2	スウェーデン	76.0
メキシコ	87.1	フィンランド	75.7
ラトビア	86.8	クロアチア	75.3
スロベニア	86.7	フランス	71.4
上海	85.2	台湾	70.4
ブルガリア	84.3	チェコ	65.9
カザフスタン	84.1	ノルウェー	65.6
オーストリア	84.0	日本	24.4

■「A lot」「Quite a bit」と答えた中学校教員の割合。
■ OECD「TALIS 2018」より舞田敏彦作成。

図1 批判思考を育む授業

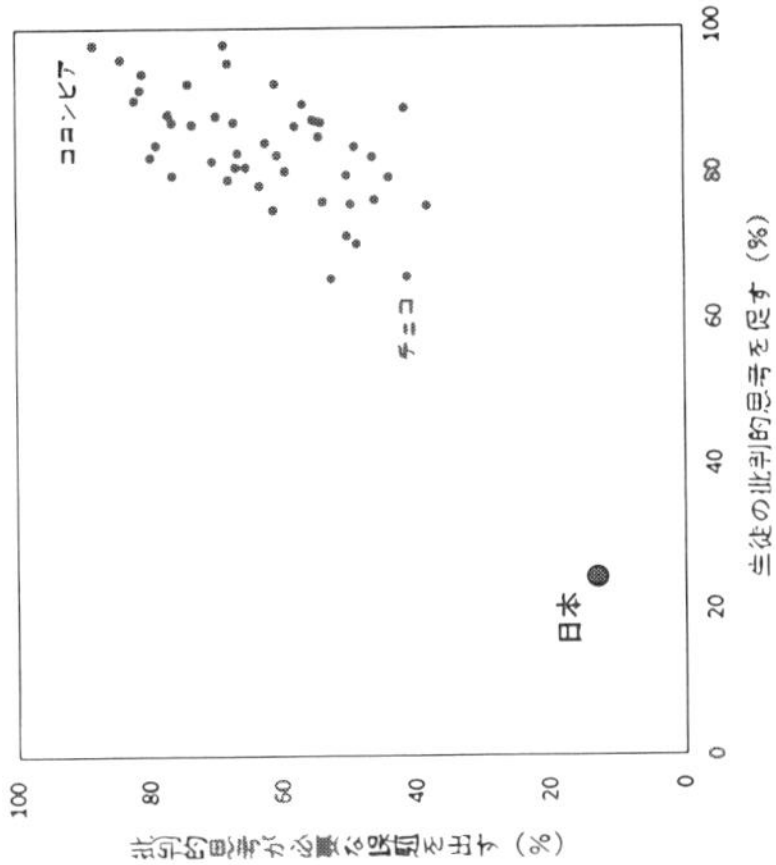

■横軸は「A lot」「Quite a bit」、縦軸は「Always」「Frequently」と答えた中学校教員の割合。
■ OECD「TALIS 2018」より舞田敏彦作成。

図 2-12 批判的志向を育むことができない日本

医療事故を起こさないためには、目の前の問題を指摘することは普通です。しかし批判的思考の重要性を理解しにくいヒトからすれば、何か「敵」のように見えてしまうのかもしれません。

メディアが流す「野党は批判ばかり」はまさにその証明です。与党の政策の問題点を批判して改善するのが野党の本来の仕事なのですが……。

憲法と法律の違いを知らない

日本国憲法第25条（生存権、国の社会的使命）

①すべて国民は、健康で文化的な最低限度の生活を営む権利を有する。

②国は、すべての生活部面について、社会福祉、社会保障及び公衆衛生の向上及び増進に努めなければならない。

今の日本で憲法25条ははたして守られているでしょうか。

私はずっと講演会などで医療体制を守るという視点からも、「生存権、国の社会的使命」の重要性を訴えてきました。しかし、実は私も憲法25条をしっかり認識して医者として働いてきたわけではありませんでした。そもそも医学部では憲法をじっくり勉強する時間的余裕はありませんでした。解剖、病理、薬理、内科、外科……を学び、医学部を卒業して外科医を目指した以上、手術がきちんとできなければ話になりません。とても憲法を身近に感じる精神的余裕はなかったのです。

さらに憲法と法律の違いについて、あまりにも認識が不足していたことも恥じています。『檻の中のライオン』（かもがわ出版）の著者で弁護士の楾大樹さんが、全国で憲法の講演活動を精力的に展開中で

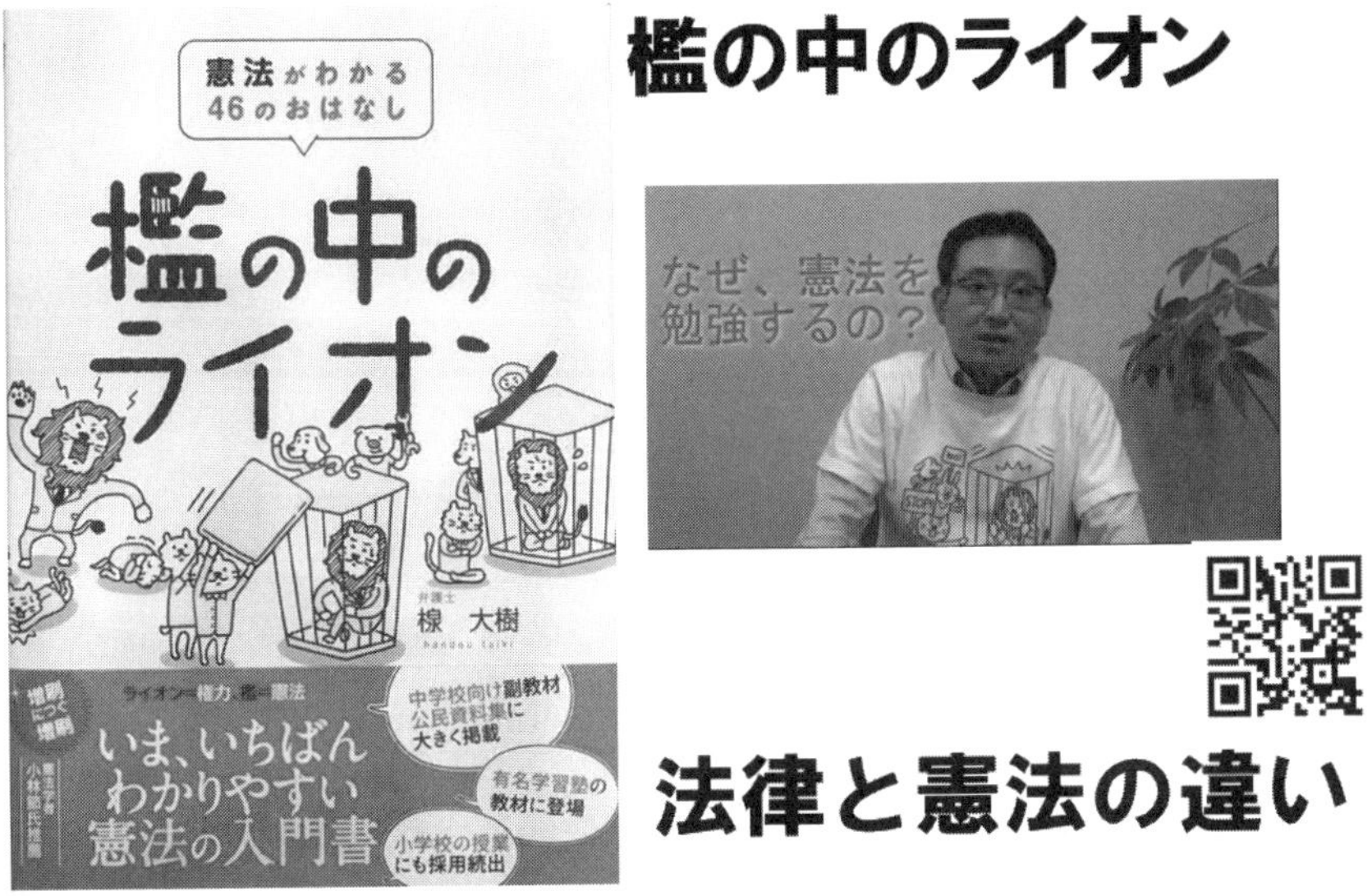

図 2-13　楾大樹さんの『檻の中のライオン』

すが、講演のはじめに「憲法を守らなければならないのは誰ですか」と質問すると、ほとんどの参加者が「国民」と答えるのが現実のようです（図2－13）。

そもそも立憲主義とは1215年に英国で制定されたマグナカルタが契機となった①18世紀アメリカ合衆国憲法やフランス革命と人権宣言などによる憲法で国家権力を縛る、②多数派だけでは少数派の人権が守れないことから権力の分立と人権を守る、③多数派の横暴を防ぐ、という順番で発展してきたものです（図2－14）。しかしわが国では肝心要の「憲法で国家権力を縛る」という憲法の一丁目一番地がキチンと教えられていません。権力から国民を守るべき国会議員が、国民の望まない憲法改正（改悪）を目指しているのが現在の日本の立憲主義なのです。この根本の構図が認識されておらず、メディアも報道しない、これが危うい日本の現実です。

5　あきらめが肝心でもあきらめない

東京ドームのコンサートで熱狂する多くの若者を

見て「あきらめが肝心」と言いましたが、若い方と今の政治や社会を変えるために一緒に行動するために必要な「あきらめ」を考えたいと思います。

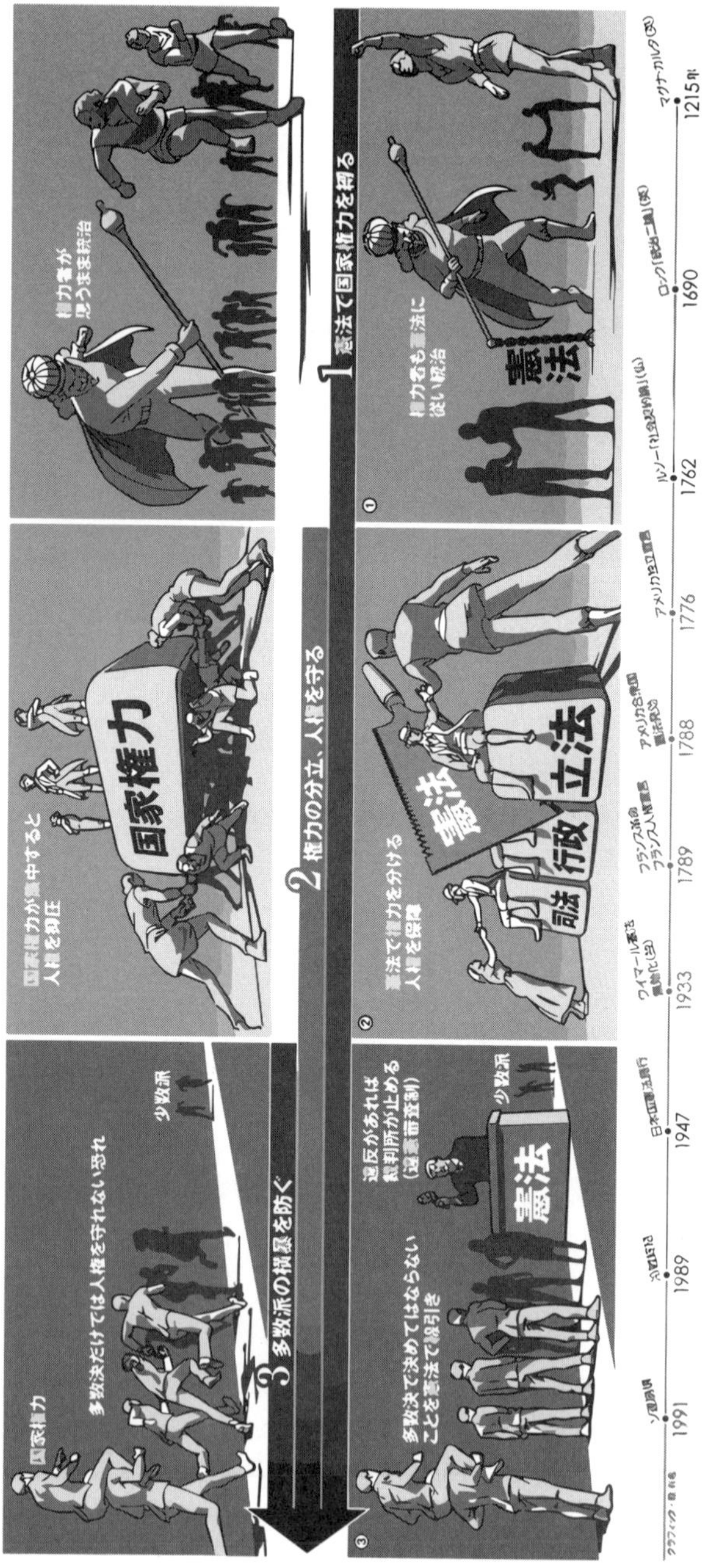

図 2-14　法律と憲法の違い　立憲主義の成り立ち

（原　有希、face book より）

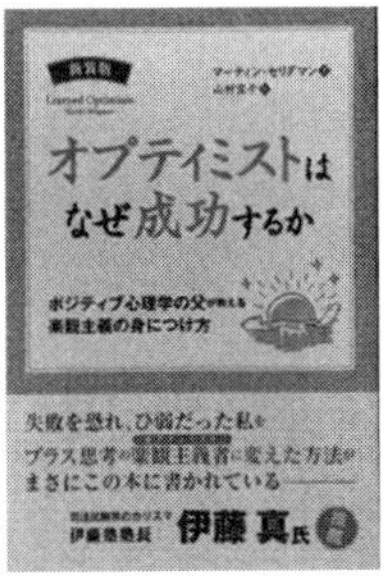

学習性無力感

あきらめのこと：自分が何をしようと事態は変わらなのだからやめようという考え（43P）

肉腫細胞を植えつけたネズミ、無力さを感じたネズミの肉腫が増大→死亡
無力になったネズミの免疫機能低下（T細胞増殖能低下、NK細胞能低下）（233～237P）

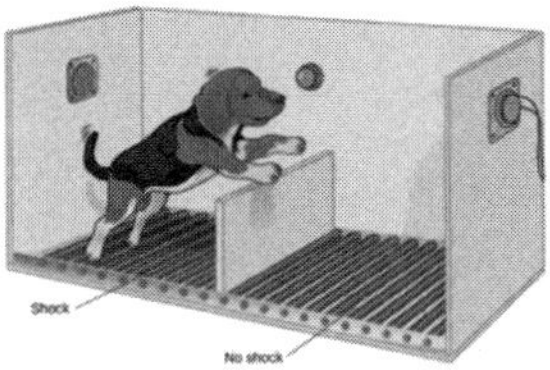

学習性無力感に気をつけよう

「セリグマンの犬の実験」やっても無駄だと思わないために

https://www.google.com/amp/s/creativeideanote.com/psy84/%3famp

学習性無力感(Learned helplessness)とは、困難に置かれた状況に置かれたときに、自分はどうすることも出来ない、状況を変えることが出来ない無力な状態であると思ってしまう学習された認知のこと。1965年にコーネル大学のマーティン・セリグマンとマイヤーが行った犬の実験が有名です。

図 2-15　学習性無力感に注意！

学習性無力感に注意

まず注意したいのは、多くの日本人は海外と違って「考えさせない教育」と、権力に忖度しがちなメディアの影響で、「学習性無力感」に陥っている危険性が高いという問題です。学習性無力感は、努力してもその努力が報われない状況が続くと、無力感に陥ってしまうことです。免疫学の実験でも証明されており、ネズミの実験では、無力感に陥ったネズミは、肉腫つまり腫瘍細胞まで増大する。免疫が低下することが分かっているのです（図2-15）。

私が心から心配なのは、これだけ国民不在の政治が続いても、メディアがそれを追求せず、多くの問題が解決されないままに放置されていると、もう何をしてもダメなんじゃないと「あきらめて」しまうことです。2023年1月の朝日新聞に、「海外永住、昨年2万人増　過去最高の55万人　6割が女性」という記事が掲載されました。日本社会の問題に気づいた人は、日本社会を見限って海外に永住する選択をせざるをえない状況にまで追い詰められているのではないか、大変憂慮すべき状態だと思います（図2-16）。

若い人が海外永住の選択を余儀なくされる国を放置しておくのは、私は座視できません。そして多くの国民が学習性無力感に陥った結果が、海外永住である可能性は忘れてはいけないと思います。

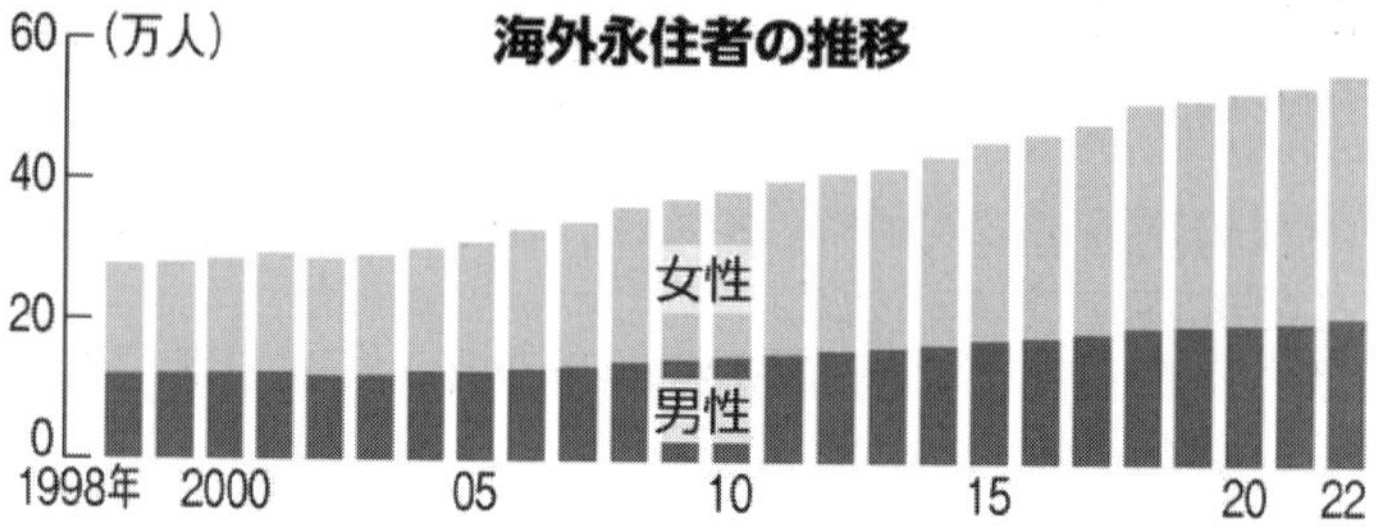

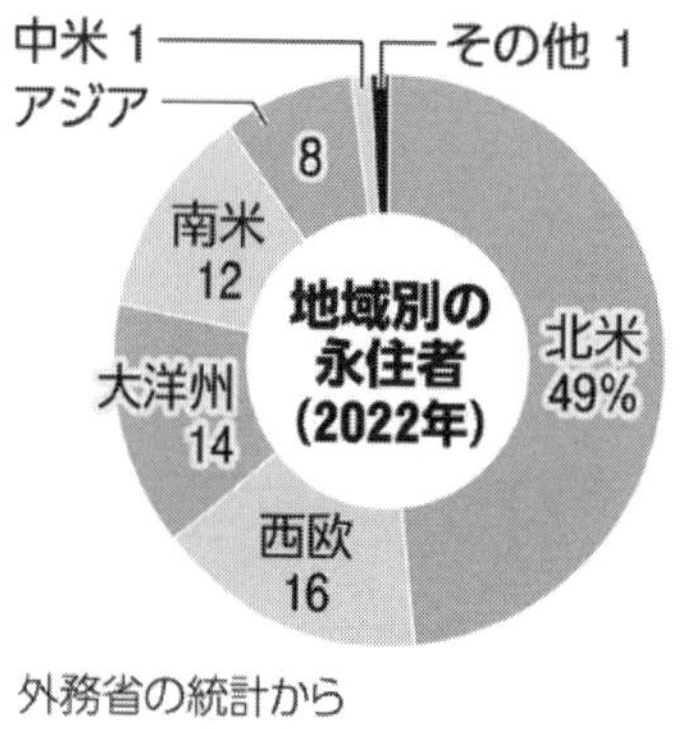

永住者の多い国ランキング

1位	米国	22万3260人
2	オーストラリア	6万1237
3	カナダ	5万 510
4	ブラジル	4万3794
5	英国	2万7179
6	ドイツ	1万7496
7	韓国	1万5004
8	フランス	1万2572
9	ニュージーランド	1万1783
10	アルゼンチン	1万 781

海外永住者の推移／地域別の永住者（２０２２年）／永住者の多い国ランキング

図 2-16　海外永住、過去最高 55 万人（朝日新聞 2023 年 1 月 27 日）

自分たちだけ幸せでいいのか

私がなぜ医療再生の活動を継続しているのか、それは第1章で述べたように、母の涙でパイロットをあきらめて医師になって36年、外科医としてたくさんの患者さんの治療・生死に対峙してきたこと、私がパイロットになったら一番先に戦争に引っ張っていかれると心配した母の気持ちを、年が経つほどに理解できるようになったからです。人間の命を軽視する戦争はなんとしてでも避けなければならない。しかも戦争をしたい人たちは自分や関係者の利益だけを大事に思っている人たちだからです。

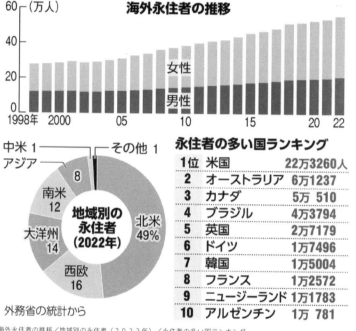

しかし、あと1年で70歳となるまで生きてきて、他人のことまで思いやることは、そう簡単ではない、という人間の存在も直視しなければならないと痛感しています。悲惨な戦争を経験したほとんどの人は、もう二度と戦争はしないと誓います。しかしせいぜい長生きして80、90歳で亡くなってしまいます。新しく生を受けた赤ん坊は右も左も分からないままに成長し、もちろん戦争の記憶も知識も不十分なままに、自分の成功が一番、お金持ちが一番と競争社会の中で育てられます。その競争の最終段階が戦争です。人類はじまって以来、続く戦争、難しいことは十分承知していますが、外科医として人間の生死を通して、四苦八苦の四苦は「生老病死」であることを経験した立場から、これからもあきらめずに分かりやすく伝えていかなければと思います。

若い人を育てバトンタッチしていく

ここまで暗い話が続きましたが、明るい話題もご紹介しましょう。「２０２２年国際子ども平和賞」を川崎レナさんが日本で初めて受賞したというニュースです。川崎さんは若者の声がいろんな大人に届くように努力しているそうですが、日本にもこういう若者がいるのです。私が注目したのは、川崎さんは大阪インターナショナルスクールで勉強していることでした。もしかしたらインターナショナルスクールは日本の一般の学校より、多様性や政治問題まで考えやすい環境にあるのではないでしょうか。教育を変えることによって、将来を考えてくれる若者が増える希望はあると感じました。

最近では海外の経験を活かして杉並区長として活躍している岸本聡子さんをはじめとして、若手政治家にも有望な方が出現しています。幅広い視野を持つ若者を応援し育てていくことの重要性を感じさせる出来事でした。

実は若い人を育てる重要性について、野球監督の故野村克也さんも「金を残すは三流、名を残すは二流、人を残すは一流」とよく言っていたようです。この言葉自体は野村監督のオリジナルではないようですが、私も「人を残す」は大賛成で心から同意します。今の私があるのも、高岡善人先生が医療の問題について目を開かせてくださったお陰です。金も名誉もなくても、より良い社会を目指すには、人を残すことがいかに大切か肌で感じています　そのため、私も高校生や大学生にお話ができる機会には、大喜びで一生懸命に一期一会の気持ちでお話ししています。そして若い方も、気持ちを込めてお話すれば、かなりよく理解していただける印象を持っています。今後もどうしたら若い方にお話をお聞きいただけるか、考えながらこの書籍も一所懸命に書いています。

さて、野村監督が残した人たちは大活躍ですね。２０２２年にはヤクルトがセリーグ優勝しました。メジャーリーガーの大谷も野村監督が残した栗山監督が育てた選手ではないでしょうか。若い人をいかに残して、明治以来変わらない樹液を吸い取る政治を変えられるか工夫して活動したいと思っています。

ユーモアを武器に

長年、医療費亡国論という国策とたたかってきた私ですが、厳しい活動を長続きさせるために有効だったユーモアの重要性に触れたいと思います。私は外科医として多くのがんの患者さんの治療を経験して、人間の心理状態が免疫に与える影響を学び、精神神経免疫学を切り口に「病は気から」という講演もしてきました。笑いは患者さんをうつのような状態から回復させ、免疫力を上げるという研究もあるのです。これだけ生きていくのが辛い日本社会です。医療や社会保障を大事にしない政治を変えるためには、明るく活動することが重要だと思います。たとえ深刻な問題があっても、なお前進できるような活動が不可欠です。若い方もお説教じみた深刻な話を聞かされるよりは、東京ドームで自分の好きなミュージシャンの歌を聴きたいのは当たり前です。だから、アルバイトをしてお金をためてでも音楽を聴く、なぜその違いがあるのか若い皆さんの気持ちによりそって明るく活動を続けたいものです。「憲法は大事」という話も必要ですが、まずは若い人がどうやったら聞いてもらえるのか、また参加したいと思ってもらえるのか、最大限の工夫が必要と思います。

マーク・トウェインの素晴らしい言葉があります。

ユーモアのセンスは、私たちを人間らしくする。人と人を深く結びつけ、力を与えてくれる。ユーモアを使うのは深刻な問題を軽視するわけではなく、深刻な問題があってもなお、前進できるということなのだ。

（ジェニファー・アーカー／ナオミ・バグドナス『ユーモアは最強の武器である』東洋経済出版社、4頁）

たまたまですが、私も同じ気持ちでダジャレを言いながら講演を重ねてきました。市民団体の勉強会に参加すると超真面目な講演が多いですが、若い人に参加してもらえるように明るく楽しくやらないと、人を残すのは、難しいのではないでしょうか。新しい戦前が懸念されていますが、幸いまだ戦争は始まっていません。そしてもし戦争が始まったとしても、明るく活動をした方が良い結果をもたらすと信じています。

第3章

増悪する軍拡と医療崩壊の合併症

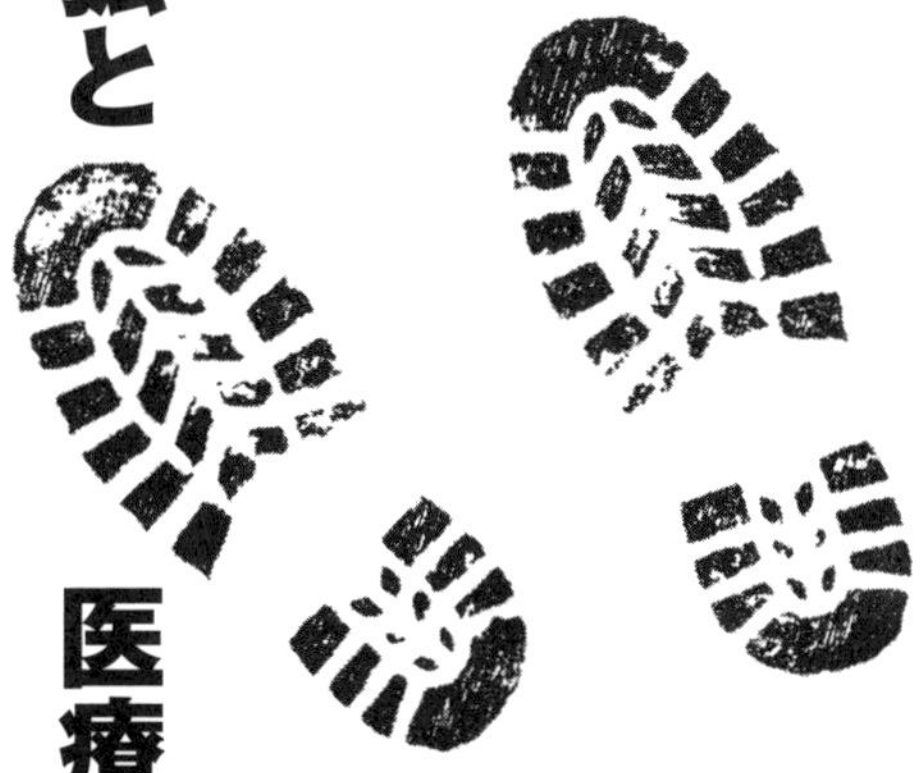

1　樹液を吸い取る政治が日本の侵略戦争の根本に

母校の大先輩・朝河貫一博士の警鐘

私の母校福島県立安積高校の尊敬する大先輩に朝河貫一博士がいます。戦前日本人で初めて米国のイェール大学の教授になった歴史学者です（図3-1）。朝河さんは戦前日本がアメリカと戦うようになる流れを見て、日本人は「愚かな指図や悪い指揮にも簡単に従ってしまう傾向がある」と警告を発していました。（『今に生きる　朝河貫一　その生涯と業績より』朝河貫一博士顕彰協会）。

医師養成抑制を座視する多くの医師、そして任意取得のはずのマイナンバーカードが保険証と一体化されて保険証が廃止される。米国在住経験が長い知人によれば、アメリカだったら暴動が起きてもおかしくないと教えてくれましたが、本当に今も日本人は変わらず「愚かな指図や悪い指揮にも簡単に従ってしまう」ようです。

医師は本当にバカにされている

２００７年６月の神奈川県保険医協会での講演で、当時朝日新聞編集員だった田辺功さんは、「マスメディアから見た医療～医療崩壊をどう防ぐか」と題して、「医者はバカにされている」と指摘しました。

１９９４年に日本福祉大学教授の二木立先生が『「世界一」の医療費抑制政策を見直す時期』という本を書きました。医療費の半分は人件費、２割は材料費が占めるが、物価は３割も４割も上がっ

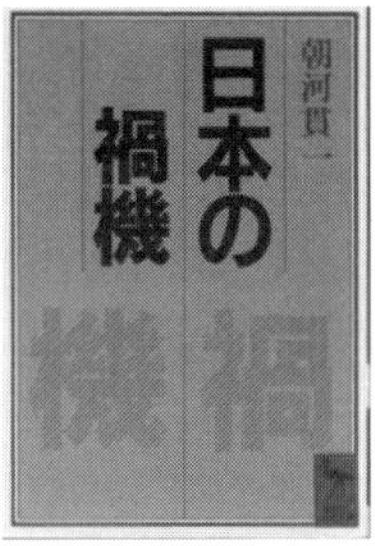

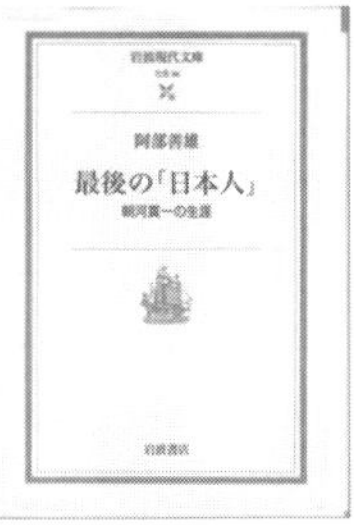

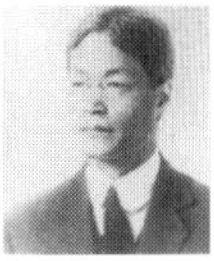

1936年日本人初のイェール大学教授に就任
世紀を越えた偉人　今に生きる　朝河貫一

戦前の日本人に向けられた警句

果たして21世紀の日本人は・・・・？

朝河　貫一（1873-1948）世界的に有名な歴史学者。福島県二本松市出身。福島県尋常中学（現福島県立安積高等学校）から1895年東京専門学校（現早稲田大学）を首席で卒業。1899年米国ダートマス及びイェール大学大学院を卒業。1907年イェール大学講師、1910年同助教授、東京大学資料編纂所留学を経て、1930年準教授。1936年日本人初のイェール大学教授に就任、1942年同名誉教授。古代から近代に至る日本史、日本とヨーロッパの封建制度比較の研究などを行いイェール大学教授となった。特に『入来文書』（鹿児島県薩摩川内市（旧入来町）の研究（1929年）や日本語の著書としては『日本の禍機』が有名。第二次世界大戦中もアメリカに残り、日米開戦の回避、戦争の早期終結のためにフランクリン・デラノ・ルーズベルト大統領に働きかけるなどの努力を行った。　出典：フリー百科事典『ウィキペディア』

図 3-1　母校安積高校出身の朝河貫一博士

ているのに医療費を増額しないのはどういうことか、ということが書かれています。また、著書の中で、ロサンゼルスに留学中、日本の現状を話すといつも聞かれたのは「それで日本の医者はどういうストライキをしたんだ？」ということだった、と書かれています。医師は本当にバカにされていると思う。

　朝日新聞で私が連載した「医療の周辺」をまとめた書籍『医療の周辺その周辺』で書いた部分ですが、4月に行う診療報酬改定について厚労省は、一番ひどい時は3月20日ごろ発表した。良くても3月初め。通常、法律の改定には3～6カ月の告知期間があります。ではなぜ診療報酬改定について、ぎりぎりに発表するのか。先生方が考え、「おかしい」と言わないようにするためです。

　また、医療保険法第43条の6には、「保険医は命令の定めるところにより健康保険の診療にあたるべし」、同条の7には「保険医は健康保険の診療に関し厚生大臣又は都道府県知事の指導を受くべし」と書かれている。保険医というのは、常に命令され指導され、おかしいと疑われたら知事や厚生大臣の命令で書類を提出し、検査される立場。医師は下働きなのです。

大蔵省主計官にこういう話を聞きました。今から12～13年前、ダムの建設予算３０００億円のうち、４００億円を削った。すると翌朝から電話が鳴りっぱなし。国会議員や各都道府県の人間が何人も面会を求め、仕事にならず、大臣折衝で撤回してしまった。一方、医療費はどうか。１０００億円、１兆円削っても、医者も患者も文句を言って来ない。だから医療費を削った方が楽なのです、と。

他の業界だったら許されない、ギリギリの診療報酬点数改定の発表等々、医者は下働きのように見られているという内容でした。哀しいですがたしかにそうだと納得です。医師不足による世界一の長時間労働で医師の過労死や医療事故が起きている。それなのに問題が起きると病院長は記者会見で頭を下げて謝罪するだけ。これはどうなんのしょうか。根本問題を解決しなければ、過労死も医療事故も減ることは期待できません。田辺さんの指摘は当たっていると思います。

木を見て森を見ずはダメ、全体像を把握する

患者さんのために医療崩壊を防ぎ、日本を安心して暮らせる社会にするためには、まずは物事の全体像を把握することが一丁目一番地です。医療・介護だけでなく生活保護や教育など幅広い分野で日本には様々な問題が噴出しています。次に日本の現状をグローバルスタンダードと比較して検討する。そして温故知新、現在の問題は突然発生したわけではありません。その経過・歴史を検証する。そして政治を考える上で、最も重要と思われる視点が「follow the maney」いったい誰が得をする」のかという視

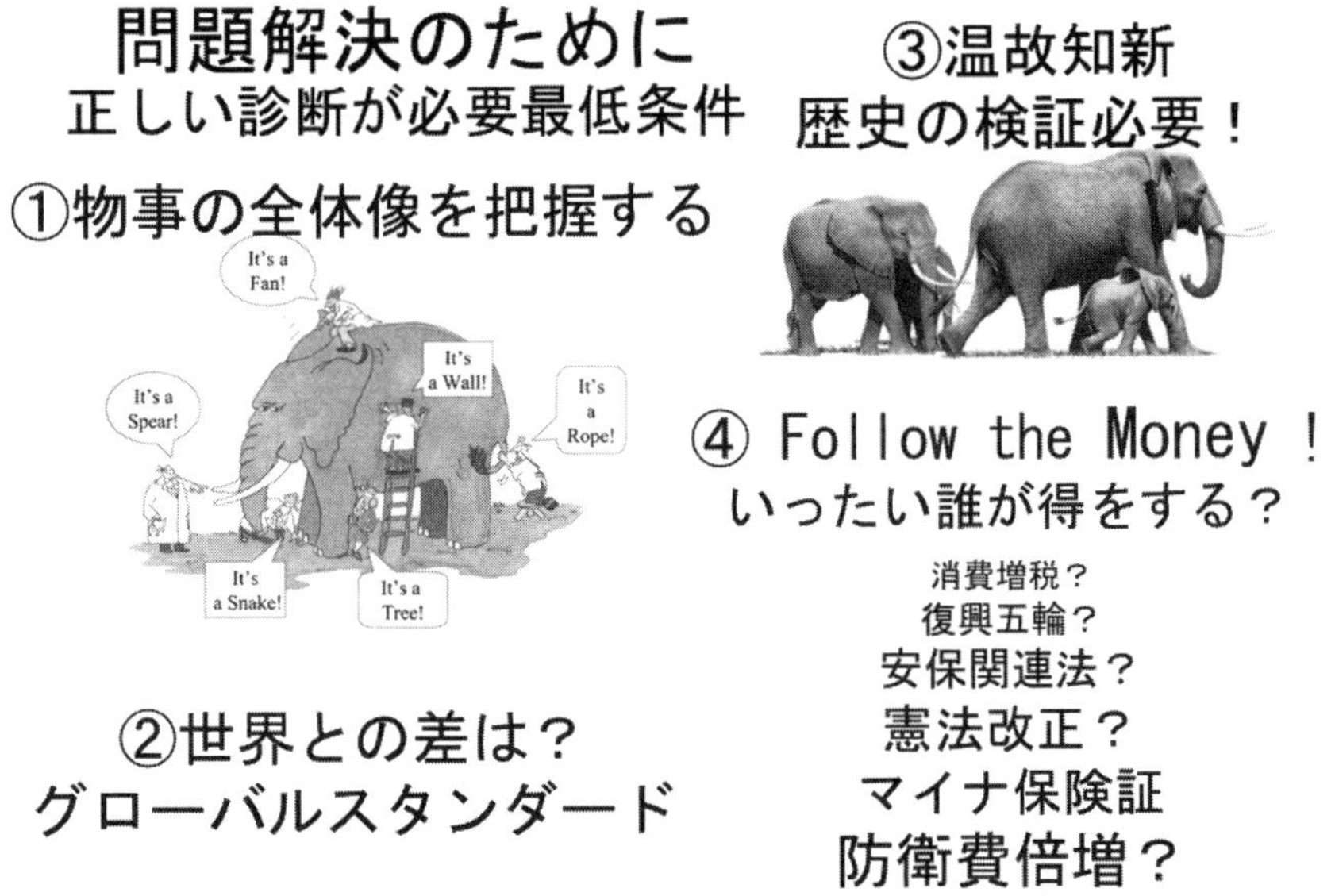
問題解決のために
正しい診断が必要最低条件
①物事の全体像を把握する
It's a Fan!
It's a Spear!
It's a Wall!
It's a Rope!
It's a Snake!
It's a Tree!
②世界との差は？
グローバルスタンダード
③温故知新
歴史の検証必要！
④ Follow the Money ！
いったい誰が得をする？
消費増税？
復興五輪？
安保関連法？
憲法改正？
マイナ保険証
防衛費倍増？

図 3-2　問題解決には正しい診断が必要

点です（図3-2）。

私は日本の社会に起きる様々な問題や政策を評価する時に、必ずこの「誰が得をする」という視点でチェックしています。消費税増税を繰り返して一体誰が得をしたのか。復興&コンパクトと称して五輪を誘致して誰が得したのか。安保関連法では誰が、憲法改正や防衛費倍増で誰が。辺野古基地埋め立て問題では、マヨネーズ状の土壌に杭を打ち続けていて「税金が無駄でもったいない」という人がいますが、杭を打つほど誰かの懐にお金が入っている仕掛けがあるのです。辺野古基地が完成せず、一生杭を打ち続けても得をする人がいるのです。もちろんマイナ保険証強行でも、福島第一原発の処理水問題でも、得をする誰かがいるのです。

都立病院廃止など公立公的病院解体へ

新型コロナ感染が猛威を振るっていたさなか、私は都立病院廃止条例（独法化）、公立公的病院再編統合反対の活動を続けていました。この運動を通して改めて再確認できたのは、都庁記者クラブで会見をしても、都庁前や新宿駅でスタンディングやスピーチをしても、大手新聞やテレビは一切報道してくれなかったことでした。２０２２年3月25日に都立病院廃止条例が都議会で可決された直後に、新宿駅西口に集まって街宣を行いましたが、これも大手メディアは完全にスルーでした（図３‐３）。加えて残念だったのは、あれだけ人通りが多い新宿駅西口で街宣車から訴えても、立ち止まって聞いてくれる人はほとんどいなかったことです。本当に教育もメディアもアンダーコントロールの日本で、一般の方に情報を伝えるのがいかに難しいかを思い知らされました。オリンピックであれだけお金を使った都議会は、２０２２年3月に都立病院廃止条例を粛々と可決したのです

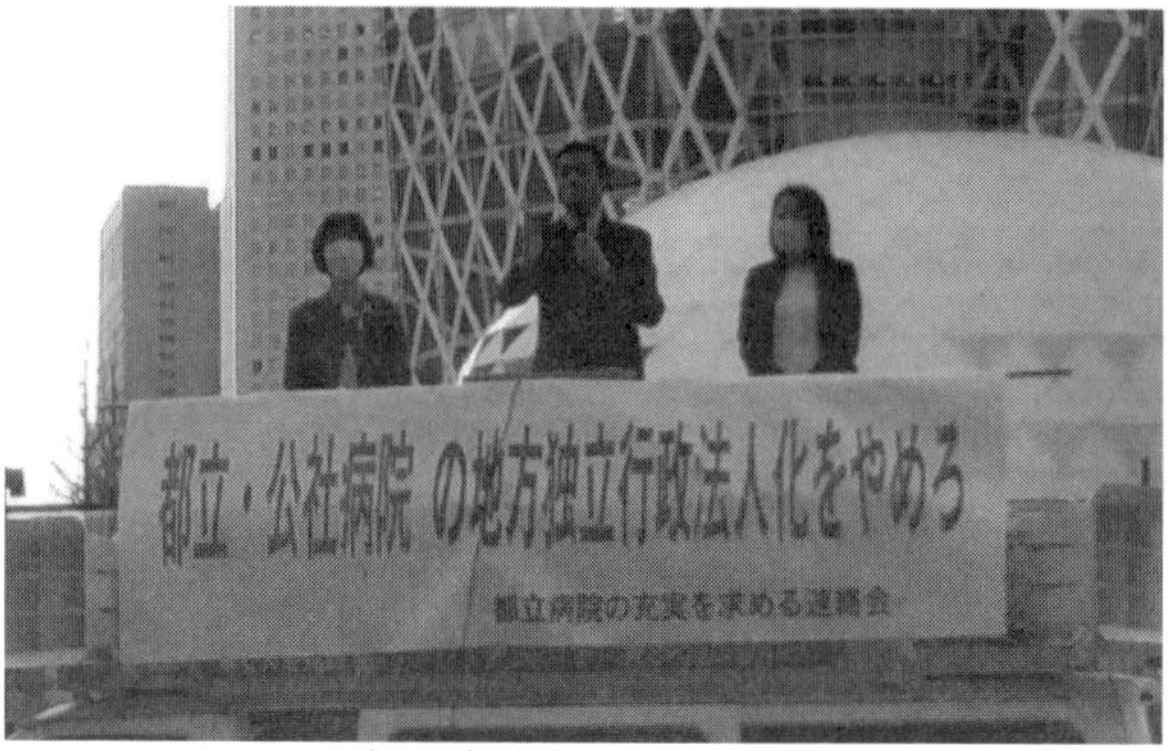
都立・公社病院 の地方独立行政法人化をやめろ
都立病院の充実を求める連絡会

図 3-3　都立病院廃止条例が可決された 2022 年 3 月 25 日に街宣

　そもそも明治以来続く樹液を吸い取る政治で、日本には公的病院が2割しかありません。アメリカを省くと、イギリスやフランスなど世界では公的病院が多く、もちろん教育も介護も、国が国民のために責任を持って提供するのが世界の常識なのです。ところが日本ではたった2割しかない公的病院の都立病院は廃止、新型コロナ感染で頑張った公立病院や公的病院が再編統合されようとしています。たとえ新型コロナ感染が終息しても、新たな感染症は再び襲ってきます。公立病院や公的病院を潰して大丈夫なんですか、と訴え続けます。

堤修三氏

介護保険は「国家的詐欺」

制度の原則を失いつつある介護保険
「反社会保障」鮮明な骨太の方針

シルバー産業新聞　2015.11.10

● 「保険料を納めた人には平等に給付を行うのが保険制度の大前提」。

● しかし「２０１５年改定や財務省の給付抑制路線の提案では、この前提が崩れつつあると危惧している」

● さらに要支援者の訪問介護などを市町村の事業に移し替えたり、補足給付の資産要件を導入するなどは、保険制度からいえば全くの筋違いで、「団塊世代にとって介護保険は『国家的詐欺』となりつつあるように思えてならない」

※ 堤　修三氏：:介護保険創設時前後の老健局長
「介護保険の生みの親」とも言われている

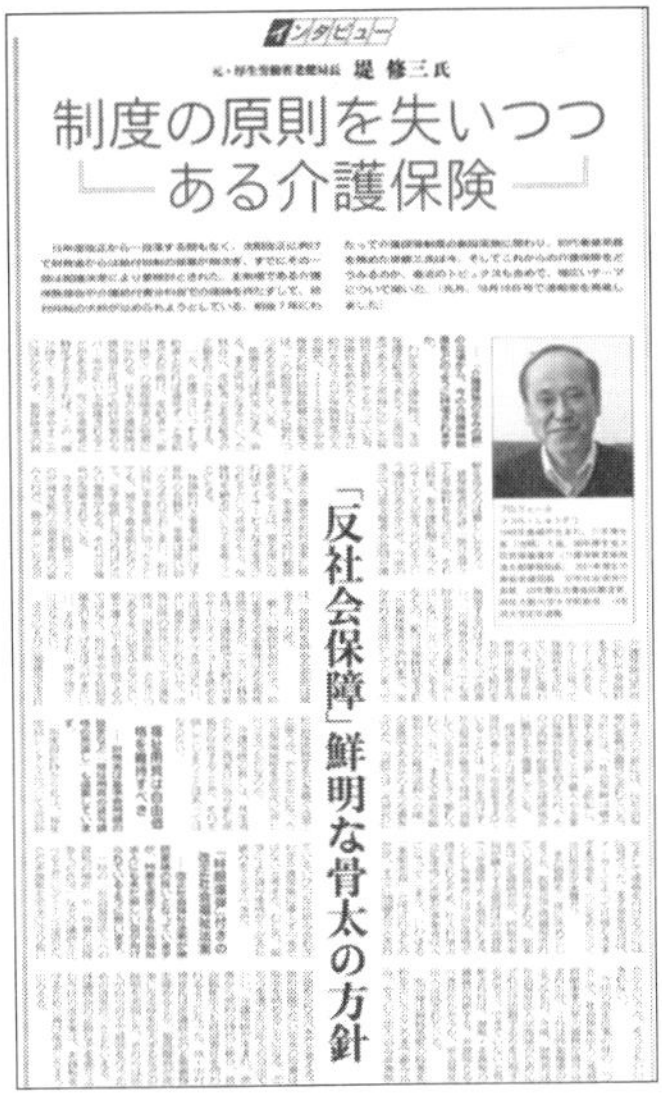

図 3-4 「介護保険の生みの親」堤修三さんも「国家的詐欺」と

介護保険は国家的詐欺

樹液を吸い取る政治の問題は医療だけに限りません。２０００年から始まった介護保険制度も同様の問題が起こっています。介護保険料は40歳以上になるとみんな支払わなければなりませんが、実際にサービスを受ける時に、「残念、あなたは軽度だからサービスは受けられない」なんて言われてしまう事態が生じているのです。冗談じゃないですよね。実はその問題を介護保険創設時に厚生省老健局長だった堤修三氏も、「国家的詐欺」と指摘しているのです（図３-４）。しかしこの発言も大手メディアはスルーですから、多くの人は厚労省を医療や介護を充実させてくれる有り難い省庁に違いないと、今でも信じているのです。まずこの国家的詐欺の現実を知る人を多くしないと、問題の解決は難しいのです。

実は国家的詐欺は厚生労働省だけの専売特許ではありません。２００９年当時衆院議員だった自民党の故中山太郎さんも、「国民が納めた税金を官僚たちが勝手気ままに使っている。怒っているのは国民だけではない。心ある政治家たちも。この官僚システムには辟易している」と発言したということが、毎日新聞に掲載されました（岩見隆夫「近聞遠見　最長老・中山太郎の『訴え』」毎日新聞２００９年1月17日）。自民党の政治家も樹液を吸い取る政治の問題を指摘していたのです。

マイナ保険証も、私から見れば誰かが得するから必死に強行しようとしているのです。医療機関は手間と持ち出しが増えるだけで大変なことになっています。マイナ保険証で得するのはＩＴ業界やカード発行する人、そして国民の様々データを利活用できる経済界と税金を搾り取ることを目論む財務省……でしょうか。樹液を吸い取る政治が、カード発行に2万円分のポイントを配るなんて、そもそもおかしいのです。いったい誰が得をするのかを、ぜひ忘れないでおかしな政治を見直してみてください。

たとえば、「コロナ予備費12兆円、使途9割追えず　透明性課題」（日経新聞２０２２年4月22日）では次の通り報道されています。

政府が新型コロナウイルス対応へ用意した「コロナ予備費」と呼ばれる予算の使い方の不透明感がぬぐえない。国会に使い道を報告した12兆円余りを日本経済新聞が分析すると、最終的な用途を正確に特定できたのは6・5％の8千億円強にとどまった。9割以上は具体的にどう使われたか追いきれない。国会審議を経ず、巨費をずさんに扱う実態が見えてきた。

12兆円余りをおおまかに分類すると、医療・検疫体制確保向けの4兆円に次いで多いのが地方創生臨時交付金として地方に配られた3・8兆円だ。同交付金をめぐってはコロナ問題とこじつけて公用車や遊具を購入するなど、自治体が予備費を何に使ったかまで特定するのは難しい。疑問視される事例もある。

そして先に述べたように、財政が豊かなはずの東京都は都立病院の赤字を問題視して廃止条例で民営化への第一歩。この国はどうなってしまうのでしょうか。

「利権財政」が推進され「権利財政」が圧縮

元財務官僚の植草一秀さんは『千載一遇の金融大波乱』（ビジネス社）で「利権財政」が推進され「権利財政」が圧縮されているとしています（図3‐5）。植草さんによると、社会保障などに代表される「プログラム支出」は、制度が法律によって確定されれば、この制度に基づいて支出は自動的に決定されるので、医療費、年金、介護などは制度によって支出が客観的に算出されるため、不正が入り込む余地は少ない。他方、その都度政府が支出対象を選定し、事業を委託する事業者を選定する「裁量支出」について次の通り指摘しています。

財務省は裁量支出を極大化し、プログラム支出を最小にする財政運営を目指している。プログラム支出は票と金になりにくく、裁量支出は票と金に〝変質〟するから。（中略）財務省は「利権財政」を推進し「権利財政」を切り込んでいる。

（『千載一遇の金融大波乱』、180頁）

「権利財政」と言われてもピンとこないかもしれませんが、唐鎌直義さんは、2015年の日本の9分野別にみた国民一人当たり社会支出額が世界と比較して、極端に少なく、特に「日本は貧困関連社会支出が決定的に遅れている」問題を指摘しています（視点「コロナ禍とこれからの日本の社会保障」社会保障

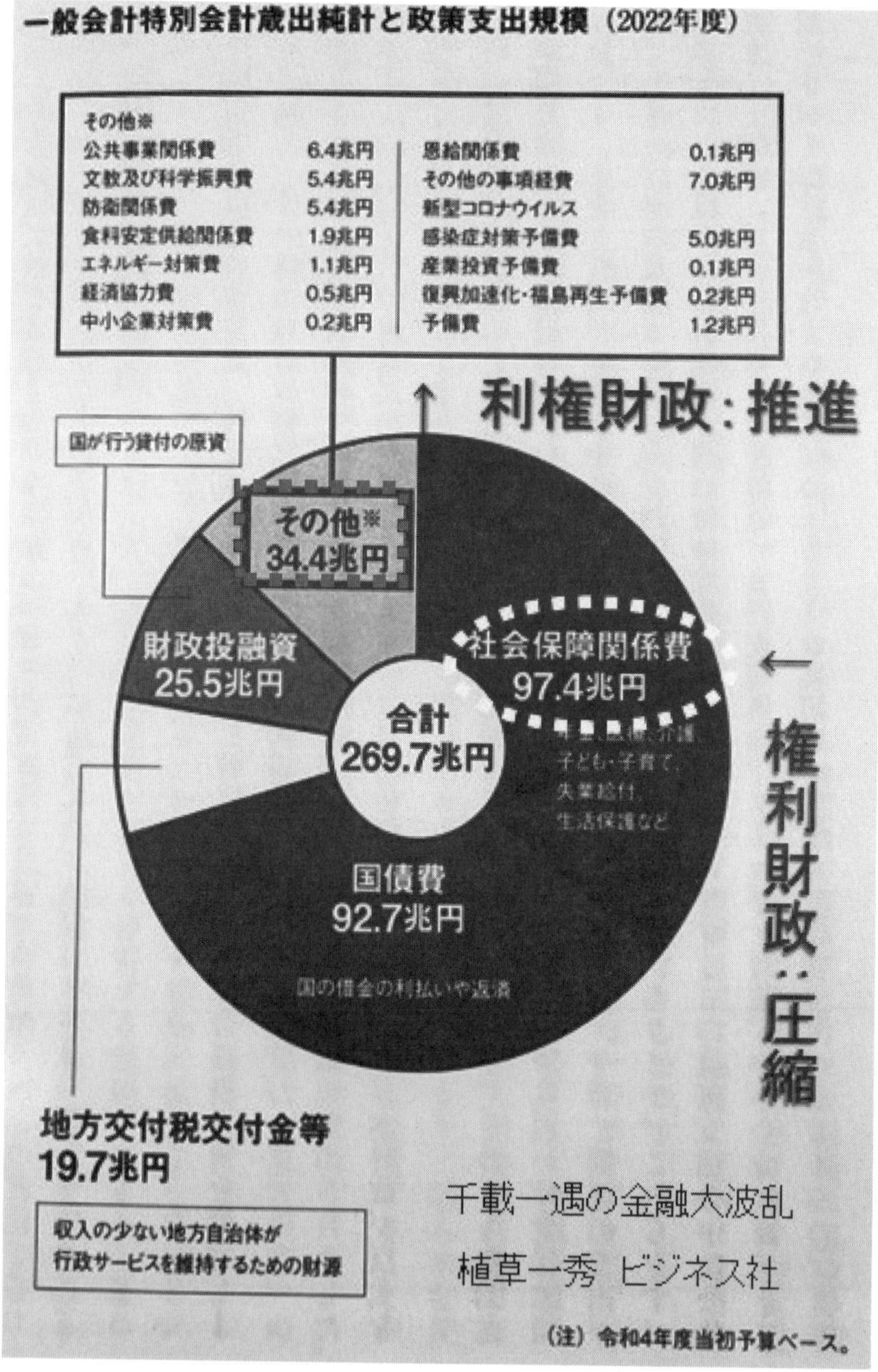

図 3-5　「利権財政」を推進し「権利財政」を圧縮

研究社者・唐鎌直義氏、月刊『保険診療』２０２０年11月、図３‐６）さらに、もし日本が各国並みの社会保障水準に必要な追加費用を負担するとすれば、勝者総取りの国であるはずのアメリカに追いつくのにさ

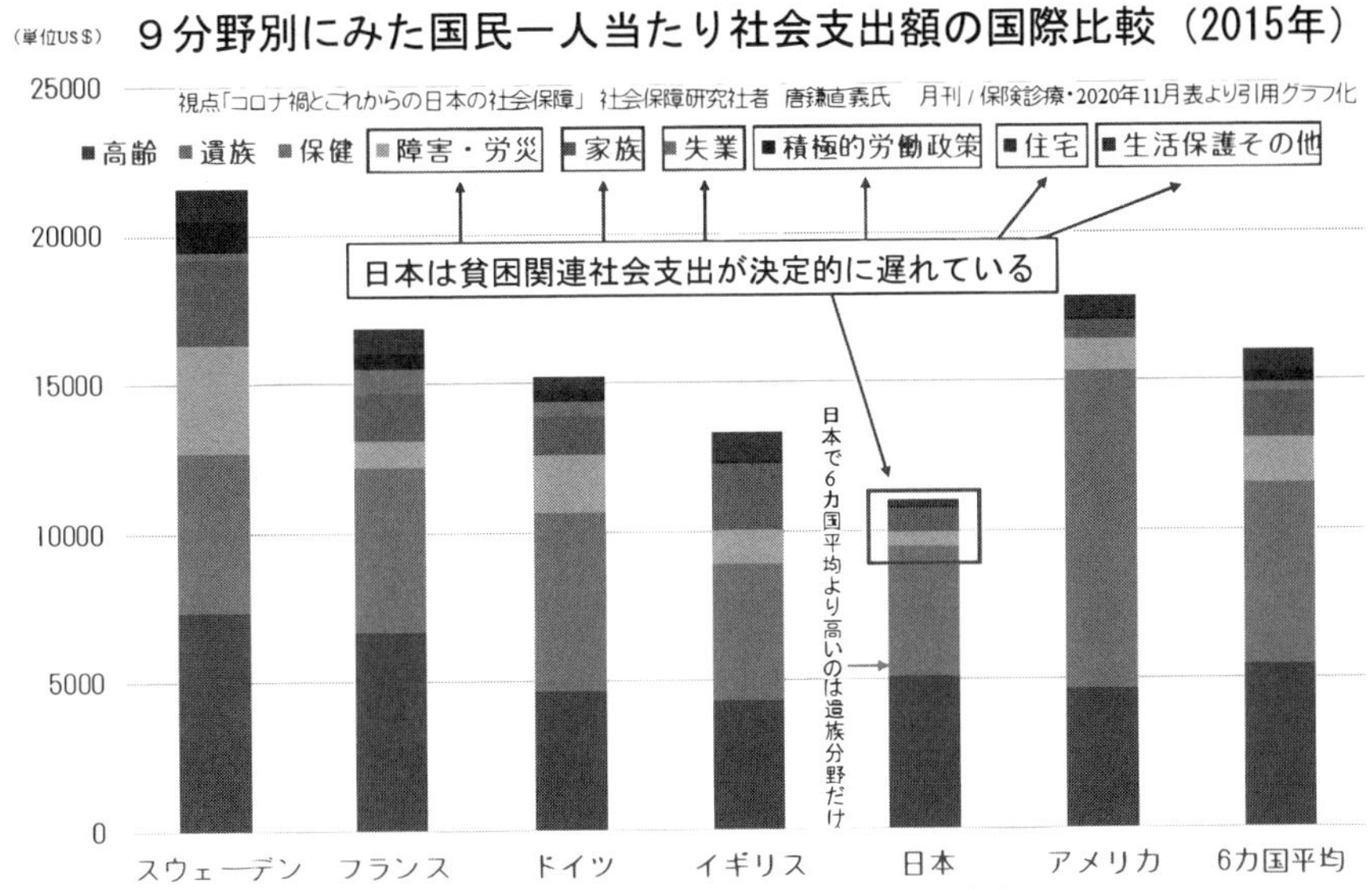

図 3-6　日本は貧困関連支出が決定的に少ない

え、今より38%予算を増やさなければならないことを示しています(図3-7)。この重要な問題も大手メディアはスルーしていますね。

権利財政とは国民が安心して暮らせる社会になるための原資で、医療にも直結する財政です。権利財政を増やせば利権財政が減ってしまうと考える、これが残念ながら樹液を吸い取る日本の現実です。貧困や生活困難を含めすべての問題がここに起因している。この構図を知って投票をする人間を増やさないとダメです。

ところが、私が説明していることは学校の教科書には載りません。なぜなら、教科書は歴史と同様に勝者が書くものだからです。最近も第二次世界大戦中に日本軍が関与した様々な問題が教科書から消されようとしています。この歴史は残したくない、消しましょうと考える勢力は、従軍慰安婦や南京虐殺はないことにしたいのです、ましてや明治維新以来変わらない樹液を吸い取る政治の話は教科書に載せられません。このような歴史もあったのだ、ということをぜひ頭の片隅に入れ

日本が各国並みの社会保障水準に必要な追加費用率（％）

高齢者負担増を考える ⑥EU諸国並みの社会保障に必要な追加費用 全国保険医新聞 2021年10月25日

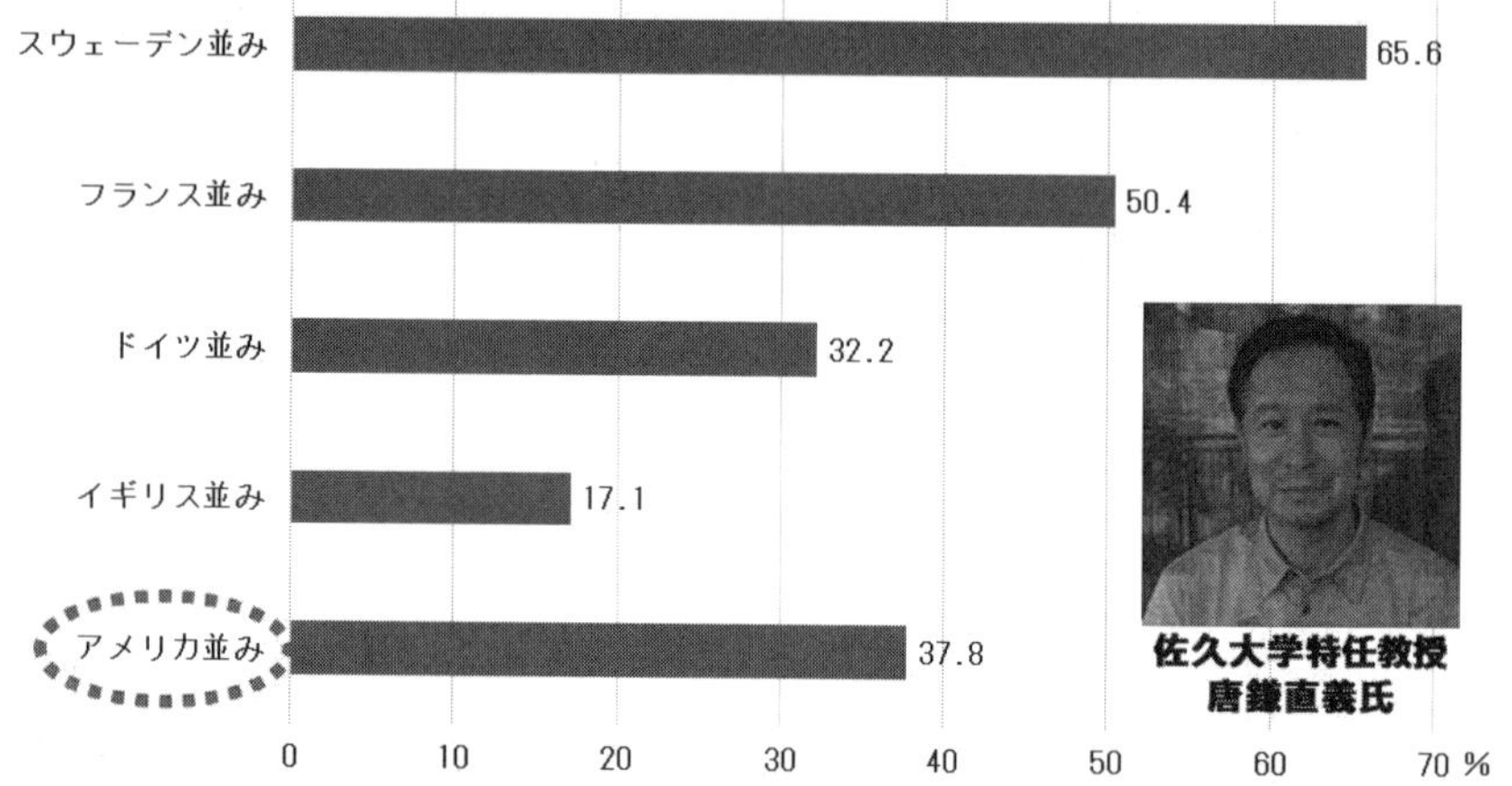

引き上げ目標国	必要な追加費用	
	（ドル）	（円）
スウェーデン並み	1兆3522億9091万	141兆9905億
フランス並み	7476億8914万	78兆5074億
ドイツ並み	5358億7375万	56兆2667億
イギリス並み	2943億6580万	30兆9084億
米国並み	8724億7465万	91兆6098億

図 3-7　先進国並みの社会保障水準には大幅な追加費用が必要

て、お知り合いにも伝えていただければと思います。

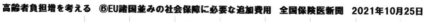

明治から戦争で儲けようとした

明治維新から150年以上が経過した今でも、山口県で「先生」と言えば吉田松陰を指すそうです。松陰は当時から琉球・朝鮮・台湾など海外に侵略すべきと主張し（図3-8）、その考えは長州藩士の伊藤博文や山形有朋ら明治政府の要人に引き継がれ、日本は海外を侵略しました。明治天皇が国運を誤る者と嘆いて済生会病院をつくるきっかけとなった「済生勅語」が発せられたのが明治44年（1911年）、まさに日清・日露戦争による国内の混乱が影響していたのです。この流れを加速したのが、日清戦争で日本が清から獲

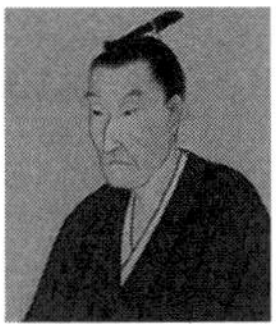

侵略史観のルーツ

「幽囚録」吉田松陰；野山獄中録
賊軍の昭和史：東洋経済新報社

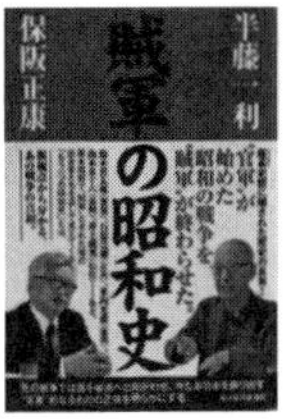

蝦夷を開墾して諸侯を封建し、間（スキ）に乗じて加模察加（カムチャッカ）・オ都加（オホーツク）を奪ひ、琉球に諭し、朝キン会同すること内諸侯と比しからしめ、（国内諸侯と同じく参勤させ）、朝鮮を責めて質を納れ貢を奉ること古の盛時の如くならしめ、北は満州の地を割き、南は台湾、呂宗（ルソン）の諸島を収め、漸に進取の勢を示すべし。

図 3-8　参考文献　半藤一利・保坂正康『賊軍の昭和史』（東洋経済新報社）

得した多額の賠償金です、戦争で儲かるという味をしめた成功体験、それが今回の防衛費倍増を進める背景にあることは間違いないでしょう。

実はこの当時の状況を夏目漱石は『三四郎』に書いています。日露戦争の後に三四郎が上京する汽車の中で会った老人（東大の教授）に「日本は滅びるね」と言わせています。さらに孫崎享さんは、「夏目漱石の欧米観」として漱石が次のように指摘していたことを紹介しています。

1　金の有力なるを知りし事
2　同時に金のある者が勢力を得し事
3　金ある者の多数は無学無智野郎なる事
4　無学不徳義にても金あれば世に勢力を有するに至る
事実を示したる故国民は窮屈なる徳義を棄て只金をとりて威張らんとするに至ること
5　自由主義は秩序を壊乱せる事

（『日本国の正体「異国の眼」で見た真実の歴史』毎日新聞出版、２４６頁）

その当時、漱石は本気で日本は危ないと思っていたに違いありません。そして漱石は「欧米観」としていますが、明治時代の日本を欧米を借りて指摘したのに違いないと、私は思います。しかし戦争をしたい勢力は政治力が強大で、第二次世界大戦まで突入してしまいました。

朝鮮や満州など海外進出の動きを後押ししたのは、吉田松陰の侵略史観ですが、その原動力となった勢力については、わが国では現在までほとんど話題にされてきませんでした。フィリピンのマニラ市庁舎にある歴史壁画に、日本の「侵略戦争の張本人」が描かれています（図3-9）。第二次世界大戦の構図が描かれており、一番下に日本の軍隊に踏み潰されるフィリピンの民衆、踏み潰す日本の軍人、背後に昭和天皇、そしてなんと天皇の頭上にうごめいているのが、財閥・資本家なのです。

この壁画を見れば、現在の防衛費倍増を誰が後押ししているのか、納得です。防衛費倍増をしてその恩恵に預かるのは私たち国民ではありません。私たちは税負担が増え、社会保障が削られるだけです。この目から鱗の内容は高岩仁さんの『戦争案内　映画製作現場、アジアからの報告』（技術社）にしっかり解説してあります。

戦争の原因を追究して、それをテーマに映画製作をする、具体的示唆を与えて下さったのはフィリピンの歴史学者レナト・コンスタンティーノさん…（中略）

「それにしても日本人は今まで、一度も自国の歴史を正しく理解したことがないのでは？」

「日本の歴史書や、歴史教科書をたくさん調べましたが、今まで日本が行ってきたアジアに対する侵略戦争の張本人を、すべて軍人や政治家として描いています。しかし基本的に軍人や政治家は、金で操られた操り人形の役をしたにすぎません。戦争を必要として計画して、金で軍人や政治家を

侵略戦争の張本人
全体を操っている妖怪　財閥・資本家

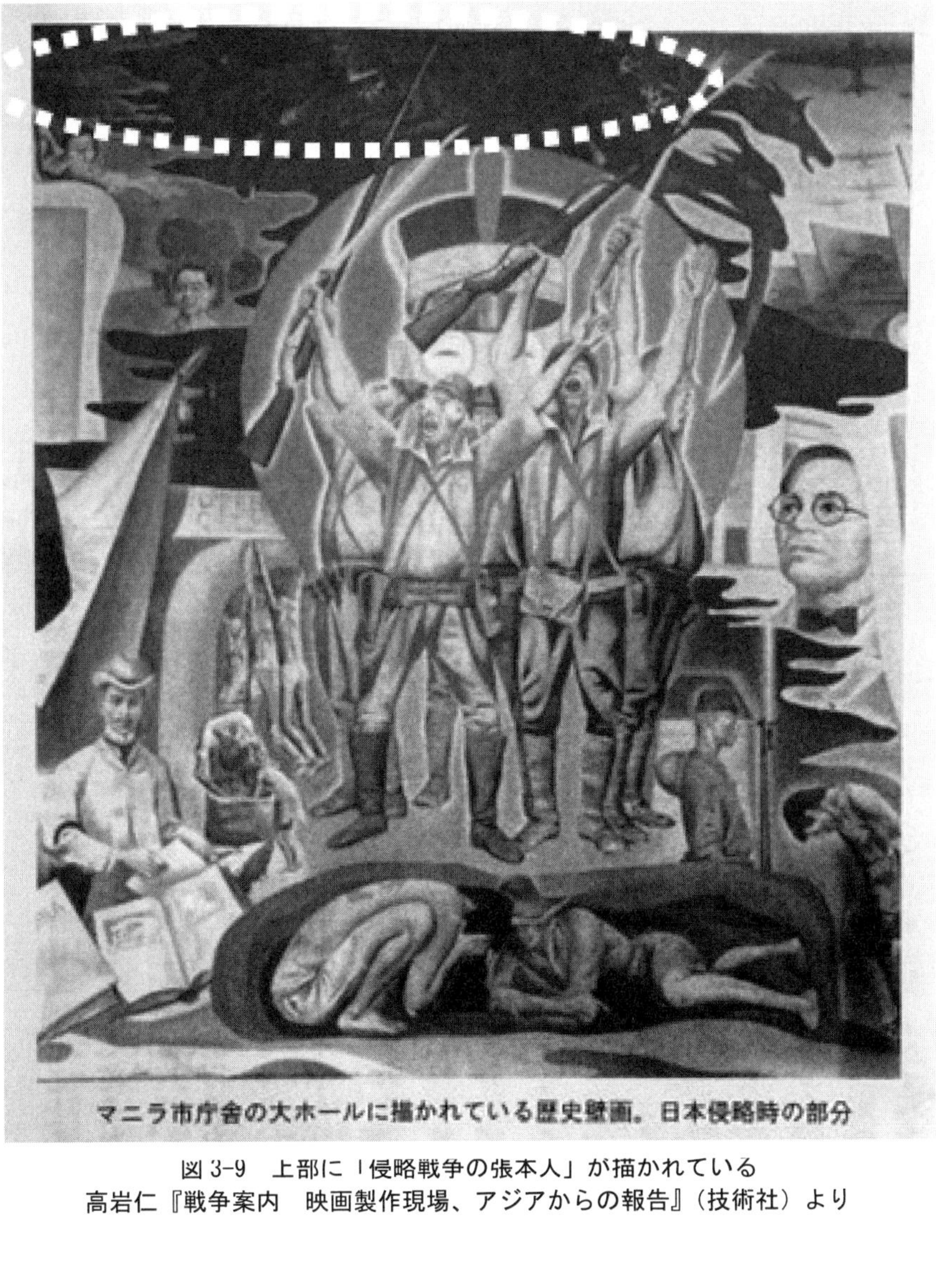
マニラ市庁舎の大ホールに描かれている歴史壁画。日本侵略時の部分

図 3-9　上部に「侵略戦争の張本人」が描かれている
高岩仁『戦争案内　映画製作現場、アジアからの報告』（技術社）より

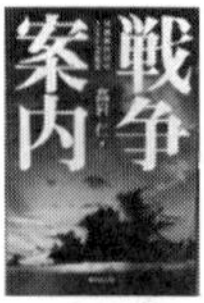

クーデター
巨額資金提供した起業家たち

戦争案内　映画製作現場　高岩仁　技術と人間　2004年

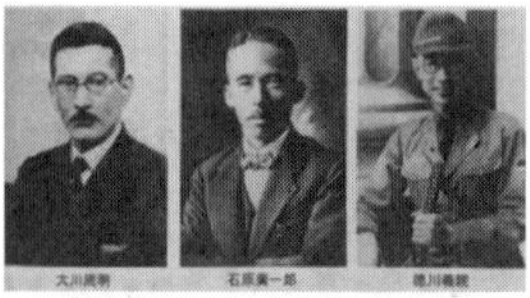

クーデター未遂やクーデターによって、大正デモクラシーは押しつぶされ、日本には軍国主義体制が確立され、1941年12月8日にアジア太平洋戦争へ突入しました・・この一連のクーデター未遂やクーデターには、巨額の資金を提供していた起業家がいました。

○三月事件←50万円・徳川義親（尾張徳川家19代目当主、資産家、侯爵、昭和天皇と姻戚関係）
○十月事件←63万円・藤田勇（戦争ブローカー、中国戦線で麻薬取引をして巨利を得た人物）
○五・一五事件←9万円・神武会（徳川義親、石原廣一郎、大川周明などが30年代初期に作った秘密結社、目的に政党政治打倒、軍事政権樹立、南進等）
○二・二六事件←35万円・石原廣一郎（石原産業社長。同社はマレーシアなどでゴム園や鉱山事業等をお子なっていた。戦後四日市公害の中心企業）

当時の一万円は今の一億円よりももっと値打ちがあった・・無駄な金を一銭でも出さない起業家が、なぜこんな大金をクーデターにつぎ込んだのか？・・三井や三菱、日産などの財閥も、このクーデターの首謀者たちに金を出していたことが、わかっています。

図 3-10　2.26, 5.15 事件に起業家・財閥が軍人に資金提供

操って莫大な利益を上げてきたのは、財閥・資本家たちですよ。しかし日本の歴史書には、このことはどこにも書いてありませんね」と…（中略）

マニラ市庁舎の大ホールに描かれた歴史壁画です。日本侵略時代の絵は、日の丸の前で天皇が、ニタっと笑っていて、その下で日本軍が万歳をしている。その足元にはフィリピンの民衆が踏み付けにされています。そしてその全体をいかにも操っているような妖怪が描かれていました。この妖怪こそが財閥・資本家を意味しているのです。

（『戦争案内』7頁）

さらに私が驚いたのは、2・26事件や5・15事件の背後にも、軍人に資金提供をしていた企業家や財閥がいたことです（図3-10）。日本を守るためには防衛費倍増とお考えの方に、ぜひご一読いただきたい『戦争案内』です。

さてここで18世紀に英国で活躍した文学者サミュ

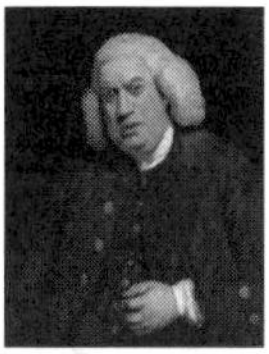

「愛国心は卑怯者の最後の隠れ家」
「政府は我々を幸せにすることはできないが、惨めな状態にすることはできる」
「腐敗した社会には、多くの法律がある」

サミュエル・ジョンソン（1709年 − 1784年）イギリスの文学者　ウィキペディアより

「あらゆる出来事のもっともよい面に目を向ける習慣は、年間1千ポンドの所得よりも価値がある」

「彼の死を悲しんではならない。彼のようなすばらしい奴と出会えたことを喜ばなくてはならない」

「過ぎ行く時を捉えよ。時々刻々を善用せよ。人生は短き春にして人は花なり」

「ロンドンに飽きた者は人生に飽きた者だ。ロンドンには人生が与え得るもの全てがあるから」

（ジョンソンの言葉で最もよく引用される言葉）

「地獄は善意で敷き詰められている」

「怠け者だったら、友達を作れ。友達がなければ、怠けるな」

「人生において新しい知人をつくらずにいると、やがて独りぼっちになるだろう。人は友情を常に修復し続けなければならない」

「信頼なくして友情はない、誠実さなくして信頼はない」

図 3‒11　サミュエル・ジョンソンの格言

エル・ジョンソン（1709‐1784年）の言葉を紹介します。「政府は我々を幸せにすることはできないが、惨めな状態にすることはできる」、「腐敗した社会には、多くの法律がある」、そして「愛国心は卑怯者の最後の隠れ家」です（図3‐11）。

私の母は、よく「一事が万事だよ」と教えてくれました。昔戦争を起こした構図が、今も繰り返されているかもしれない、そう考えることは重要と思います。樹液を吸い取る政治も、母親の言葉どおり「一時が万事だ」と思うのですが、いかがでしょうか。

戦争はお金が儲かる人がいるから起こるのです。しかし、お金持ちは自分や家族を戦争に行かせると思いますか。皆さんおわかりだと思います。

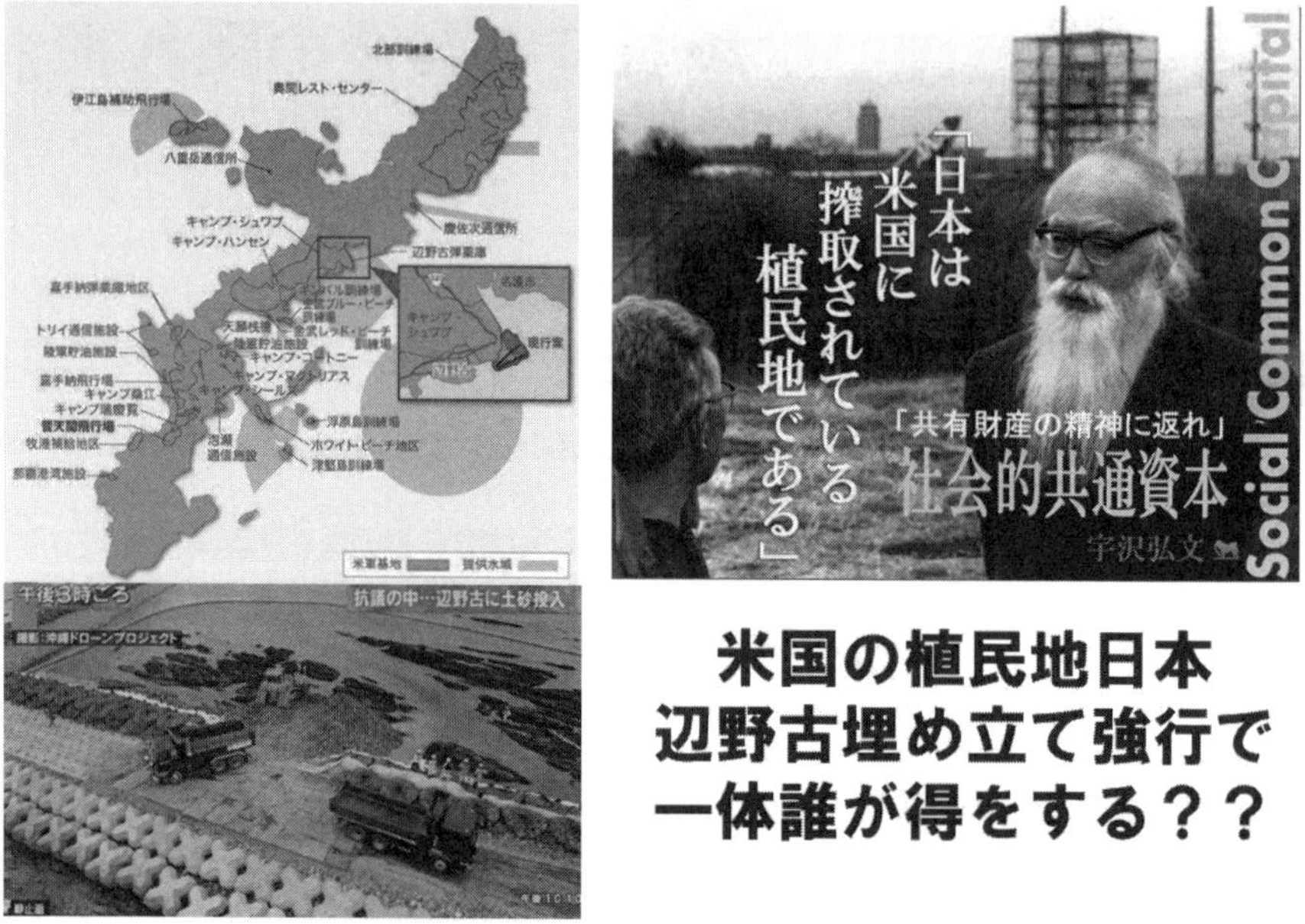

図 3–12　宇沢弘文「日本は米国に搾取されている植民地」

2　憲法9条は徐々に変質

日本はアメリカの植民地

白井聡さんは『国体論　菊と星条旗』で、戦前の日本は菊＝皇室が国体だったが、戦後国体の頂点は菊から星条旗に移ったと指摘していることは先に述べましたが、経済学者で有名な宇沢弘文先生も「日本はアメリカに搾取されている植民地である」と仰っています（図3-12）。

積極的平和主義を提唱したヨハン・ガルトゥングの『構造的暴力と平和』（中央大学出版部）を読みました。その中の帝国主義の構造を見るとちょうど日本とアメリカの状態を表しています。日本の中心とアメリカの中心の1％は利益を調和して連携し、両国残りの99％は利益不調和で搾取されているのです（図3-13）。

構造的暴力という視点で見れば、日本で現在行われている原発再稼働や汚染水処理問題、辺野古基地建設、安保関連法、防衛費倍増、そし

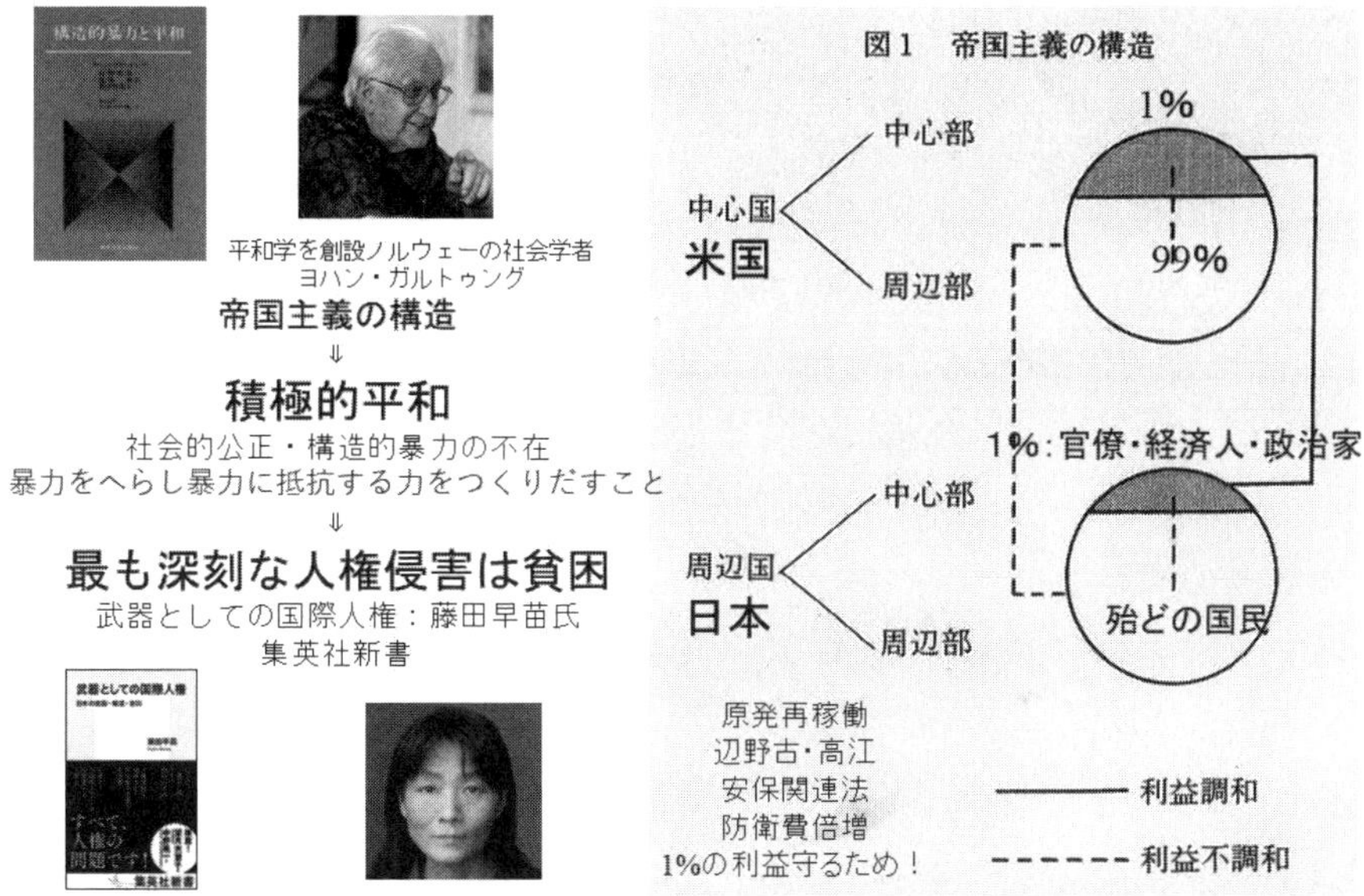

図 3-13　1%の利益調和と 99%の利益不調和

てマイナ保険証に至るまで1%の利益を増大させ守るために強行されていると見れば理解しやすいと思います。ウクライナ戦争の報道を見れば、本当にウクライナの人たちは気の毒だけども、あの報道で日本もミサイルを持つべき、防衛費を倍増すべきと考えるのは、1%の人間を喜ばせるだけなのです。

さらにガルトゥングの指摘で学ぶべきは、真の「積極的平和」が意味するものは社会的公正・構造的暴力の不在な状態を指すということです。ドンパチで相手をやっつけることではありません。

この視点では、藤田早苗さんの『武器としての国際人権　日本の貧困・報道・差別』(集英社新書)も、目から鱗の一冊でぜひお薦めしたいと思います。国際人権の視点から見れば最も深刻な人権侵害は貧困なのです。医療だけでなく日本の様々な問題に通底する人権後進国の状態、まさに樹液を吸い取る政治の実態がご理解いただけると思います。

金持ちが戦争を起こし、貧乏人が死ぬ

アメリカのアイゼンハワー大統領も離任演説で、軍産複合体が大きくなりすぎて危ないと警告していました。軍事産業が大きくなりすぎるとそこで雇用されている人、そこで儲けている人は定期的に戦争をやってもらわないと困るわけです。つくったミサイルを使ってもらわないと新しいミサイルが売れない。防衛費倍増で日本がトマホークや戦闘機を買うということはそういう構図なのです。そして日本の軍事産業が大きくなれば、さらに政治力が強く大きくなって……マニラの壁画にあったような戦前と同様の状況が完成するのです。

アイゼンハワーの警告を分かりやすく名言としたのは、フランスの哲学者ジャン＝ポール・サルトルでした（「名言＋Ｑｏｔｅｓ「サルトルの名言」 https://meigen-ijin.com/sartre/）。

金持ちが戦争を起こし、貧乏人が死ぬ。

さすがサルトルですね。さらに私がすごいと思った言葉は、キューバのチェ・ゲバラについて、そして私たちへのメッセージです。

チェ・ゲバラは20世紀で最も完璧な人間だ。
悲しむことはない。いまの状態で何ができるかを考えてベストを尽くすことだ。
人間の運命は人間の手中にある。

「悲しむことはない。いまの状態で何ができるかを考えてベストを尽くすことだ」。大事にしたい言葉です。

3　悩ましい国民性を診断する

なぜ日本国民は、明治維新以来続く樹液を吸い取る政治を変えられなかったのでしょう。がっかりする方もいるでしょうが、私は「正しい診断ができなければ正しい治療ができない」と考えて、しっかり分析する必要があると考えています。

外科医を引退して以降、市民団体の方々と一緒に活動するようになって、「1年に100回スタンディングした」などすごく頑張っていらっしゃることを知りました。しかしその活動がどれだけ相手に伝わっているのか、どれだけ投票率アップに貢献しているのかという検証はあまりなされていないようです。どのような活動が一番相手の心に響くのか、良い意味での「費用対効果」を分析することは重要と思います。

日本人は最悪の事態に備えるのが苦手

2023年1月に埼玉県保険医協会50周年の記念講演会で、内田樹さんの「これから世界と日本はどうなるのか」と題した講演を聴きました。特に印象に残ったのは、「日本人は最悪の事態に備えるのが苦手」という指摘でした。まさに私が日本の政治で一番問題だと思っていたことでした。私は36年間の外科医生活を通して、常に「手術後の患者さんが様々な合併症を起こす危険性がある」と考えて対応していました。その心構えがなければ、医療事故を未然に防ぐことはできないからです。術後の患者さんに何か不都合な事態が起きていないか、日曜や夜間も病棟を訪れて患者さんを診察していたのです。

その経験からすると、今の政治家や官僚の皆さんは最悪の事態に備えて政策を立案し実施しているでしょうか。世界で一番地震も津波も頻発する日本で老朽原発を再稼働するなど、私からすればものすごい度胸です。危ないから一刻も早く脱原発を目指しなさい、と教えてあげたいのですが、最悪のことを考えなくても偉くなれる、事故が起きても責任を取らなくてもいい、これが日本の政治と行政の実態です。

加藤陽子さんは東条英機首相が他力本願の思考だったと指摘しています。東条は、ドイツが勝てばどうにかなるみたいなことを期待して戦争に突入していたようです。

41年10月18日に東條英機が首相となると、東條は、「対米英蘭蒋」という文書を、陸海軍の課長級の人々につくるように命ずる。これが戦争を終わらせる計画ですよ、と天皇の前で説明するための材料をつくらせる。ただ、この腹案の内容というのは、他力本願の極地でした。このときすでに戦争をしていたドイツとソ連の間を日本が仲介して独ソ平和を実現させ、ソ連との戦争を中止したドイツの戦力を対イギリス戦に集中させることで、まずはイギリスを屈服させることができる、イギリスが屈服すれば、アメリカの参戦への意欲が薄れるだろうから、戦争は終わると。すべてがドイツ頼みなのです。また、イギリスが屈服すれば、アメリカも戦争を続けたいと思わないはずということで、希望的観測をいくえにも積み重ねた論理でした。

（『それでも、日本人は「戦争」を選んだ』新潮社、402頁）

最悪のことを考えないのはダメでしょう。甘い判断と、竹槍の精神論で勝負しました。そもそも竹槍でアメリカに勝てると思いますか。同じ失敗を繰り返すのをやめなければなりません。

アメリカの人類学者ルース・ベネディクトは『菊と刀』で緻密に日本人を分析していました。日本陸軍に所属した、ハロルド・ダウド大佐は、日本の上官が軍隊に必要なことは眠らない訓練をすることと公言し、「あいつらは教えなくても眠ることは知ってます」と、三日二晩わざとぶっ通し眠らないで行軍をさせたことを見て驚いています。海外の軍隊はちゃんと眠らせないと能力が発揮できないと考える、この差は大きいですね。それが今でも医師不足を放置して過労死ライン以上に働かせる厚労省の政策にも受け継がれています。

新型コロナ対策も同じでした。わが国の新型コロナ感染症の1日死者数は2023年1月に過去最多を更新しました。日本は一貫してPCR検査も増やしませんでした。海外ではしっかりPCR検査を実施したのに日本は検査も不十分なままに自宅療法に誘導して在宅死を頻発させたのです(図3-14)。『菊と刀』に書かれた日本軍と、その精神性は今も変わっていませんでした。戦中は「弾も食料もないまま」でしたが新型コロナでは「医師も検査も不足なまま」で、戦中の「竹槍」は「エッセンシャルワーカーへの拍手」に置き換えられたのです。そして敗戦の検証も不十分だった日本は、新型コロナによる医療崩壊の検証も不十分なまま2類から5類に変更したのです。

＊2類から5類に変更　2021年5月8日から、新型コロナウイルス感染症の感染症法上の位置づけが「2類相当」から「5類」に移行され、これまで公費負担により無償であった検査費や医療費が自己負担になるなど、新型コロナへの対応が変わりました。

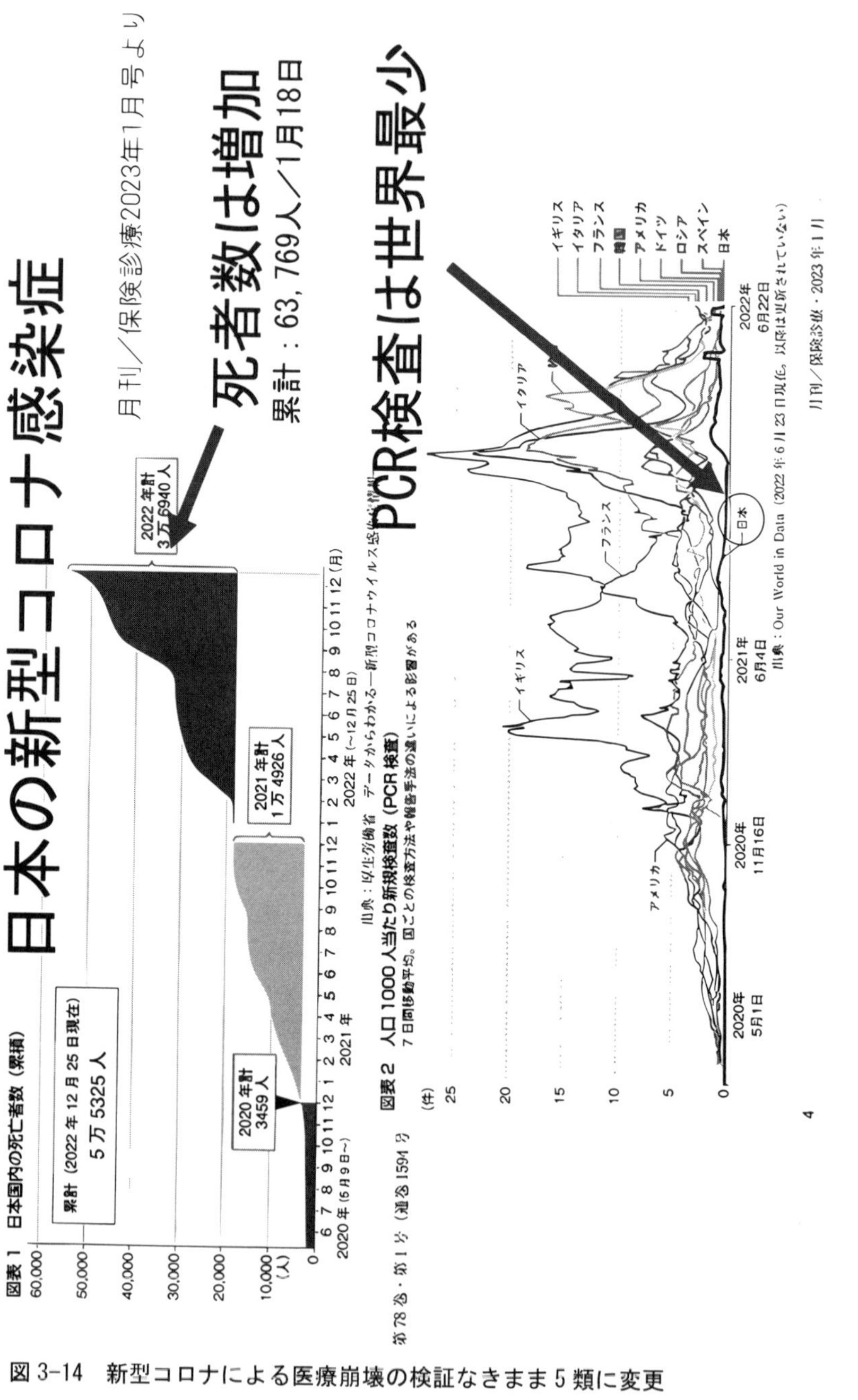

図 3-14　新型コロナによる医療崩壊の検証なきまま５類に変更

一億総懺悔で戦災の補償なし

日本のリーダーが「最悪の事態が想定できない」「眠らない訓練が重要」と考える精神性を持っていたと考えれば納得できます、急に変わったのではないのです。だから温故知新・歴史を知ることが大事なのです。

「一億総懺悔」という言葉を聞いたことはないでしょうか。戦争に負けた時に急に国民は一億懺悔ですよ。だって皆さんだって戦争に賛成して竹槍でアメリカと戦うと言って賛成したでしょう、と言われたのです。

> 1045年8月17日、大日本帝国の葬列を送り出した鈴木貫太郎内閣は総辞職した。あとを継いだのは、東久邇宮成彦である。この皇族首相、28日、記者会見で敗戦の理由について「国民の道義のすたれたのもこの原因のひとつ」であり、「軍官民、国民全体が徹底的に反省し懺悔し」なければならず、「全国民総懺悔することがわが国再建の第一歩」などと話した。日本現代史屈指の名言、「一億総懺悔」の論理である。
>
> （栗原俊雄『戦後補償裁判　民間人たちの終わらない「戦争」』ＮＨＫ出版新書、14頁）

しかし懺悔だけ求められたものの、戦後に補償されたのは主に軍人だけでした。第二次世界大戦で日本と同じように負けたドイツやイタリアは、ちゃんと一般民衆の補償をしたのにです。東京大空襲の被害者も補償されませんでした。これも一事が万事ですね。コロナ禍の生活費はもちろんワクチンによる被害にも補償が不十分です。将来また戦争が起きても、「皆さん防衛費倍増に賛成したでしょう」と言われて、自分や家族がどうなっても「補償はされない」、その覚悟が必要です。まさにそのキーワードが賛成したんだから耐えなさいという「受任論」です。栗原さんは戦後補償裁判でも日本に三権分立は全然存在しないと指摘されています

1968年に在外財産に関する最高裁判決で、補償問題は立法によって解決すべき、という司法の結論が確定してから半世紀近くが過ぎている。その間、解決する立法はなされていない。だからこそ、訴訟があとを絶たないのだ。この長期間の不作為こそ、「憲法違反」ではないのか。法律を作るのは立法府＝国会の仕事だ。

もちろん行政も内閣が法案を提出することで、法律を作ることができる。立法府も行政も、変な法律を作ることもあれば、国民、正義のために必要である法律を作らないこともある。いずれも、司法が厳しく監視することによって、三権分立は機能する。たとえば同じ爆弾でけがを負った二人、軍人には補償し、民間人にはしない。そんな明白な差別をする行政。差別を解消できない立法。そうした状況であればこそ、司法の役割がある。しかし「受忍論」に関する限り、日本に三権分立は存在しない。

（前掲書、114頁）

せめてこの裁判から私たちが学ぶべき教訓は、わが国で戦後補償の恒久法を成立させることができれば、戦争の歯止めとなる可能性があることです。

戦争になれば死者や遺族、負傷者が生じる。膨大な彼ら彼女らに補償をする法律があれば、国家

はやはり膨大な補償を迫られる。となれば、国家は戦争に踏み切ることを躊躇せざるをえないだろう。

（前掲書、261頁）

それにしても樹液を吸い取る政治を変えられなければ、そのような法律制定は、夢のまた夢ですね。

三権分立が機能しない

日本の三権分立が機能しないルーツは、明治憲法がプロシャからの輸入憲法だったということを確認する必要があります。日本司法の父とされる江藤新平はフランス憲法をならって三権分立を導入しようと試みましたが、長州閥に中央政府を追われ佐賀の乱で打ち首になりました。その後、伊藤博文はプロシャ人グナイストの教える「君権万能の憲法」をもとに明治憲法をつくったのです。

日本が立憲政治の国となったことについて考えてみても、明治憲法はプロシャ人グナイストの教えた君権万能主義の憲法であって、人民の自由や権利や平等は、実質的には殆ど認めたものではなかったのである。その本質は、ただ、天皇の権力を、永遠のものとし、過去よりも強力のものとすることであって、憲法の名はあっても、その実質は、はなはだ専制式のものであったのであるから、明治憲法の成立したことは、人民のために、意義の軽いものであった。（中略）明治憲法は、「公論政治」の主張を半殺しにし、「万機公論に決すべし」との誓いを、抹殺しているのである。即ち維新の破壊ともいえる。

（蜷川新『維新正観』批評社、22頁）

長州人伊藤は、当時の民間人の憤起を、極度に圧迫した。そして、有名な「保安条例」を発布（明治20年・1887）して、政府に反対する人民を、東京以外にことごとく追放した。

彼は、人間の権利を奪って、自己の政府を守ったのである。伊藤がプロシヤ式の専制主義者であることは、この一事が明白に証明している。

伊藤は、人民から強烈な攻撃をうけて、総理大臣を辞したのであったが、彼は何らその責任をとることなく、直ちに枢密院議長となり、寺島が副議長となった。薩長人は、天皇を利用して勝手なことをし、人民を愚弄していたのである

（前掲書、120頁）

そのため明治憲法から戦後の現憲法に代わっても三権分立は形ばかりで十分には機能していません。だから今でも日本の司法は国民が行政を訴える裁判を起こしてもほとんど却下してしまいます。多くの場合一審・二審と引き伸ばされて、最後に最高裁で敗訴となります。これに比べて海外では、その国の最高裁が下した判決を見直す仕組みがあるのです。藤田早苗さんの『武器としての国際人権』には、日本が人権後進国な理由として、最高裁の後の救済として個人通報制度がない問題を指摘しています。

国連人権条約機関は政府報告書審査にみならず、「個人通報」の審査も行う。これを「個人通報制度（individual complaint mechanism）」といい、条約で認められた権利を侵害されたと主張する個人が、各条約の委員会に直接訴えを起こして救済を図る制度で、各国の人権状況を改善するために国際人権保障制度が設けた、実効的な条約実施制度である。国内の終審判決で負けて不服が残る場合に条約機関に直接訴えることができる、いわば「最高裁の後の救済制度」だ。

（『武器としての人権』44頁）

国連人権規約に定められた個人通報制度は、すでに世界116か国に存在するようです。この制度を持つ国では最高裁が却下した場合でも、国連の人権規約委員会に直接救済の申し立てができるのです。例えば今全国で行われている生活保護裁判も、万一最高裁で負けても国連に申し立てすれば、見直される可能性があります。貧困は一番の人権侵害ですから生活保護裁判も私たちが勝てる可能性が高いのです。ところが日本政府は国連人権規約の個人通報制度を批准していないので、そのシステムが日本にはないのです。

さらに、日本には政府と独立した国内人権機関がありません。世界で110か国にあり、韓国でも2001年にすでに設立されています。政府から独立した国内人権機関がないから日本の政府は私たちの人権を軽視できるのです。その上で注意が必要なのは、もし国内人権機関をつくっても独立させない危険性があることです。最近の日本学術会議会員の任命拒否問題を見れば、学術会議の独立を認めていないことが明らかです。

国内人権機関とは、政府から独立し独自の調査権限を有する実効的な国内人権救済機関のことだ。国連は、裁判所とは別に、簡易・迅速に人権侵害からの救済と人権保障を推進するための国家機関が必要であると考え、1993年に「国家機関（国内人権機関）の地位に関する原則（パリ原則）」を採択し、各国にこれに沿った国内人権機関の設立を求めている。

（前掲書、46頁）

このような日本の実態を見れば、９条の意義も違って見えてきます。新憲法に今の９条にある「戦争放棄条項」を盛り込んだ幣原喜重郎はなぜそれを考えたのか。日本人の国民性を痛いほど熟知して、日本はあぶない、再び同じ過ちを繰り返す可能性がある、それが理由だったと私は思います。

4　忖度するメディア

メディアは信用できない

約７割の日本人はメディアを信用しているというデータがありますが、朝河貫一が日本人は簡単に騙されると戦前から嘆いていた状況は今も変わっていないようです。メディアリテラシーを培って、メディアの報道が真実なのか否かという目で見ることがとても大事だと思います。

デンマークでは、日本のように税金を無駄に使ってる政治家は次の選挙でしっかり落選となるそうです。私は２００８年にデンマーク在住のブンゴード孝子さんの講演をお聞きした際に、デンマークの介護労働者がデモをしているという話があったので、「日本でも介護労働者の労働環境が良くないのですが、デンマークもそうなんですか？」と質問したのです。すると「今デンマークでも介護労働者のデモが起きています。日本よりはずっと良い待遇ですが、大変な仕事だからもっと改善すべきと国民もデモを応援してるんです」という答えでした。

これだけ日本とデンマークは違うと驚きましたが、日本で医療従事者や介護労働者が、エッセンシャルワーカーにより良い待遇をと訴えたときにメディアや国民は応援してくれるでしょうか。下手をすると「お前たち医療関係者なんだろう……」と批判さえされかねません。

読売新聞の渡辺恒雄さんがメディアの戦争責任について、日本が満州に侵攻した時に、きちんと新聞が結束して軍部を批判していればその後の暴走を止める可能性はあったと言ったことを紹介しましたが、2023年4月に国会で審議された放送法の政治的公平性の問題*でも、メディアは結束して政府を批判できませんでした。メディアも戦前と変わっていません。新しい戦前の足音がそこまで聞こえているようです。

＊放送法の公平性の問題　放送法第4条には政治的に公平であることと定められていることに関して、2015年、高市早苗総務大臣（当時）は政府のこれまでの解釈の補充的な説明として、「一つの番組のみでも極端な場合は、政治的に公平であることを確保しているとは認められない」と新たな解釈を答弁、政府による報道機関への政治介入をほのめかし、表現の自由と知る権利への抵触の恐れが問題となりました。2023年3月、立憲民主党の小西洋之衆院議員はこの件をめぐって国会で、職員から提供を受けた総務省の行政文書を公開。「礒崎総理補佐官ご説明結果（概要）」と題された文書では、当時の官邸幹部らと総務省側のやりとりが詳細に記され、当時の安倍晋三首相や高市総務相の発言とされる内容も記載され、礒崎氏が解釈変更に難色を示す総務省側に「俺と総理が2人で決める話」と圧力をかけ、安倍氏が特定の番組名を挙げて「現在の放送番組はおかしいものもあり、こうした現状は正すべき」などと発言したとの記述があり、小西氏は「特定の番組を狙い撃ちにして、放送法の解釈を改変することはあってはならない」「政治目的で解釈を特定の権力者だけでつくってしまうことが文書で明らかになった」と主張。これに対し高市経済安保担当相は「ねつ造文書だと考えている」と強弁しています。

海外の記者からみた日本のメディア

ウォールストリート・ジャーナルのジェームズ・シムズさんは、あるラジオ番組で、「日本が原発を使う資格がないと考える理由」を解説していました。①事故が起きても情報公開をしない、②誰も責任

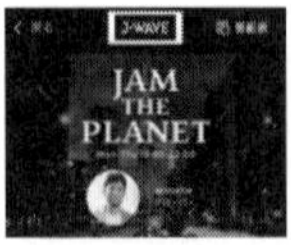

日本は原発を使う資格がある？

jwaveのジヤムザプラネット　23.3.1 19:10〜19:20
https://www.j-wave.co.jp/original/jamtheplanet/

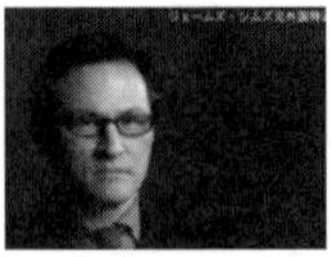

アメリカ人ジャーナリスト、ジェームズ・シムズ氏（米紙ウォールストリート・ジャーナル元コラムニスト）日本は原発を使う資格がないと考える理由

1. 事故が起きても情報公開をしない
2. 誰も責任を取らない
3. マスメディアがそれを追求しない
4. 司法が機能していない
5. 推進側経産省と規制委員会は一応違う組織だが規制側が弱く安全が度外視されている。

図 3-15 「日本が原発を使う資格がないと考える理由」

を取らない、③マスメディアがそれを追求しない、④司法が機能しない、⑤推進側の経産省と規制委員会は一応違う組織だが規制側が弱く安全が度外されている。だから資格がないというのです、哀しいですが、これが現実、私も心から納得でした（図3-15）。

平時に原発を使う資格がない国は、絶対に戦争をしてはいけません。危なくてしょうがありません。戦争が起きても情報公開しない、先の戦争中もそうでした。退却することを「転進」と誤魔化していました。信用できないだけでなく、責任も取りません。第二次世界大戦こそ極東国際軍事裁判でごく一部の人間の責任が問われましたが、もし日本が主導権を握る状況であれば、誰の責任も問われなかったと思います。医療事故もそうですが、問題が発生した時に、再発防止のための検証と責任の追及ができない国が戦争するなんてとんでもないのです。

ニューヨークタイムズの東京支局長だったマーティン・ファクラーさんも、日本は「発表ジャーナリズム」と指摘しています。

日本のメディアの報道は実に不思議だ。電力会社が活断層の存在について触れるまでは、メディアは島根原発の安全性を疑う記事をちっとも書こうとはしなかった。そもそも知らなかったのか、ニュースにならないと判断したのかはわからない。それが、電力会社が活断層の存在を認めた瞬間、新聞に記事が出る。裁判で原発の危険性が言及された段階で、ようやく記事を書く。自らが疑問を抱き、問題を掘り起こすことはなく、何かしらの「お墨付き」が出たところで報じる。これでは「発表ジャーナリズム」と言われても仕方がないと思う。

（マーティン・ファクラー『「本当のこと」を伝えない日本の新聞』双葉新書、2012年、62頁）

日本のジャーナリストは大学を卒業して初めからそれぞれの会社に入社しますが、海外の場合は違うようです。ファクラーさんも最初は地方の新聞で記事を書いて、その記事を認められてだんだんキャリアを上げてニューヨークタイムズに移ったようです。一方、日本ではサラリーマンとして入社するため、クビになることは避けるようになるわけです。

実はサラリーマンとして生きるジャーナリストという構図については、2016年に国連人権委員会の特別報告者のデイヴィッド・ケイさん日本調査最終日の会見で、日本のメディアの独立性に重大な脅威があると警告し、日本には会社をまたぐジャーナリストのつながりがなく結束の強化の必要性を強調していました（図3-16）。

戦後のレッド・パージで粛正された負の記憶に加え、会社自体が国（財務省）の影響を強く受けていることも最近知りました。森永卓郎さんは『ザイム真理教　それは信者8000万人の巨大カルト』で、大手新聞社の本社すべてが時価の数分の一で国有地払い下げを受けている問題を指摘しています（図3-17）。これでは森友学園の国有地払い下げ問題を糾弾するのは難しいですね。さらに新聞は消費

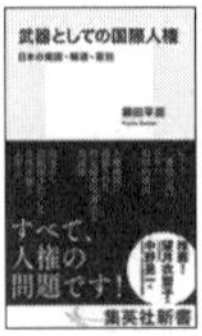

メディアに必要なのは「中立性」ではなく「独立性」

武器としての国際人権　日本の貧困・報道・差別

藤田早苗　集英社新書

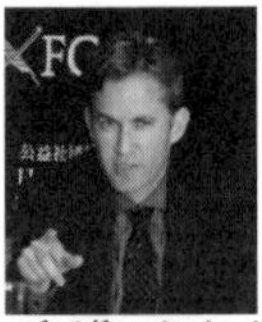

デイヴィッド・ケイ

2016年に行われた日本調査最終日の会見で、特別報告者のケイ氏は「日本のメディアの独立性に重大な脅威がある」と警告した。・・・

権力は暴走する危険性があることは、これまでの世界の歴史が証明している。そのため監視をし、問題があるときはそれを人々に知らしめて警鐘を鳴らす必要がある。メディアはその役割を担っている。そのためには権力から距離を置き、独立している必要がある。メディアのそのような役割を英語でパブリック・ウォッチドッグ（Public watch dogs:監視役・番犬）という。市民側に立って権力を監視する重要な役割だ。196P

ケイ氏は日本のメディアは政府からの圧力に対抗する力が弱い理由を、会社を跨いだジャーナリストのつながりがないことにあると指摘し、ジャーナリストの結束の強化の必要性を強調している。・・

欧米では記者はずっと記者を続ける。会社を変わってもずっと「記者」という専門職でキャリア・アップをしていく・・日本ではいったん就職すると終身雇用で、企業に忠誠を尽くす傾向が強い。ジャーナリストというよりは「社員」なのだ。そして同じ社内で記者職から経営側に「昇進」で異動するのが通常である。202P

図 3-14　日本の「記者」はジャーナリストではなく「社員」

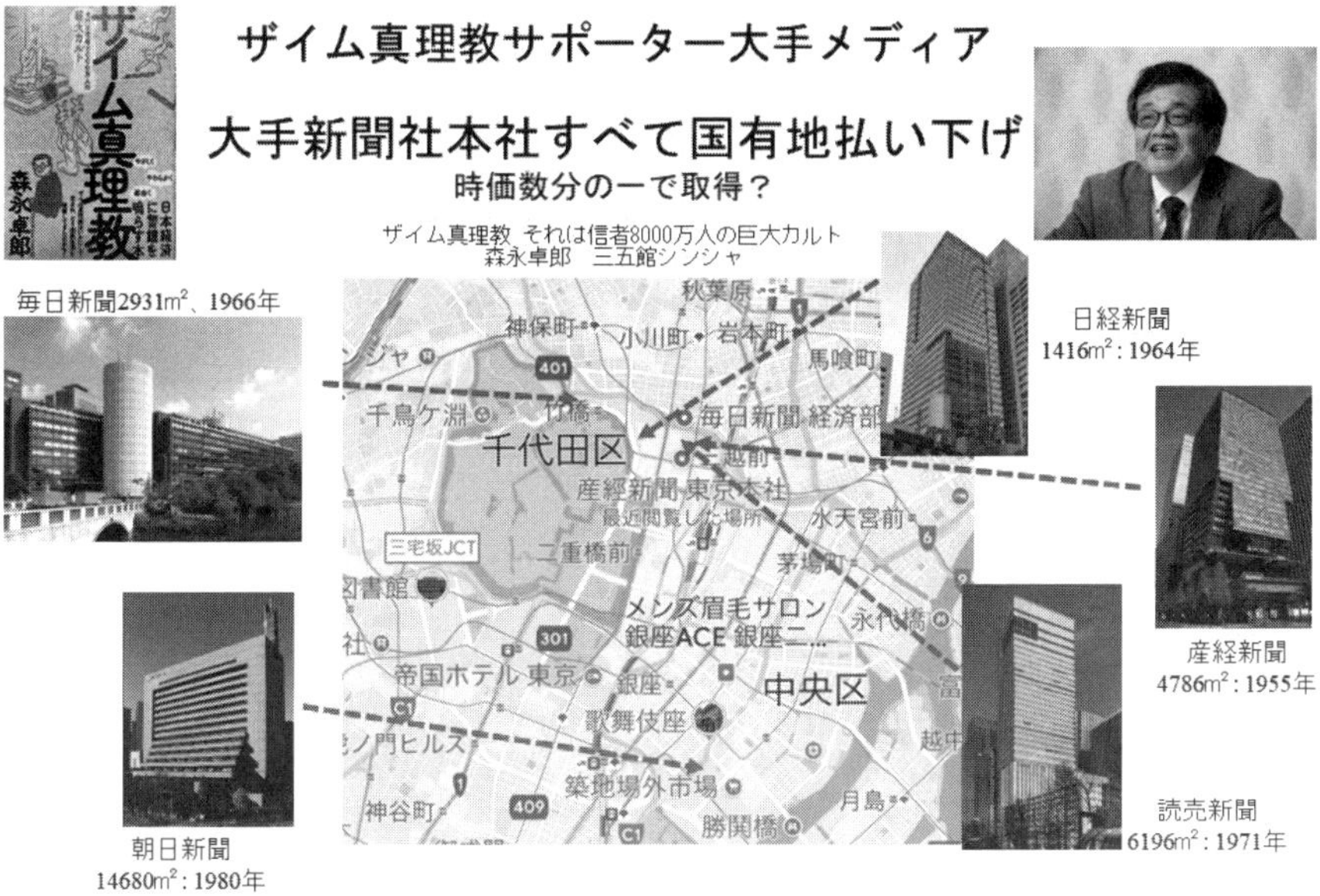

図 3-17　国有地払い下げ受けた大手新聞各社

税でも軽減税率をゲットし、五輪ではスポンサーも務めました。さらに国税当局の追及も避けなければなりません。樹液を吸い取る政治の中で生きるために、ジャニーズの性暴力犯罪問題を報じることさえ消極的だったことも明らかになっているメディアです。過度な期待は絶対に禁物ですが、ジャーナリストを批判するだけでも何も解決しません。私たちには冷静に「報道を吟味」して考える頭脳と、工夫して情報を拡散する努力が求められています。

　最近の日本の報道の自由度は眼を覆うばかりですが、私が報道の自由度を気にする大きな理由は、第2章で述べたように「報道の自由度のカーブと投票率のカーブが似ている」ことに気づいたからです。報道が政治の問題をきちんと伝えないと、国民は政治に対する関心が薄れて、投票に行かなくなる危険性が高いのです。

　日本の報道の自由度のカーブの推移（114頁、図2-6）を見ると、民主党政権時代は自由度が高く、政治に対して次々と厳しい切り込みがなされ、担当大臣の辞任も珍しくありませんでした。ところが自民党に政権交代後は、あっというまに自由度が落下しました。振り返れば、自民党が政権交代を果たした後の2013年7月の参院選では、「決められない政治」がメディアで連呼されて自民党が圧勝、その後の2015年には放送法が問題となり、報道の自由度は70位まで下がりました。そしてメディアで流されるのは「野党は批判ばかり」となったのです。

民主党が政権交代を果たした選挙は投票率が70％近くでしたが、選挙前にはみのもんたさんらが官僚の天下りやシロアリ退治等々を糾弾していました。国民が政治の問題に気づけば、投票に行こうとなるのです。しかし現在のようにＷＢＣや大リーグ等のスポーツや芸能人のスキャンダルばかり見せられていると、投票に対する関心が低下してしまう、報道の自由度はこうして低投票率を陰で支えていると思います。

医療は政治

19世紀のドイツで白血病を発見し、その後政治家としても活躍した病理学者のウィルフョウの言葉です。

医療はすべて政治であり政治とは大規模な医療にほかならない。

日本では主権者教育が疎かにされている、いや避けられているために政治の話をすると、変わった人だと避けられることが珍しくありません。職場や酒の席では政治の話をしない方がいいとされています。しかし、考えてみれば、医療も生活も、教育、介護、保育、年金もすべて政治に直結しています。

様々な観点から考えてきましたが、日本の侵略戦争の根本に樹液を吸い取る政治があり、戦後も戦前と変わらず、考えさせない教育と忖度するメディアが日本の国民の真実を見抜く力を奪っています。そして今、敵基地攻撃能力を含めた防衛費倍増、戦争を遂行しやすい体制をつくるために、憲法に縛られるはずの国会議員が、国民が希望していない憲法９条改悪を目論んでいるのです。

一部が得をするための軍拡のしわ寄せは、さらなる国民負担増、そして医療はじめ社会保障削減となって国民生活がさらに悪化することは間違いありません。まさに日本の政治を適確に「診断」して、安心して暮らせる社会のために「治療のメス」を入れなければならないのです。

第4章　医療再生の処方せん

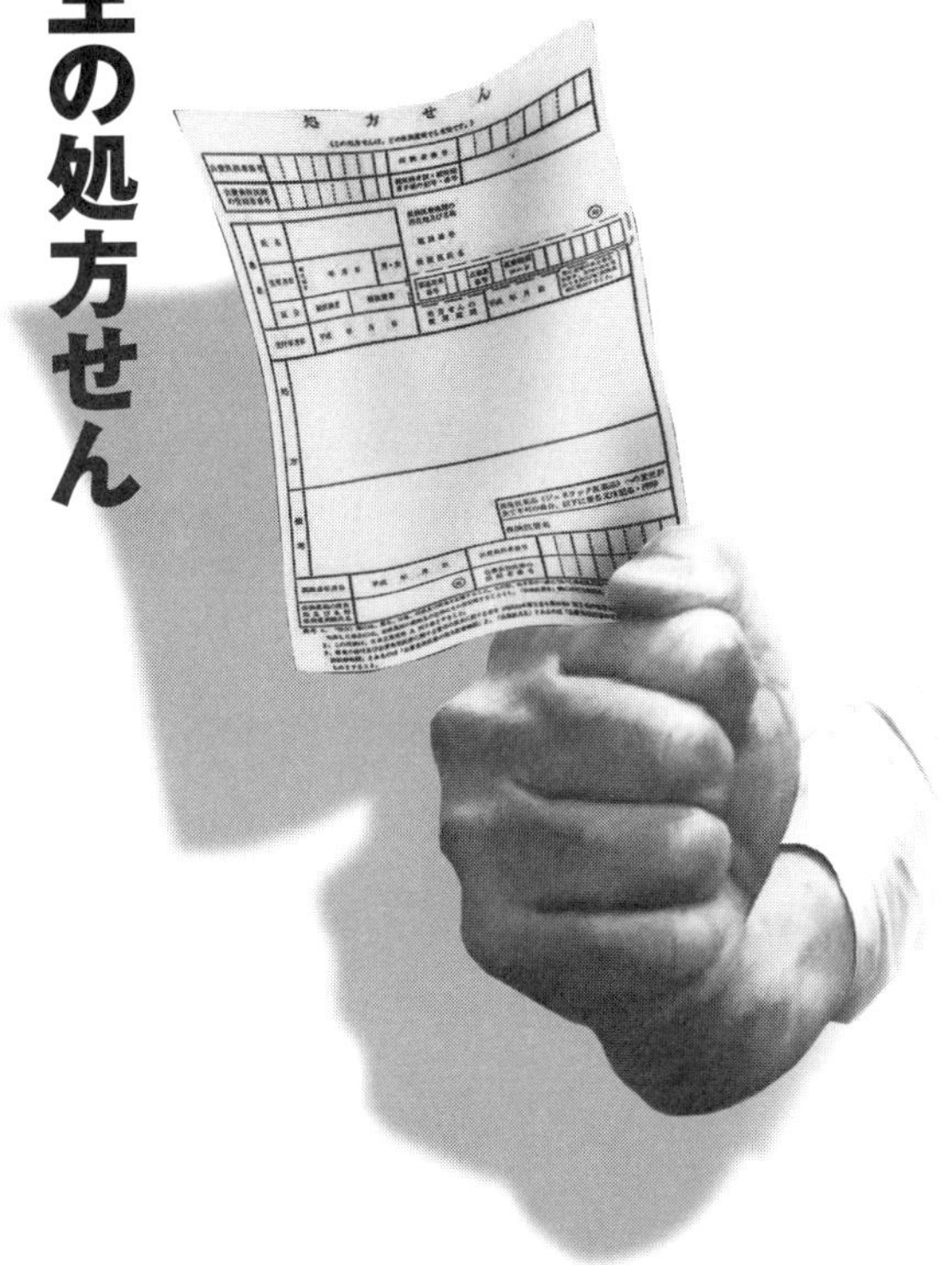

国民が安心できる医療体制に整備するために、何が必要でしょうか。医療再生の活動を通して、学んだ経験から特に重要と思われるものをご説明したいと思います。

1　一丁目一番地は医師数不足の解決

日本の医師不足が「偏在」ではなく「絶対数不足」であることは、第1章で詳細に解説しました。再生の処方せんとして最初に医師不足の解決をあげたのは、たとえ医学部定員を増員しても、医師が一人前になるのに10年近く時間がかかるからです。

さらに私が医師不足の問題を訴え始めたころは、それが「たらい回し」や「医療事故」、そして「医師の過労死」等の温床になっていましたが、その後も次にあげるような様々な問題の原因となっているからです。

①　地域・診療科偏在の解消は困難

医師の絶対数不足は、厚労省が目指している、地域・診療科偏在の解消も困難にしています。全国医師ユニオンによる勤務医労働実態調査では、「診療科選択にあたって労働環境が良いことが関係したか？」という設問に対して、若い世代になるにしたがって、ワークライフバランスを考慮して診療科を選択していることが分かります。その結果、医師が比較的多い地域や、人間らしい生活が送りやすい診療科が選択されているのです。ある意味、当然の結果と言えます（図4－1）。

また「医師を増やしても美容外科・皮膚科や麻酔科ばかりが増えてしまう」という非難も見受けられますが、それはこれらの科もいまだ医師数が充足していないからで、このままでは外科や産科・産婦人

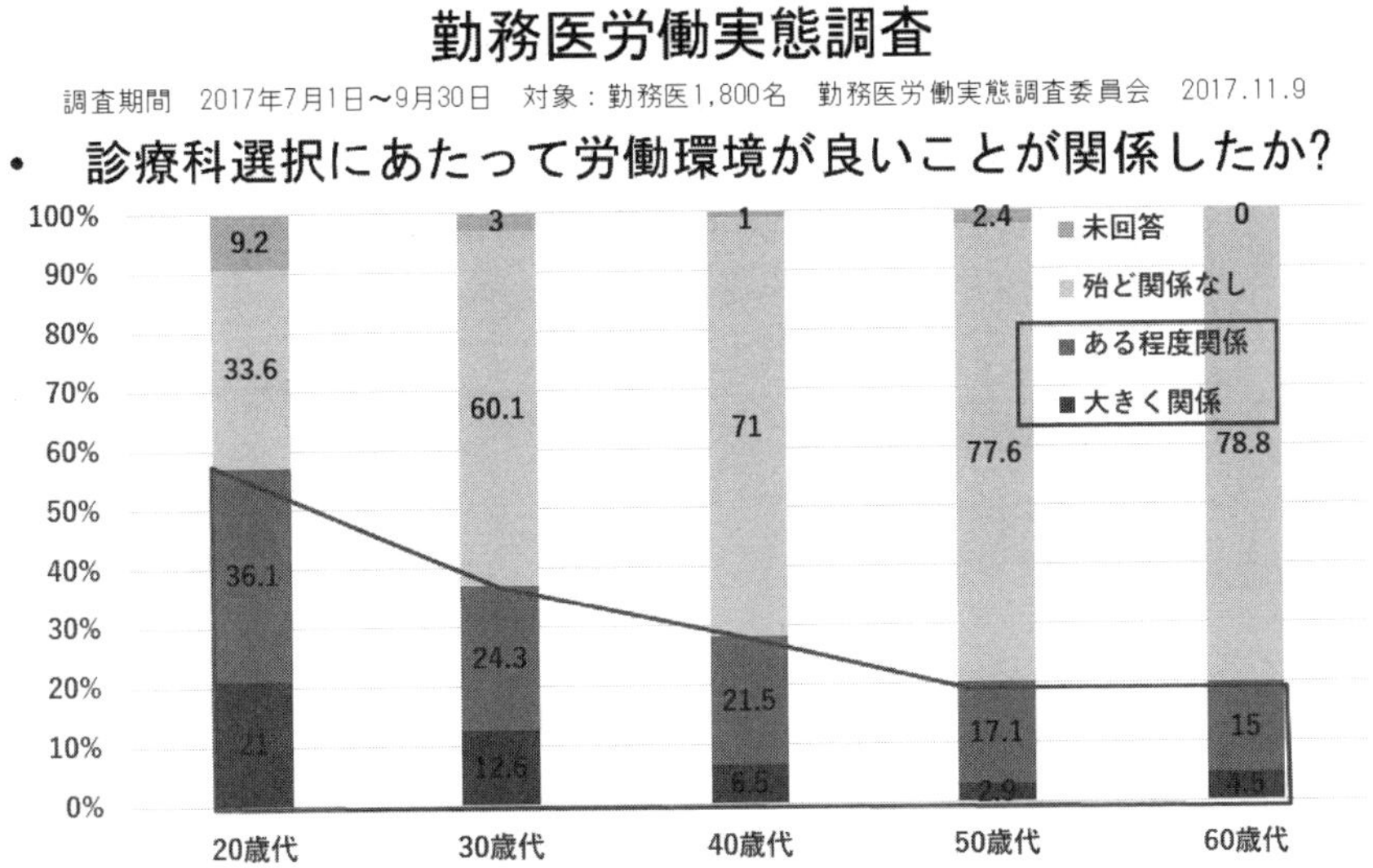

図 4-1　全国医師ユニオン勤務医労働実態調査より

科の医師が増加することは難しいのです（図４‐２）。

ところが２０２３年９月５日、日経新聞は「『医師不足』は本当なの？　増えても地域・診療科に偏り」として、「実は医師数はずっと増え続け、ほぼ先進国並みになった。適材適所に配置するガバナンス（統治）を欠いたまま、勤務地や診療科の偏りを解消できずにいる。」として、日本の医師は近い将来過剰になるというデータを示しました。しかしこの図ではＯＥＣＤの医師数の平均値に加重平均を用いたうえに、２０１９年から一定で将来増加することが示されていません（72頁、図１‐42）。また日本の人口あたり医学部卒業生数がＯＥＣＤ最低であることも無視されています（図４‐３）。

実は今回の日経と同様の視点の医師数推移のデータを２０１５年７月１日に読売新聞も掲載し「10年後先進国平均に」として医師の充足を訴えています。どうしても医師不足を矮小化して医師増員をしたくない、大きな力が働いていると思わざるをえません。このように医師の絶対数不足を放置したままの政策が、以下に示す、様々な弊害を生んでいるのです。

診療科選択が偏るのは医師が絶対数不足だから！！

ビジュアルでわかる「医師不足は本当か？」　日本経済新聞　23.9.5

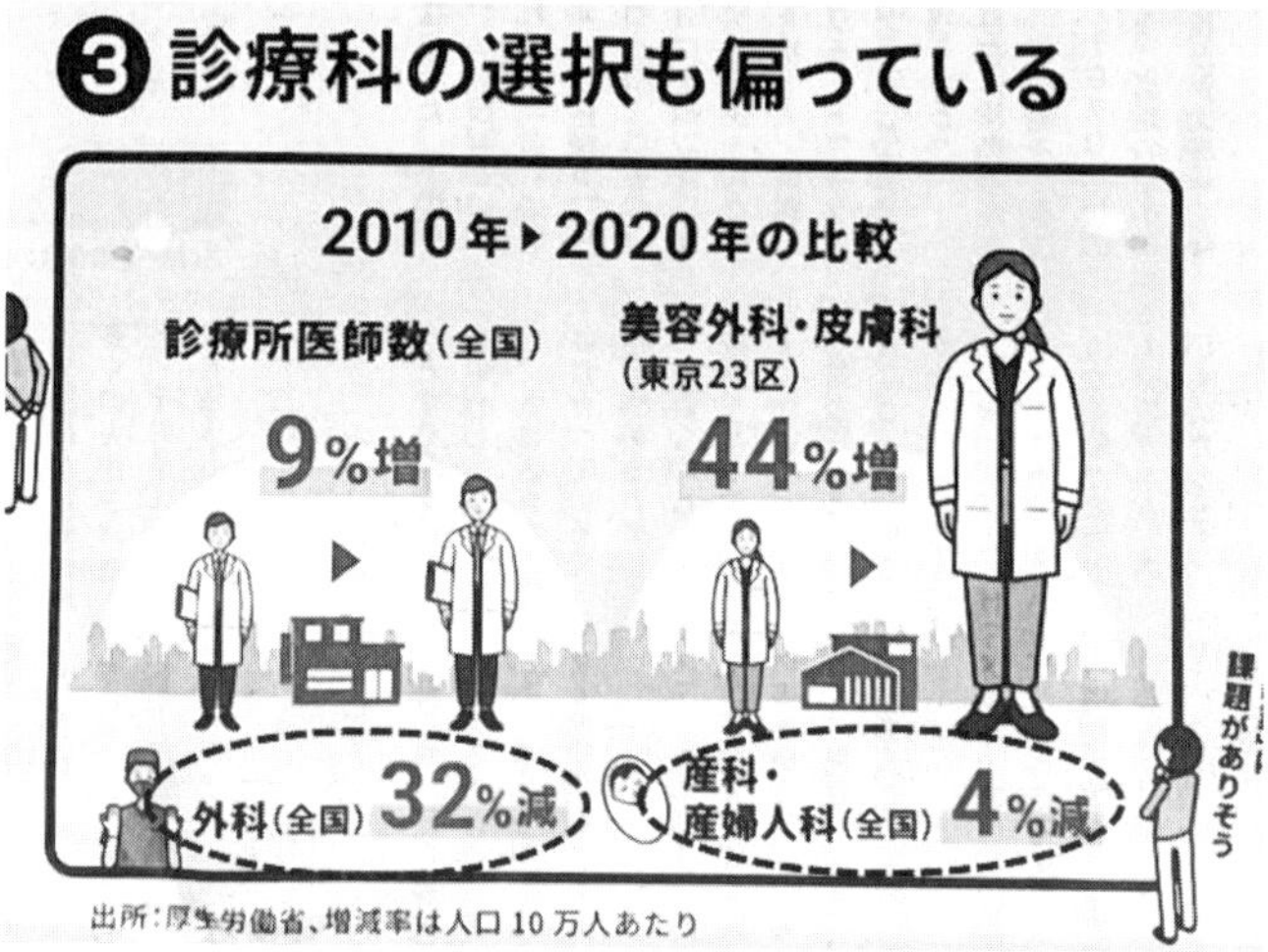

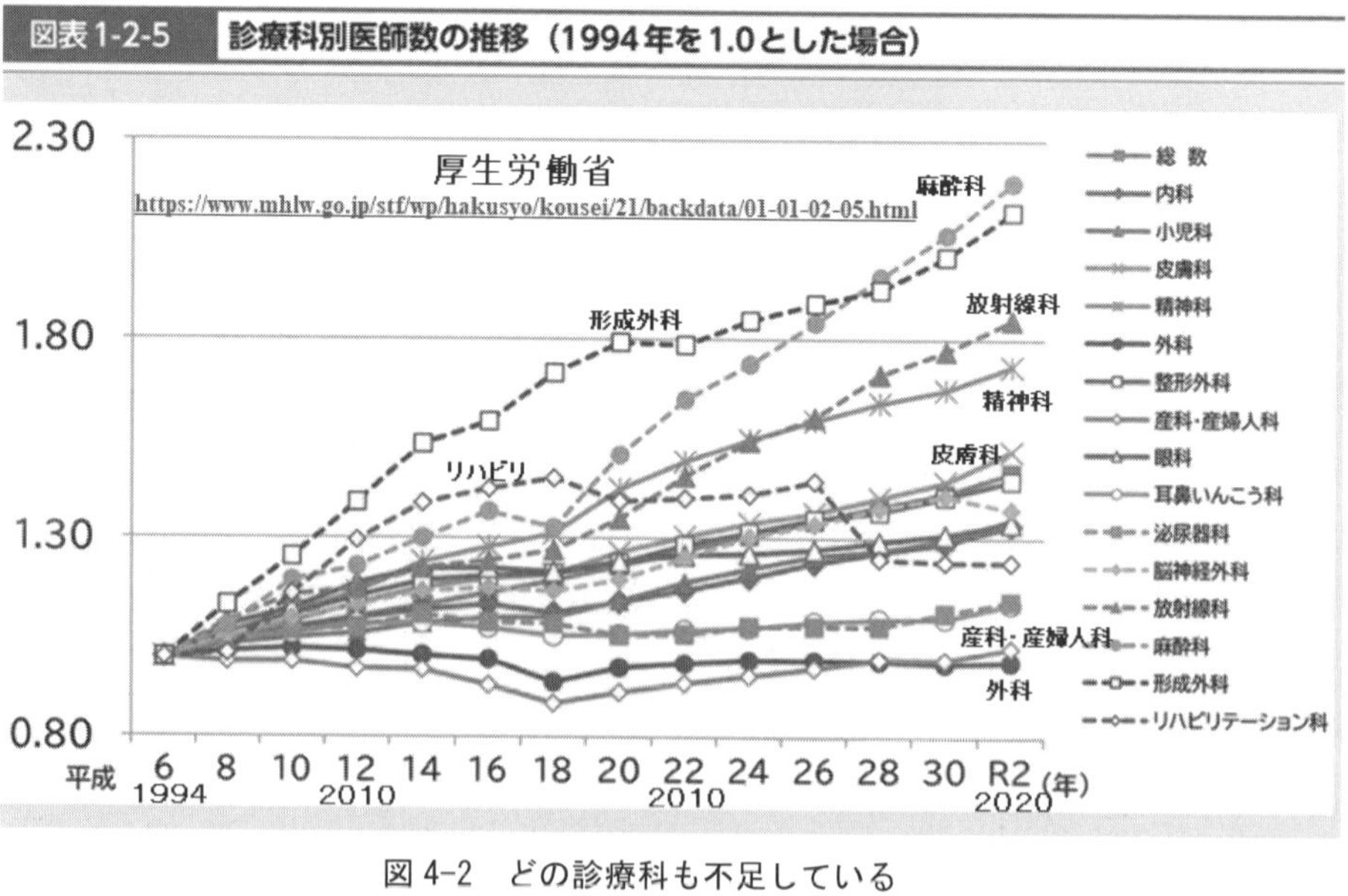

図 4-2　どの診療科も不足している

将来医師が過剰になると、情報操作が目的か？

ビジュアルでわかる「医師不足は本当か？」　日本経済新聞　23.9.5

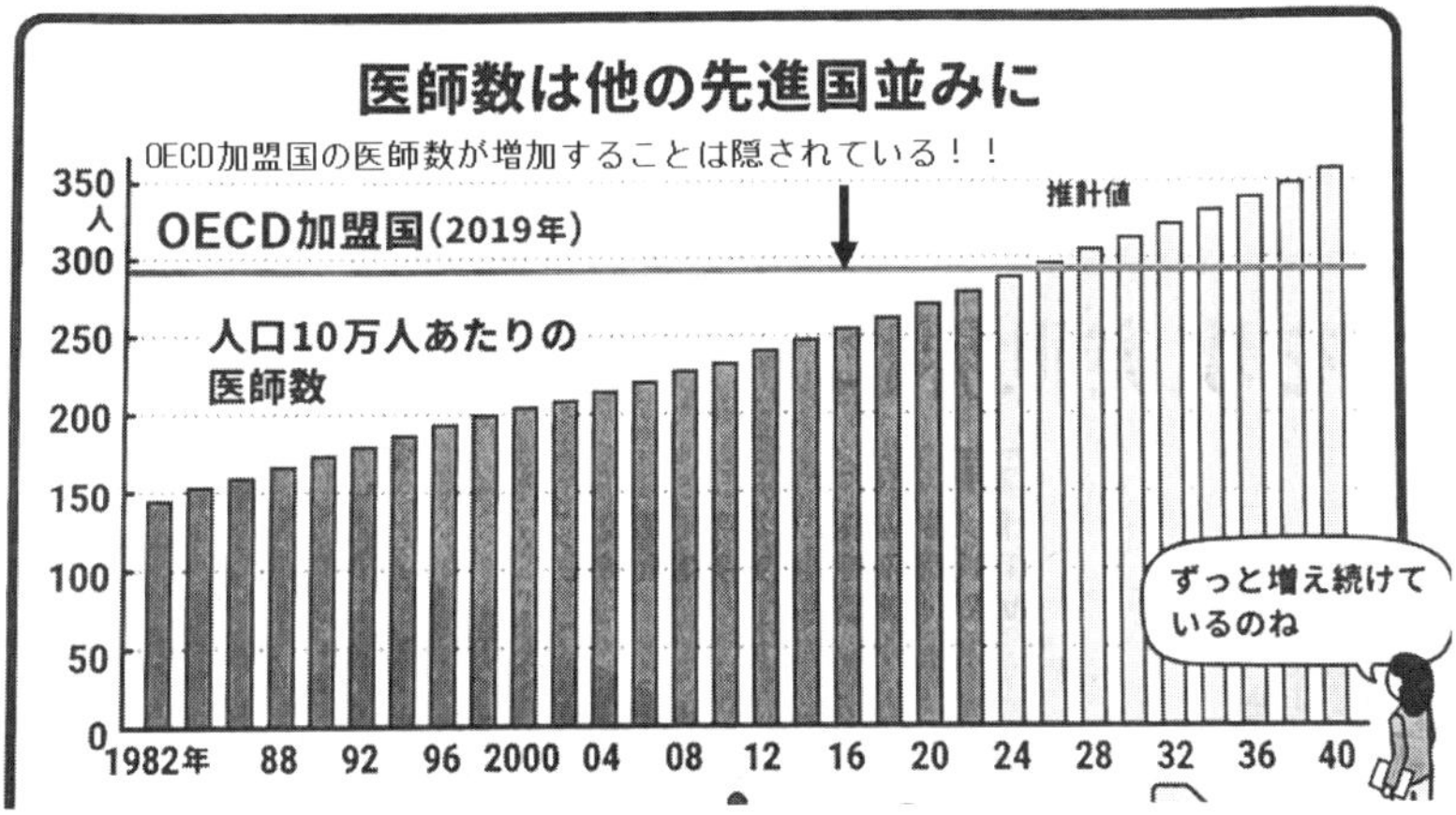

2020年12月31日現在日本の医師数「339,623人」

2019年OECD平均と比較して「約13万人不足」

3.6/2.6×339,623人＝470,247人 −339,623人＝130,624人

図５　都道府県（従業地）別にみた医療施設に従事する人口10万対医師数

令和2(2020)年医師・歯科医師・薬剤師統計の概況

https://www.mhlw.go.jp/toukei/saikin/hw/ishi/20/dl/R02_kekka-1.pdf　令和２（2020）年12月31日現在

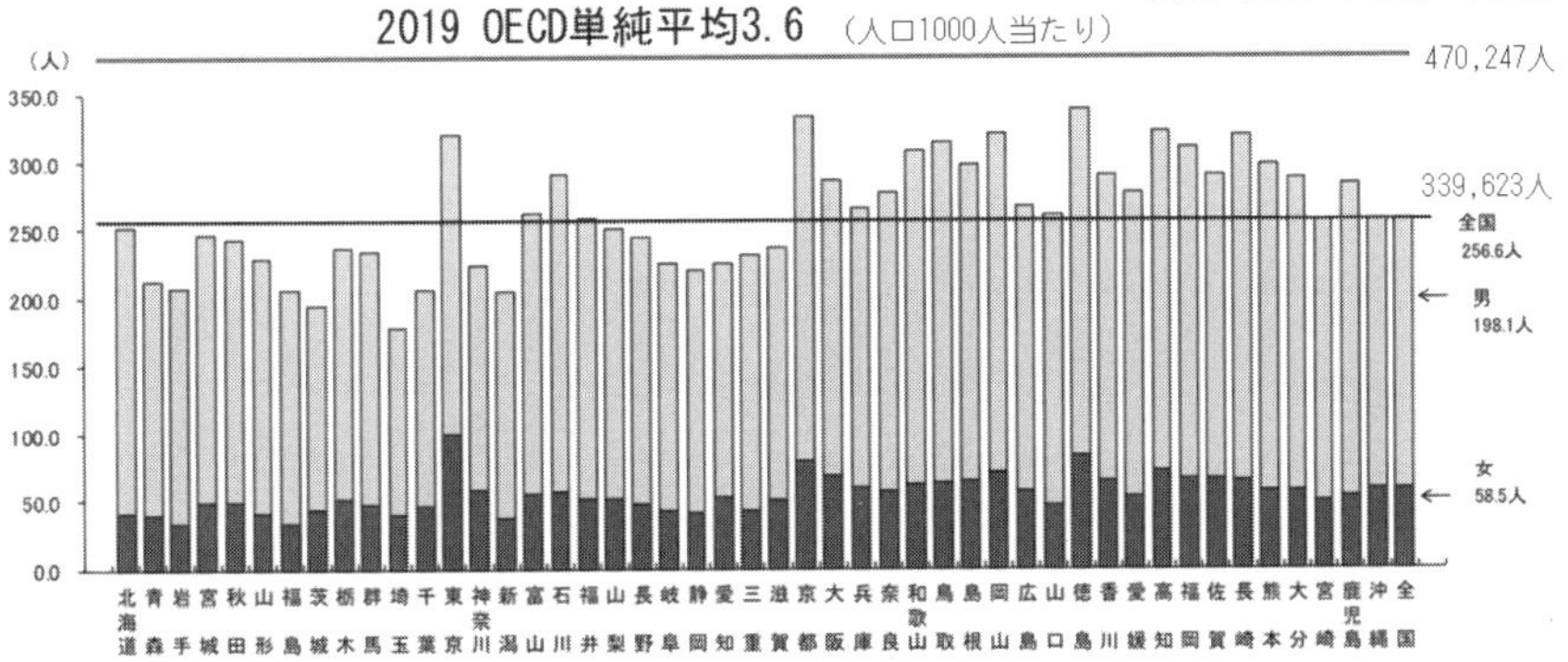

図4-3　OECD加盟国の医師数が増加することが隠されている！

② 女性受験者差別問題

2018年8月には医学部の女性受験者差別がメディアを賑わしました。発端は東京医科大学の入学試験で、女性受験生および多数回受験生（多浪生）の得点が一律減点される不正操作が明らかになったことでした。その後、他の大学でも同様な問題があることが明らかになりました。決して許されない問題でしたが、当時は「女性差別」や「人権」問題として繰り返し報道されたものの、その背景にあった過酷な長時間労働に耐える男性や若手を優先して選びたいという大学側の思惑があったこと、その根本原因の医師の絶対数不足はほぼ完全にスルーされました。

③ 医学部地域枠問題

女性受験者差別問題ほどメディアでは話題になっていませんが、「医学部地域枠」も深刻な問題となっています。医学部地域枠とは医師偏在を解消するために、2008年度から各大学や各都道府県で設定された医学部入試の選抜枠で、すでに2020年度は全国の医学部定員9330人中1679人と、約6人に1人にまで増大しています。当初は医学部卒業後に指定期間を地域で働くことで奨学金総額1000~2000万円の返済が不要となり、経済的問題で医学部受験を諦めている受験生にはメリットが大きい制度とされていました。

しかし本制度は、地域医療を志す学生を後押しする一方で、長期間の地域への縛り付けが人権侵害に当たるという懸念が発生してきているのです。その理由は入学後に「様々な事情」で卒後の選択が変わった医学生には、「利子つきで高額な奨学金の全額一括返済」が求められ、さらに「専門医認定がなされない」等のペナルティが課され、そのうえ、この地域枠制度が毎年のように変更され、卒業までに

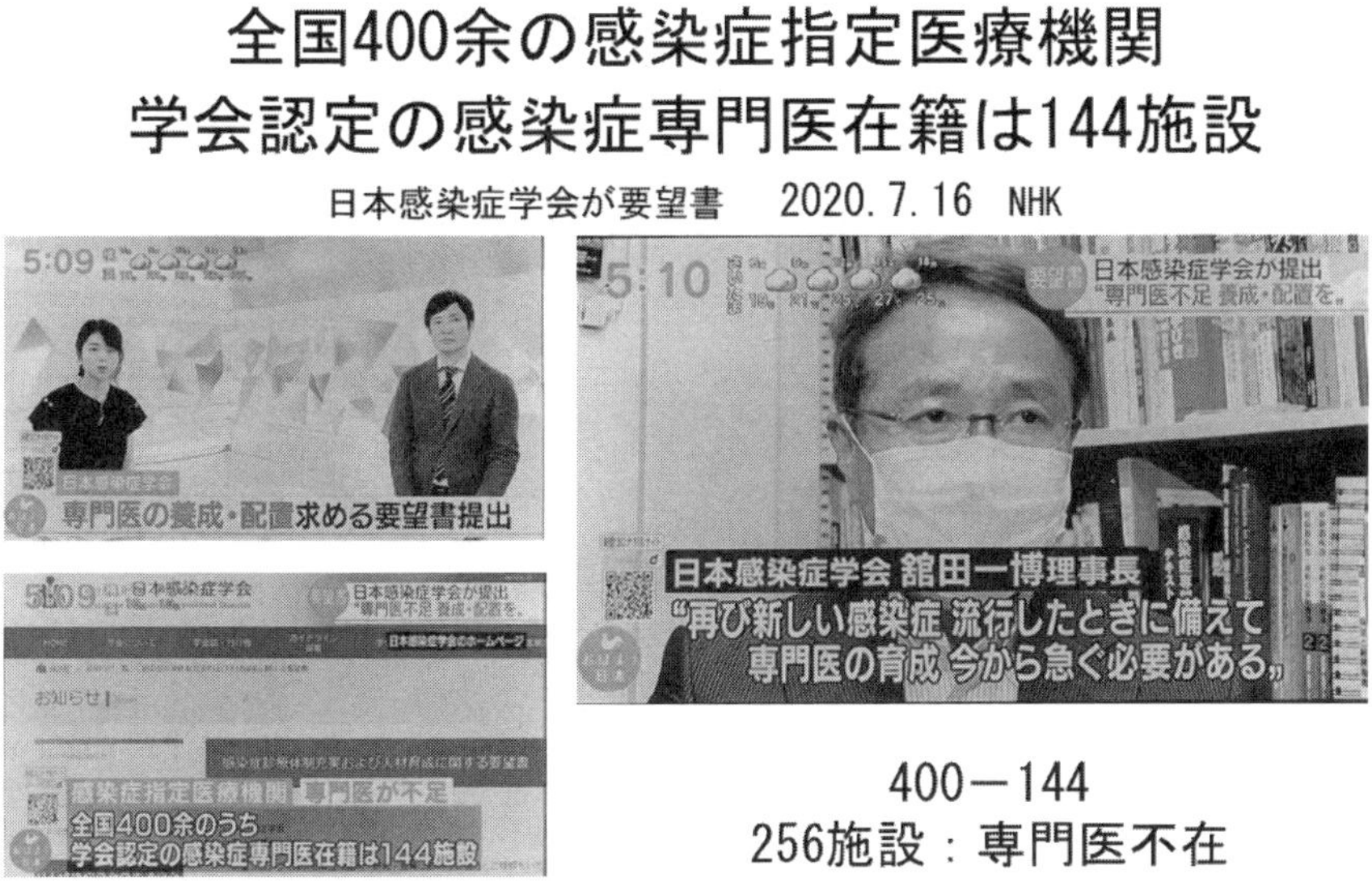

図4-4　感染症専門医不足

「入学時受けた説明と違うルールが適用される」危険性がある等々の様々な問題が噴出し、地域枠制度で入学した医学生を苦境に追い込んでいるからです。そもそも地域枠は医師の絶対数不足を解決することなしに、地域の医師不足を解決しようとする目的で導入されたものです。私ははじめからそのシステムに懐疑的でしたが、医師の絶対数不足がここでも大きな問題を引き起こしているのです。

④ 新型コロナ感染による医療崩壊

医師の絶対数不足は、新型コロナ感染の対応にも深刻な問題を与えていました。２０２０年１月に新型コロナ感染症が流行した当初から、私は医療崩壊の危険性を懸念していました。それは日本では、全国４００余の感染症指定医療機関に学会認定の感染症専門医在籍は１４４施設しかなく、救急専門医、そして重症肺炎患者に対してＥＣＭＯ（膜型人工肺）を提供する集中治療医も決定的に不足していたからです（図４‐４）。

当初は医療体制を守るためとして、37・５℃以上

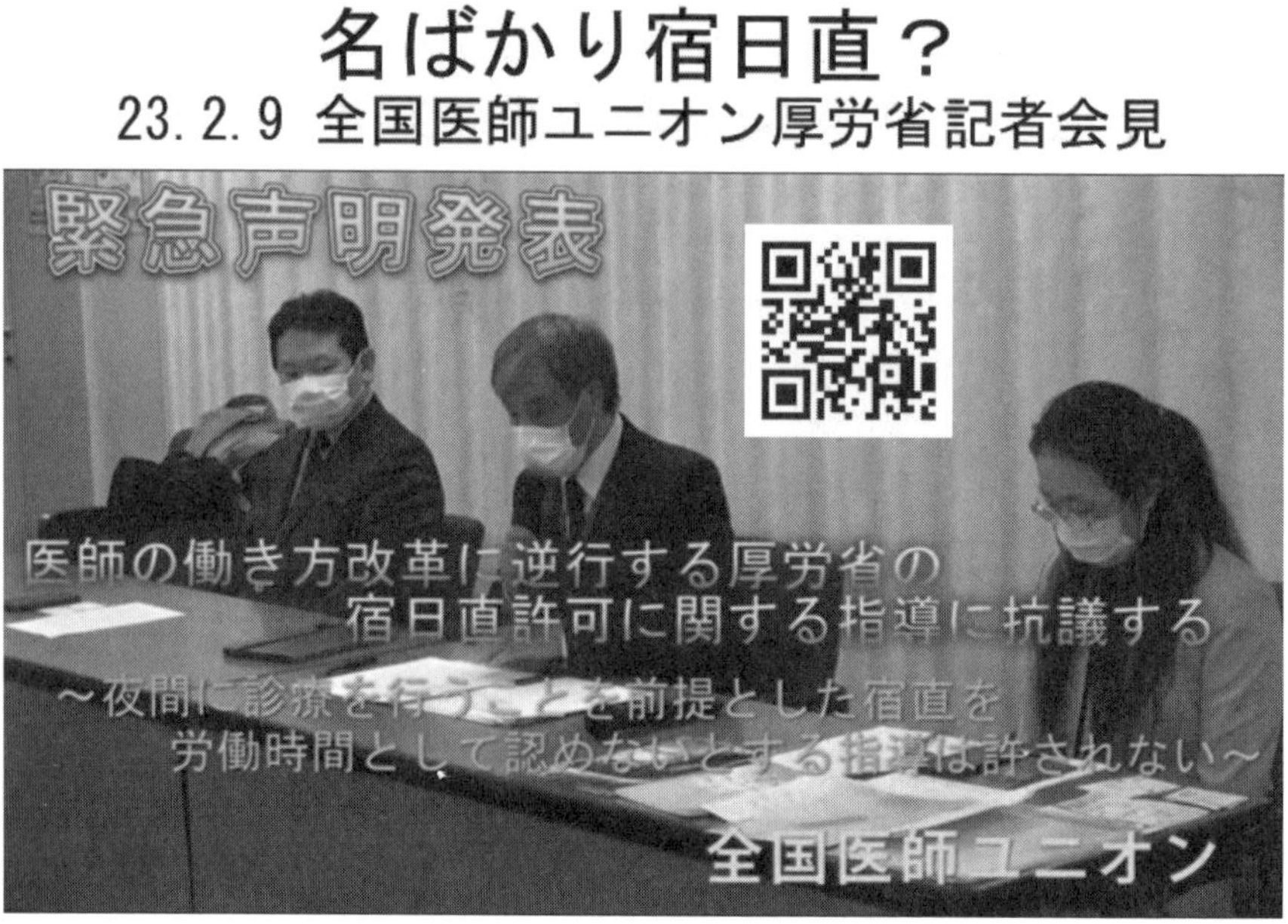
名ばかり宿日直？
23.2.9 全国医師ユニオン厚労省記者会見
緊急声明発表
医師の働き方改革に逆行する厚労省の
宿日直許可に関する指導に抗議する
～夜間に診療を行うことを前提とした宿直を
労働時間として認めないとする指導は許されない～
全国医師ユニオン

図 4-5　名ばかり宿日直記者会見

4日間継続するまで自宅で様子を見るようにと厚労大臣は発言していましたが、それは医師不足や日本の医療体制の脆弱性を知っていたからだと思います。

残念ながら、私の懸念した通りに、新型コロナがパンデミックとなると、救急患者の受け入れ不能や自宅療養・在宅死等が頻発しました。しかし新型コロナの期間中を通して、医療崩壊の大きな原因であった医師不足問題が報道されることはありませんでした（詳しくは本田宏・和田秀子『日本の医療崩壊をくい止める』泉町書房、2021年をご参照ください）。

⑤名ばかり宿日直と自己研鑽による労働時間矮小化

2023年2月9日、全国医師ユニオン代表の植山直人さんは厚労省記者クラブで「名ばかり宿日直」問題について記者会見を行いました（図4-5）。会見の要旨は厚労省が医師の宿日直基準について、「1時間に5人程度の患者を診察していても、宿日直許可を申請してもよい」、「宿日直許可をとった病院での勤務時間は労働とみなさず、勤務間インターバルに当ててよい」など、医師の労働時間に責任を持つべき監督官庁が、医師の働き方改革を骨抜きにする指導をしているという問題をメディアに伝えるためでした。

一般の方にはなじみが薄いと思いますが、医師の「宿日直」は医療法第16条の「医業を行う病院の管理者は、病院に医師を宿直させなければならない」という規定にもとづいて、「夜間や休日に医療従事者が何らかの業務のために医療機関に滞在すること」を意味するものです。

ここで重要なのは宿日直勤務が、「通常の労働は行わず、労働者を事業場で待機させる」（労働基準法第41条）ことで、「常態としてほとんど労働をする必要のないこと」が大前提となっていることです。さらに医師をはじめとする医療従事者の宿日直は、その特殊性から判断基準が令和元年（2019年）7月1日厚労省発出「医師、看護師等の宿日直許可基準について」で個別に定められ、①通常の勤務時間の拘束から完全に解放された後、②一般の宿日直業務以外に、特殊の措置を必要としない軽度の又は短時間の業務に限る、③「宿直の場合は夜間に十分な睡眠がとり得るものである」場合に、宿日直許可を得ることができるとされているのです。

ところが厚労省は、「1時間に5人程度の患者を診察していても、宿日直許可を申請してもよい」、つまり「宿日直許可」を取得している医療機関での勤務は原則的に、勤務間インターバルとして認める、これは労働時間としてカウントしなくていいとイコールなのです。もし「名ばかり宿日直」が許されれば、医師の実労働時間は隠蔽され、長時間労働による医療事故や過労死・過労自死のさらなる増加が懸念されるのです。

「名ばかり宿日直」だけでなく、医師の「自己研鑽」の時間の取り扱いも、医師の長時間労働を隠蔽する危険性があります。その懸念が残念ながら現実のものとなってしまいました。神戸市東灘区の甲南医療センターの専攻医だった高島晨伍さん（当時26歳）が2022年5月7日に、過労自殺したのです（「過労自殺した若手医師、『限界です』両親へ遺書…病院側は長時間労働の指示否定」読売新聞、2023年8月17日、図4‐6）。

「土日も行かないと回らない」ほど仕事で追い込まれたうえに、学会で発表する資料作成も重なって、精神的に追い詰められていた高島さんの長時間労働時間を、西宮労働基準監督署は出退勤記録を基に認定したようです。しかしセンター側はセンターにいる時間のうち「業務時間」と知識や技能を習得するための「自己研鑽の時間」を分けて申告するよう指示しており、高島さんに長時間労働を指示したことを否定、院内にいる全てが労働時間ではないと主張しています。

ここで問題なのは、高島さんが、自己申告していた残業時間はほとんどなく、この点に関しては過労死問題に詳しい川人博弁護士は「若手医師は仕事に不慣れなのに業務量が多く、上司に業務過多を主張できないケースも多い。自己研さんと労働の境界はあいまいで、来年から規制が導入されても、骨抜きにされる可能性がある。業務量に対して医師の数が十分か、病院だけでなく、国全体で考える必要がある」と指摘しています

母親の淳子さんは「息子の同僚からは残業を申告しにくい空気があったと聞いている。指示がなければ、あんなに追い込まれることはなかった」と反発しているようですが、先輩に検査や手術などの指導を受ける若手医師の立場からすれば、「医師の働き方改革」にそって、少しでも医師の労働時間を短縮しなければならない病院側の意向を忖度せざるを得ません。実際には患者さんの治療のために勉強していた時間も「自己研鑽」とさえすれば、残業時間には加えられないのです。

たとえばプロ野球選手は試合をしているだけの時間が労働時間で練習は自分の勝手なのでしょうか。警察や消防でも訓練の時間は「自己研鑽」なのでしょうか。業務が労働者本人だけでなく患者の人命に

直結する医師に、名ばかり宿日直や自己研鑽など、理不尽な労働時間の解釈変更で対応がなされようとしています。まさに医療の安全性を脅かし、患者だけでなく医師の人命までを軽視している、一体何のための誰のための「働き方改革」なのでしょうか。

⑥公立公的病院再編統合による受療権悪化

厚労省は「医師不足と赤字」もその理由として、２０１９年９月に全国４００以上の公立・公的病院の再編統合方針を打ち出しました。急に名指しされた病院や地域住民の反対、そして新型コロナ感染で、公立公的病院が重要な役割を果たしてこともあって、一時はこの動きは下火となっていましたが、24年４月から開始される「医師の働き方改革」がこの動きを加速しています。

「働き方改革」は２０１９年に大企業従業員から始まりましたが、20年には中小企業、そして24年４月から建設業や運転手とともに医師にも施行されることになりました。より労働環境が過酷な業種はその問題の解決に時間がかかるとして５年間後回しにされたのですが、５年間の猶予があったはずなのに、本来一律にすべき「時間外労働時間上限」は大企業や中小企業が年間７２０時間なのに対して運転手は９６０時間、なんと医師は研修や勤務施設の状況によって異なるものの９６０～１８６０時間と大きく差がついています（図４‐６）。

「働き方改革」とは名ばかりで、施行前から最早「改革」と言えるのか疑問に思われる有様となっています。そのうえ、上限時間を超えた場合には医療機関に罰則が科される仕組みとなっていて、勤務医の労働時間の算定には、「自己研鑽」をはじめとした様々な雇用者側に有利な逃げ道が用意されているのです。

なぜ医師だけ年間最大１８６０時間もの時間外労働が容認されるのかは、すでに本書で解説してきたように、世界一高齢化社会の日本の医師数はＯＥＣＤ平均と比較して13万人も少ないという、医師の絶対数不足を長時間労働で補うことを前提として成り立ってきたからです（図４-３）。「医師不足は偏在が問題」と繰り返してきた厚労省が主催した２０１９年１月の第16回医師の働き方改革に関する検討会資料では、勤務医20万人の４割、８万人が過労死ラインを超える年間９６０時間以上、１割の２万人がその倍の１９００時間を超えています（図４-７）。

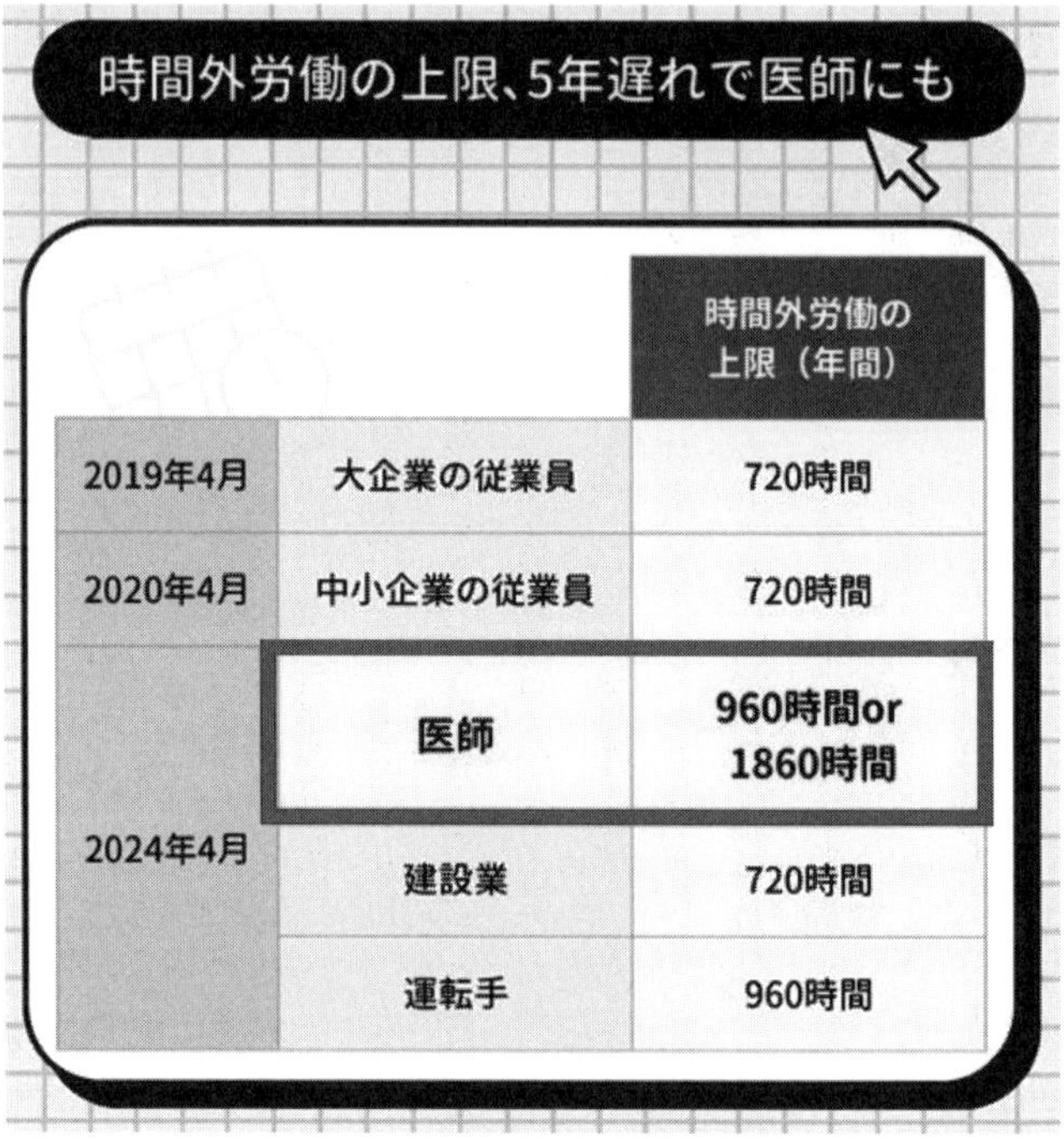
時間外労働の上限、5年遅れで医師にも

		時間外労働の上限（年間）
2019年4月	大企業の従業員	720時間
2020年4月	中小企業の従業員	720時間
2024年4月	医師	960時間or 1860時間
	建設業	720時間
	運転手	960時間

図4-6　なぜ５年遅れの勤務制限？
多職種より長時間労働の特例も

ところが厚労省は、人口当り医学部卒業生数もＯＥＣＤ最少な問題を無視して、「日本の医師は過剰になる」として、つい最近までは２０２３年度からの医学部定員削減の方針を打ち出していたのです。

新型コロナ感染が5類に移行される約半年前の２０２２年12月、兵庫県三田市は急性期医療確保に関する基本構想を策定し、その後「このままでは断らない救急から断らざるを得ない救急へ　その理由は、医師の確保が困難になる」と強調文字で書かれた広報チラシを市民に配布しました（図４-９）。

このチラシの目的は医師不足問題を

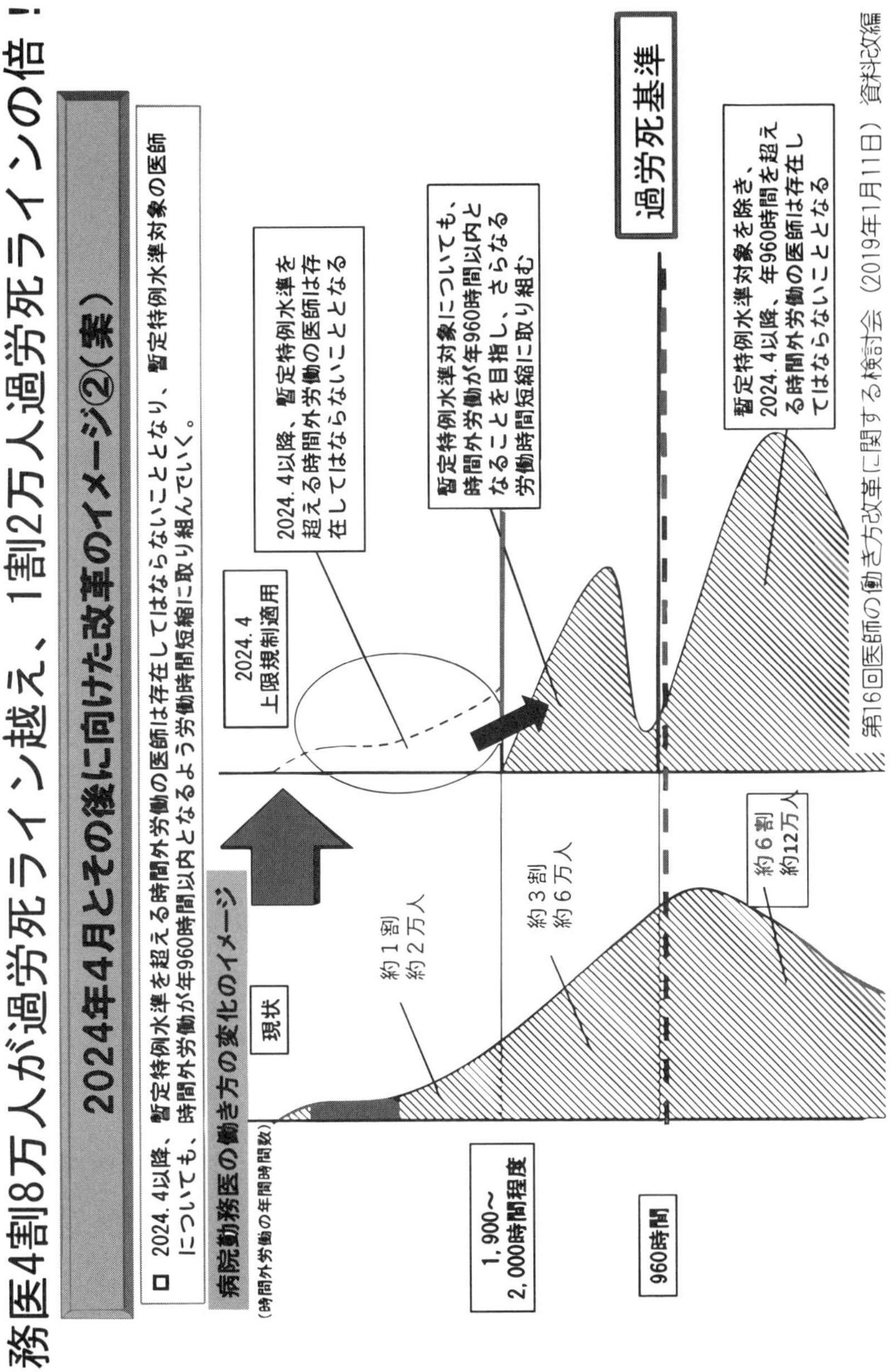
勤務医4割8万人が過労死ライン越え、1割2万人過労死ラインの倍！
2024年4月とその後に向けた改革のイメージ②(案)
□ 2024.4以降、暫定特例水準を超える時間外労働の医師は存在してはならないこととなり、暫定特例水準対象の医師についても、時間外労働が年960時間以内となるよう労働時間短縮に取り組んでいく。
病院勤務医の働き方の変化のイメージ
(時間外労働の年間時間数)
現状
2024.4
上限規制適用
1,900～
2,000時間程度
960時間
約1割
約2万人
約3割
約6万人
約6割
約12万人
2024.4以降、暫定特例水準を超える時間外労働の医師は存在してはならないこととなる
暫定特例水準対象についても、時間外労働が年960時間以内となることを目指し、さらなる労働時間短縮に取り組む
過労死基準
暫定特例水準対象を除き、2024.4以降、年960時間を超える時間外労働の医師は存在してはならないこととなる
第16回医師の働き方改革に関する検討会（2019年1月11日）資料改編

図 4-7　医師の労働時間

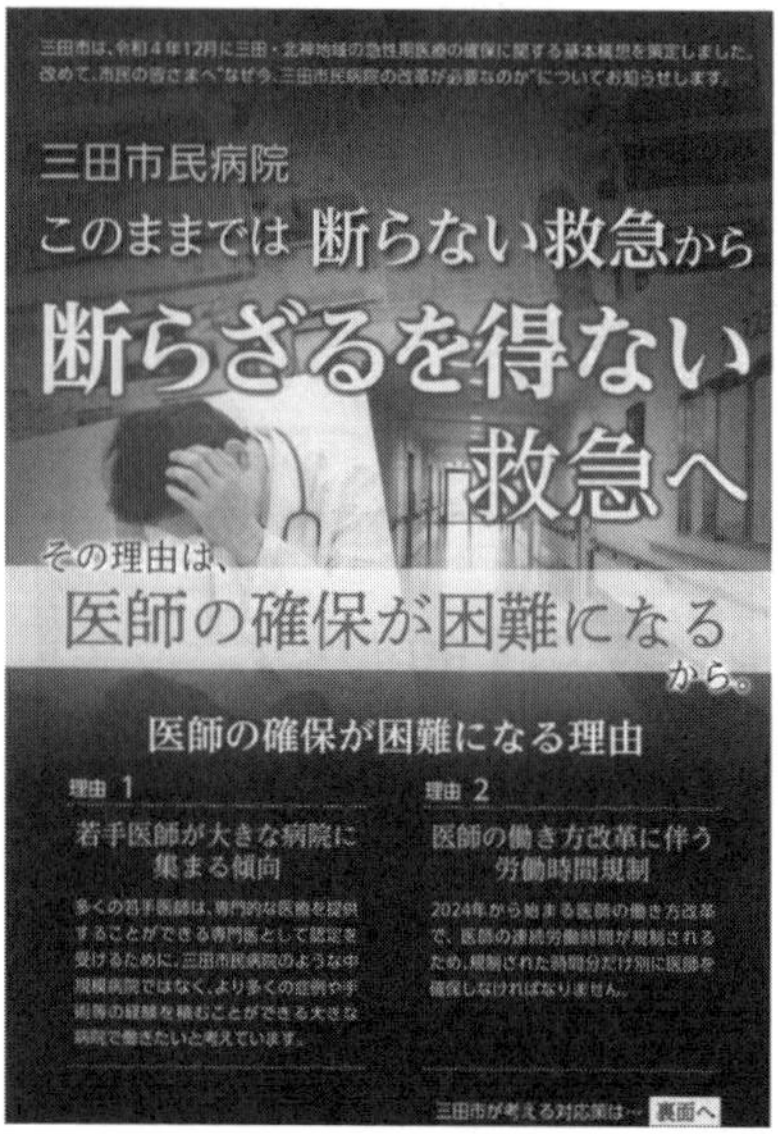
三田市は、令和４年12月に三田・北神地域の急性期医療の確保に関する基本構想を策定しました。
改めて、市民の皆さまへ"なぜ今、三田市民病院の改革が必要なのか"についてお知らせします。
三田市民病院
このままでは 断らない救急から
断らざるを得ない
救急へ
その理由は、
医師の確保が困難になる
から。
医師の確保が困難になる理由
理由 1
若手医師が大きな病院に集まる傾向
多くの若手医師は、専門的な医療を提供することができる専門医として認定を受けるために、三田市民病院のような中規模病院ではなく、より多くの症例や手術等の経験を積むことができる大きな病院で働きたいと考えています。
理由 2
医師の働き方改革に伴う労働時間規制
2024年から始まる医師の働き方改革で、医師の連続労働時間が規制されるため、規制された時間分だけ別に医師を確保しなければなりません。
三田市が考える対応策は… 裏面へ

なぜ断らざるを得ない救急？

なぜ医師の確保が困難？

医師の確保が困難になる理由

１若手医師が大きな病院に集まる傾向

２医師の働き方改革に伴う労働時間規制

図 4-8　兵庫県三田市が配布したチラシ

前面に打ち出して、若手医師に選ばれる病院となるために、三田市民病院が神戸市の公的病院と統合し、三田市外の神戸市北部へ移設する方針に理解を求めるものでした。

かつては人口増加数が全国一を誇っていた三田市ですが、いよいよ住民が高齢化を迎える今になって、市民病院が市外へ移転されようとしています。現在市民が市民病院へのアクセスの悪化と、いのちの安全が守れない事態となることを懸念して、病院移転反対の住民投票に加えて反対を表明する市長候補を応援し、その候補が現職を破って当選を果たしました。しかし三田市民病院長は「このまま再編統合しない場合は市民病院59名の医師が病院を退職したいという意向」を新市長に伝える事態となっています（SUN-TV、8月24日）。まさに医療費亡国論で先進国最少に抑制された医師養成による医師の絶対数不足が、地域住民と医療機関を完全に分断してしまっているのです。

2　医師の働き方実現のために
↓実効性あるタスクシフト Physician Assistant 導入

厚労省は、「医師の働き方改革」導入で、医師の労働時間短縮を目的に、タスクシフトとして特定看護師や他職種へ仕事の分担を検討しています。しかし医師だけでなく看護師、さらに経営的にも厳しい医療現場は他職種のマンパワー不足も切実で、他職種へのタスクシフトの実効性に期待するのは、甘いと言わざるをえません。

一方、海外の医療現場を見れば、日本より人口当り医師数が多い欧米でさえ、まだ日本で導入していない Physician assistant（PA：医師補助職）が活躍しています（図4-9）。

本気で実効性あるタスクシフトを考えるのであれば、医師不足の日本こそPAの新設導入が喫緊の課題なのです。

3　医学教育見直し
↓臨床教育充実、メディカルスクール導入、国試複数回

２００８年10月には四病院団体の「メディカルスクール検討委員会」の委員として報告書も作成しましたが、私は日本の医学教育も大きな見直しをすべきと思います。

私がメディカルスクールを推奨する理由はほかに２つあります。第１に臨床中心の教育が徹底されているために、日本の医師国家試験のように医学生に大きなストレスをかける必要性が少なくなること。

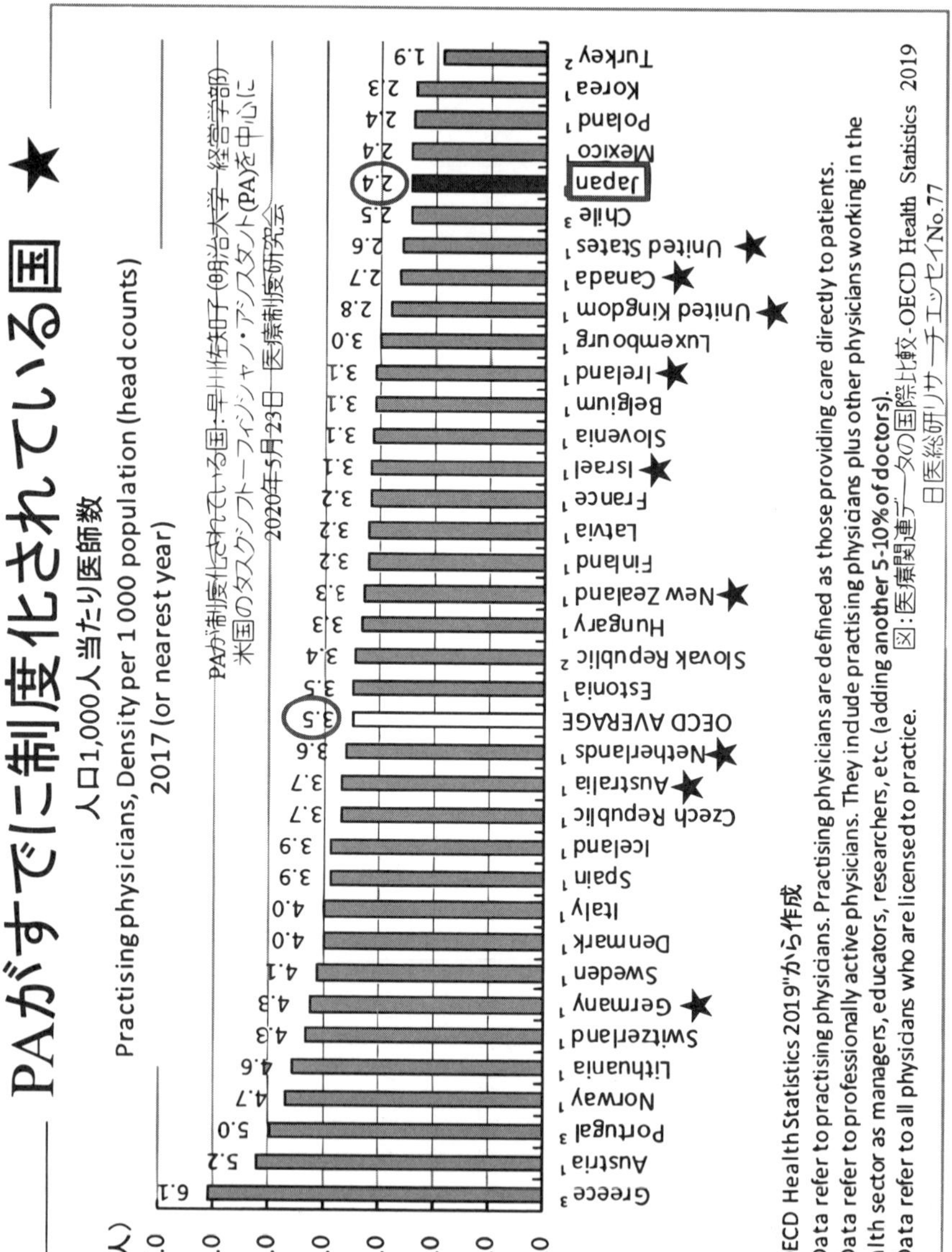
PAがすでに制度化されている国 ★
Practising physicians, Density per 1 000 population (head counts)
人口1,000人当たり医師数
2017 (or nearest year)
PAが制度化されている国: 早川佐知子（明治大学 経営学部）
米国のタスクシフト—フィジシャン・アシスタント(PA)を中心に
2020年5月23日 医療制度研究会
（人）
7.0
6.0
5.0
4.0
3.0
2.0
1.0
0.0
Greece 3 6.1
Austria 1 5.2
Portugal 3 5.0
Norway 1 4.7
Lithuania 1 4.6
Switzerland 1 4.3
Germany 1 ★ 4.3
Sweden 1 4.1
Denmark 1 4.0
Italy 1 4.0
Spain 1 3.9
Iceland 1 3.9
Czech Republic 1 3.7
Australia 1 ★ 3.7
Netherlands 1 ★ 3.6
OECD AVERAGE 3.5
Estonia 1 3.5
Slovak Republic 2 3.4
Hungary 1 3.3
New Zealand 1 ★ 3.3
Finland 1 3.2
Latvia 1 3.2
France 1 3.2
Israel 1 ★ 3.1
Slovenia 1 3.1
Belgium 1 3.1
Ireland 1 ★ 3.1
Luxembourg 1 3.0
United Kingdom 1 ★ 2.8
Canada 1 ★ 2.7
United States 1 ★ 2.6
Chile 3 2.5
Japan 1 2.4
Mexico 2.4
Poland 1 2.4
Korea 1 2.3
Turkey 2 1.9
*"OECD Health Statistics 2019"から作成
1. Data refer to practising physicians. Practising physicians are defined as those providing care directly to patients.
2. Data refer to professionally active physicians. They include practising physicians plus other physicians working in the health sector as managers, educators, researchers, etc. (adding another 5-10% of doctors).
3. Data refer to all physicians who are licensed to practice.
図：医療関連データの国際比較-OECD Health Statistics 2019
日医総研リサーチエッセイNo.77

図 4-9 ★ＰＡが制度化されている国

医師としての実力をつけるのは卒後の臨床実習です。私のころは年に2回（春と秋）に国試がありました。現在は年に1回になっていますが、落ちたらまた来年まで待ってというのは、本当に酷だと思います。第2にはどうしても国試に受からない事態を含めて、種々の事情で医師になることを諦めても、現在の日本の医学部の教育ではつぶしが効きにくいことも問題だと思います。米国のように学士を対象とする方が他の分野にスムーズに移行できるのではないでしょうか。

私が海外、米国の医師教育、特に医学生の選抜制度に関心を持ったのは、今からもう半世紀近い前に米国で医師を目指す学生との出会いがきっかけでした。あれは医学部を卒業するころだったと思いますが、臓器移植の外科医を目指していた私は、組織適合性の分野で世界の第一人者だったポール・テラサキ先生の研究所を訪れたのです。そのときに出会った学生とビールを飲んで話をしていたときに、彼は「自分は医師になりたいから、この研究所で働いているんだ。米国ではそのようなキャリアが評価されるから」と言うのです。今考えれば、当時から米国の医学生の選抜には大学時代などに医療機関やその他で行っていた活動が、評価の対象になっていたのです。一方、日本では今でも入学試験の成績が入学条件の主なもので、私が医学部に入学した当時は、面接もなかったように記憶しています。

その後しばらくしてから、米国の医師教育は日本のように基本的には高卒者を対象とした6年間ではなく、大学卒の学士を対象に、4年間臨床教育を中心に行うものということを知りました（図4‐10）。米国と日本の若手医師を比較すると、臨床能力は米国が優れていると言われますが、明治にドイツ医学を導入して以来続く、臨床よりも知識取得、研究者を重視する座学が中心の日本と違って、米国は臨床能力を高めることが最大の目的、その違いが根底にあるようです。

私が尊敬する3名のドクターも、米国のメディカルスクール型の医学教育を推奨されていました。おそらく一般の方に一番有名な聖路加国際病院理事長、同名誉院長だった日野原重明先生、次に外科系の

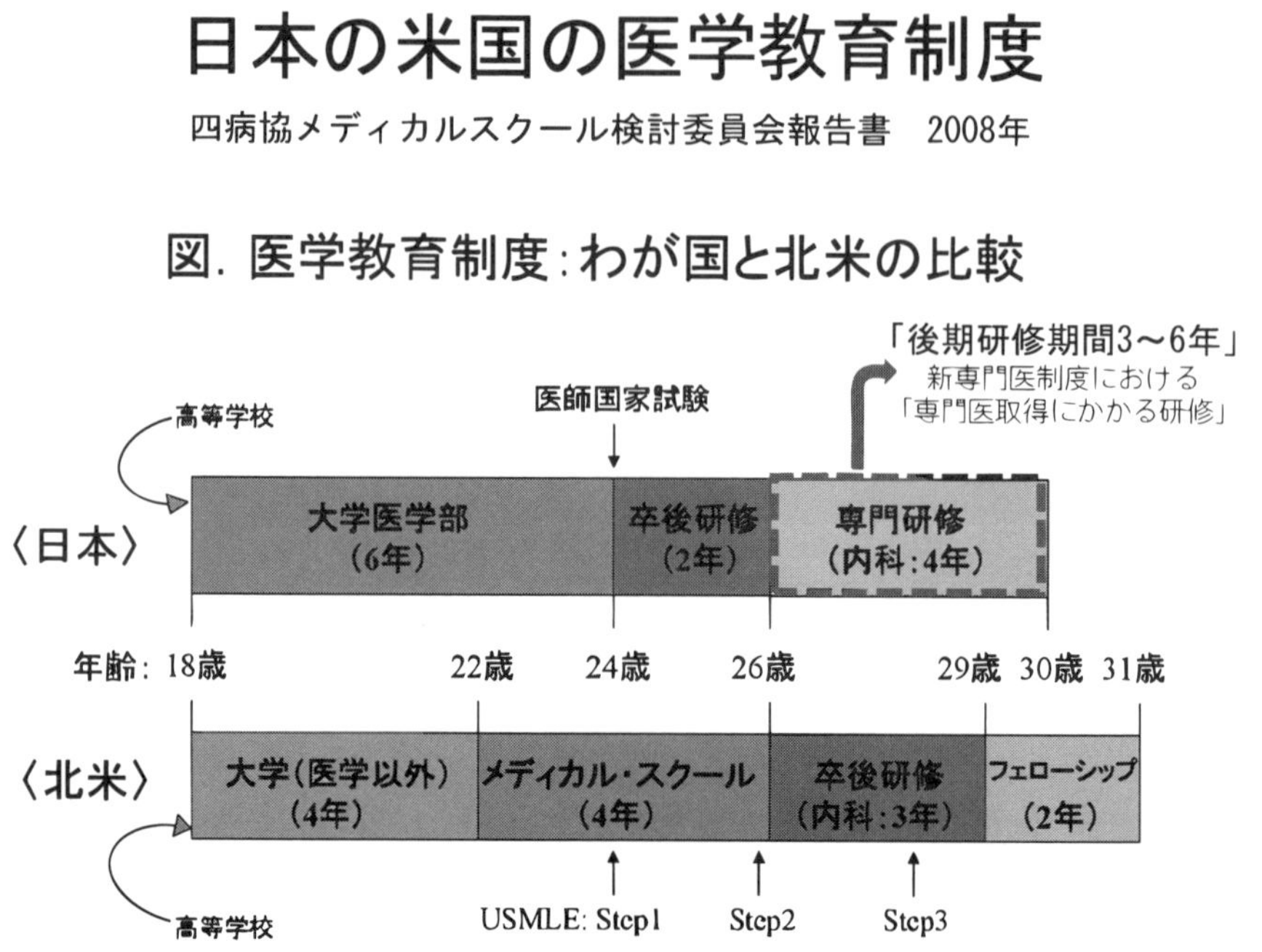

図 4-10　日米の医学教育制度

学会などで鋭い指摘をされていたアイオワ大学医学部名誉教授の木村健先生、そして新潟大学脳研究所統合脳機能研究センター長、教授、カリフォルニア大学教授を務められた中田力先生でした。

3名が一同に会された機会はなかったかもしれませんが、私は各先生と学会や講演会等でお話を伺う機会がありました。そして皆さんが「医師として適性があるか否か高校卒業時点で判断させるのは酷」という理由で、「医者になりたい人を医者にする(motivation)、そのために医学部を4年制とし4年生大学卒業予定者が受験」するという「メディカルスクール導入を」という点でほぼ一致してメディカルスクール導入を推奨されていたのです(図4-11)。

ほかにも、中田先生からは「日本の医療を救う、三つの処方箋」として以下の3点が重要であることを教えていただきました。

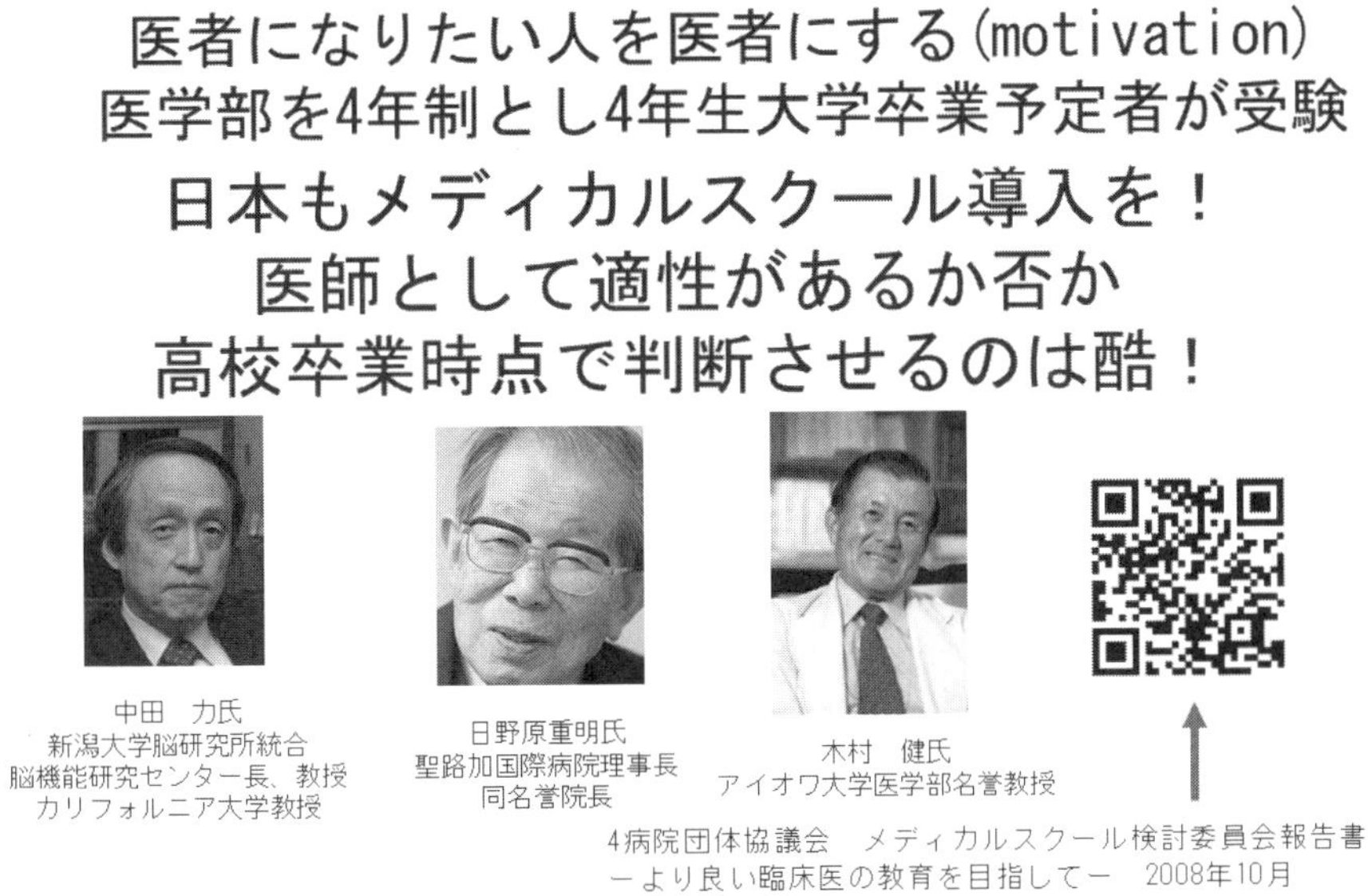
医者になりたい人を医者にする(motivation)
医学部を4年制とし4年生大学卒業予定者が受験
日本もメディカルスクール導入を！
医師として適性があるか否か
高校卒業時点で判断させるのは酷！
中田　力氏
新潟大学脳研究所統合
脳機能研究センター長、教授
カリフォルニア大学教授
日野原重明氏
聖路加国際病院理事長
同名誉院長
木村　健氏
アイオワ大学医学部名誉教授
4病院団体協議会　メディカルスクール検討委員会報告書
ーより良い臨床医の教育を目指してー　2008年10月

図 4-11　メディカルスクール導入を推奨していた医療人

1　医者になりたい人を医者にする（motivation）、医学部を４年制とし４年生大学卒業予定者が受験

2　信頼ある医療を提供する（accountability）、適切な卒後臨床研修制度の確立

3　納得できる医療とする（quality assurance）、評価ではなく品質保証を行う

中田先生が医学教育の重要性を強調したのは、アメリカ医療の原点として１９１０年にエイブラハム・フレクスナーがそのレポートで、「いかにして良い臨床医を作るか」として、「良い臨床医さえ育てれば、おのずと医療はきちんとしたものになる。医療制度の根幹を作為的に検討しなくても、良き臨床医を作る制度さえ確立すれば、すべては自然に出来上がるとの考え方である」と主張したことが背景にありました（図４‐12）。

幸いにも、私は２００８年に四病協メディカルスクール検討委員会の委員として報告書を作成す

日本の医療を救う、三つの処方箋

学術の動向　2007.5.P52-56ならびに07.8.3日本病院会平成19年度病院長・幹部職員セミナー講演より

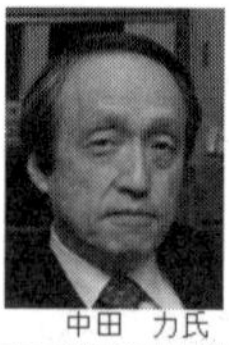

中田　力氏
日本学術会議連携会員
新潟大学脳研究所統合
脳機能研究センター長、教授
カリフォルニア大学教授
専門：臨床医学

1、医者になりたい人を医者にする(motivation)
医学部を4年制とし4年生大学卒業予定者が受験
2、信頼ある医療を提供する(accountability)
適切な卒後臨床研修制度の確立
3、納得できる医療とする(quality assurance)
評価ではなく品質保証を行う

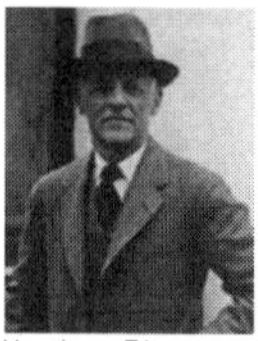

Abraham Flexner
1866-1959

アメリカ医療の原点　1910年Flexner report
「如何にして良い臨床医を作るか」

良い臨床医さえ育てれば、おのずと医療はきちんとしたものになる。医療制度の根幹を作為的に検討しなくても、良き臨床医を作る制度さえ確立すれば、すべては自然に出来上がるとの考え方である。

図 4-12　日本の医療を救う三つの処方せん

ることができました。残念ながらその報告が現実に活かされることはありませんでしたが、私は今でもアメリカでのメディカルスクール入学の条件に大学時代に行った様々な活動が含まれることの重要性を感じる一方で、日本の医学教育ではリベラルアーツを学ぶ余裕がないことが大きな問題と感じています。医学部に入学する多くの学生が高卒で、医学部の卒業試験と医師国家試験、卒後は2年間の臨床研修、その後は専門医を目指した後期研修、そして長時間労働が常態の勤務医生活では、とても自身の労働環境の問題、ましてや日本の医療制度の問題にまで声を上げる知識も精神的余裕もなくなってしまうと心配しています。

　メディカルスクール検討会で報告書作成の終盤に、今でも忘れられないエピソードがありました。この会議のメンバーには先にご紹介した、日野原・木村・中田先生は関与されず、私だけが勤務医で、外の委員は大病院院長や病院会代表などでした。報告書作成の終盤で複数の大病院の院長から、「本田君、医師数をＯＥＣＤ並に増員すべきというのは止めてくれないか」と注意されたのです。理由を聞くと、「医師を単純に増やしても質が保てない……」という答えでした。しかしこれら医師増員に反対の先生は、当時も断るほど研修医が集まる病院、一方私が務めていた栗橋病院は医師のリクルート会社にお金を払って、不足する医師を募集していた状況でした。医師不足の病院で働く立場を恵まれた病院の先生にはご理解いただけないかと、悔しい思いをしたことが今でも忘れられません。

4　家庭医制度の導入

埼玉県の地域中核病院の外科医として四半世紀勤務した経験から、勤務医の長時間労働が軽減できない一因に、家庭医制度がわが国で普及していない問題も大きいと感じてきました。胃がんなどで紹介される患者さんの多くは、検診等で発見されて来院され、毎回初診時にその患者さんの病歴（既往歴や家族歴、薬剤アレルギーなど）を、勤務医の私が確認しなければならないのです。さらに家庭医不在のため、術後も何かあるとまるで家庭医のように、長期間相談にいらっしゃることが珍しくないのです。

そのような問題意識を持っていたところ、大変興味深い論文を発見しました。一橋大学国際・公共政策大学院の井伊雅子教授の「日本人の医療制度の満足度はあまり高くない　地域住民の健康を支える制度とは」（『医療と社会』Vol29.No4.2020）です。

この要旨は、フリーアクセスが素晴らしいとされる日本は、病院を受診するときに、受診すべきか、どこに行くべきか迷ってしまう、さらに適切なアドバイスが受けにくい、個々の患者さんの健康に関して責任を持って守る体制がないということでした。一方、家庭医制度がある英国などでは、まずはいつもの担当医に相談する、つまり登録されている患者の責任は家庭医が持つという違いがあるのです。その結果、一見好きなときにどこの病院にも行ける日本人の満足度は、決して高いとは言えないというものでした。

たしかに大病院や専門医志向で軽症で大病院に受診し、長い待ち時間の苦情も絶えていないもの現実です。

日本では自由に病院が選択できないと評判が悪いゲートキーピングですが、数多くのがんの患者さんを診察した経験から、日頃から自分の健康について責任を持って見てくれる医師の存在は重要と思います。誤解を恐れずに例えれば、自家用車の点検を慣れたところにお願いするのと同じです。いつタイヤやオイルを交換したのか、それまでの修理の記録や車の特徴を把握していることが、安心につながります。

私が家庭医制度の重要性を感じたのは、マイケルムーア監督の「シッコ」でも紹介されていた、キューバの医療を視察したことも大きく影響しています。キューバには2013年11月、15年3月、そして17年3月と三度訪れて、家庭医やポリクリニック、病院などを見学しましたが、キューバではファミリードクター（家庭医）が看護師とコンビを組んで、1000人程度の地域住民を家庭まるごと担当し、ワクチン接種も含めて健康管理を行っています。検査やリハビリ、歯科治療などが必要な場合はポリクリニックに紹介されます。また救急の場合、まずはポリクリニックで検査と初期治療を行い、入院や専門性の高い治療が必要な場合には救急車で病院に送られるのです。

キューバでは日本のように、患者さんが心配だからとはじめから病院を訪れることはありません。また日頃から自分の健康をファミリードクターが把握していますから、日本のように受診が必要な場合に、どこの病院に行こうかと迷う心配もないのです（図4‐13）。

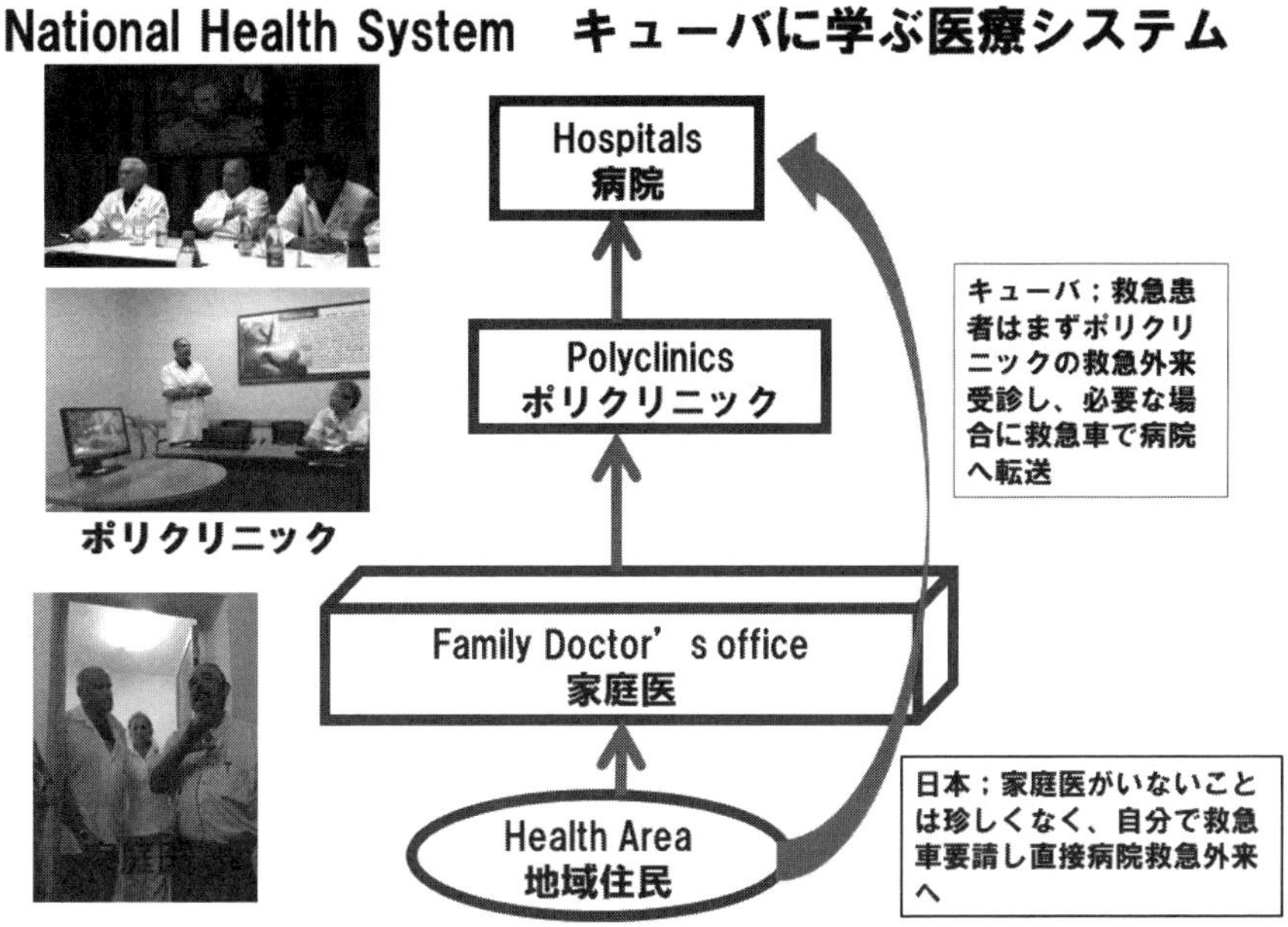

図 4-13　キューバの医療システム

現在日本では、家庭医よりも、訪問診療医やインターネットによる診療が注目されていますが、高齢になって訪問診療が必要なときに、初めて担当医が決まるシステムが良いのか、具合が悪い時に初めてインターネットで診察を受けるのが良いのか、キューバだけなくヨーロッパなどで一般的な、長年自分や家族の健康状態を把握している家庭医が良いのか、じっくり考える時ではないかと思います。

私が家庭医の導入が喫緊の課題と確信したのは、まさに新型コロナ感染による自宅療養在宅死の頻発でした。当時は医療体制を守るためとして、病院受診やＰＣＲ検査を受けるのは37・5℃の発熱が４日以上続いた時と厚労大臣が発言し、ＰＣＲ検査の実施や病院の選択を地域の保健所が担っていました。しかし患者さんの情報を知らない保健所の職員に、電話対応のみで患者さんの様態を的確に把握した対応を期待するのは適切な判断だったのでしょうか。

その後、自宅療養の患者さんの様態が悪化した場合に、訪問診療医がかけつけるという場面もテレビで報道されましたが、ほとんどのケースで訪問診療医も初めて見る患者さんに対応を余儀なくされていたようです。もしあのときにわが国でも家庭医制度が機能していれば、検査の必要性の判断や病院への紹介など、もっときめ細かに対応が可能で、在宅死を減らすことも可能だったと思います。

もし今後厚労省の方針で、全国で４００以上の公立公的病院の再編統合が進めば、病院へのアクセスが悪化する国民も増大します。その観点からも家庭医の普及は重要なのですが、もし日本人１０００人当たり１人の家庭医体制を整備すると考えると、10万人が必要です。現在日本の医師数はＯＥＣＤ加盟国平均と比較して13万人不足していますが、ここでも医師の絶対数不足の解決が重要な課題なのです。

5 医療人が変わらなければ

大変に残念ですが、医師不足が解決しない根本は、厚労省や財務省の医療費抑制策だけではありません。医学部定員削減と名ばかり宿日直や自己研鑽を後押ししているのが、肝心要の医療者自身なのです。

２０１５年12月に日本医師会と全国医学部長病院長会は医師偏在解消策検討合同委員会の答申「医師の地域・診療科偏在解消の緊急提言 ――求められているのは医学部新設ではない――」で、「単に医師数を増やしても地域・診療科偏在を増悪させるのみで、医師不足は解消しない、医学部新設に反対し、早急に定員削減を行うべき」と提言しました。そしてその方針を今も撤回していません。実はこの提言が厚労省の医学部定員削減方針を後押しした可能性があります。

ところが医学部定員削減を主導した日本医師会は、2024年4月から始まる「働き方改革」を前に、22年3月に今度は病院団体とともに、厚労省に労基署が（宿日直）許可基準の緩和をしなければ、「医療提供を縮小せざるを得なくなる」と訴えたのです。「医療提供体制を縮小」という脅しが、厚労省の「名ばかり宿日直」や「自己研鑽」を容認する方向に与えた影響は少なくないと思います。

実はこの書籍を書く間に新たに知ったのですが、医師数の削減を最初に主張したのは厚生省ではなく、日本医師会だということを二木立先生が明らかにしていました。二木先生によれば、厚生省は土光臨調が医療費抑制の一環として打ち出した医療費抑制政策・医師数抑制政策の政府決定の具体化を図った「番頭」にすぎなかったこと、当時から日本医師会が医師養成数の大幅削減を主張していたこと、日本医師会の意向を受けたと思われる医系議員が、上記臨調「基本答申」が出される前の1977〜1982年に、早くも医師過剰論とそれによる医療費高騰論を主張していたことを示し、医師数抑制政策の主導者は、吉村仁氏や厚生省ではなく、臨時行政調査会と日本医師会だったとしています（医師数と医療費の関係を歴史的・実証的に考える、（『月刊／保険診療』2009年4月号（69巻4号）：48-55頁。『文化連情報』2009年5月号（374号）：18-26頁に転載：https://www.inhcc.org/jp/research/news/niki/20090501-niki-no057.html#toc1）。

医師の代表と目される日本医師会が、厚労省の医療費亡国論と医師需給推計を主導して、病院統廃合に加えて、地域診療所の減少によって、国民が適切な医療を受ける受療権を風前の灯火に追い込んでいるのです。

実は私も日本医師会から勤務医委員会の委員を拝命し、2010年には「平成20・21年度勤務医委員会答申」の作成に参加しましたが、医師増員の必要性を訴える私はかなり警戒され、委員はあっという間にお役御免になりました。

さらに大学病院や医学部も、医師不足の問題については大変消極的です。私が医師不足について全国の医学部で医学生に講義できるのは母校の弘前大学たった一校です。他の大学の医学生に聞くと、医学部で教えられるのは「医師は近い将来過剰になる」、そして「日本の医療費は高騰している」で、まさに厚労省の基本方針が医学部で教えられているのです。若手医師が日本の医療体制を正確に認識できない、これも大問題です。

医師会も、大学も、そして病院も、日本の医療に責任を持つべきリーダーがある意味医療問題に無関心、まさに第2章で紹介したマッカーサーの「日本人は12才だった」という米国議会証言を思い出しましたが、実はGHQも戦後に日本の医療体制を分析して、興味深い報告を作成していたのです。

GHQは日本の医療の体質を鋭く批判した。それは一時代前の批判であり、現状はかなり変わっているが、今でも思い当たるところが多い、そこでその一部をここに引用して本書の終わりとしたい。

「研究の分野では、ある種の非常に立派な寄与がなしとげられたということは事実であります。しかし他方、また多くの無駄があったということも事実です。研究の多くは、ただ個人的な名声を挙げるという目的のために為されました。あるいはまた飾りのために、また医者として一層高い学位地位を求めるために為され、病院を如何にして治療するかということを学ぶという本来の目的はすてられて顧みられませんでした。

医学教育におけるこうした結果は、医学上の科学的貴族主義と、私的な開業医との間の鋭い区別を設けることのうちに感じ取られてきました。開業医に及ぼしたその結果は十分想像がつきます。すなわち、開業医は商売が繁盛してもうかるということを外にしては、自分の知識技能の向上を図ろうという一切の刺激を失ってしまいました。また道徳的名声も失いました。医師は、しばしば単に小商人とみられるようになりました。医師たちの職業組合における結果も同様のものでありました。医師会は主として診察料などの明細や薬品の配給に関する議論には熱中しました。しかし甚だ不完全な初歩の科学上の計画を策定したに過ぎませんでした。病院に対して惹き起こした結果といえば、病院が利益を上げる企業的性格をもっているということのみ強調しました。そして病院の職員の、あるいはまた同じ領域における外の医師たちの科学的な知識水準を高めるということには何等の関心も持ちませんでした。私は暗い面ばかりを描き出そうと欲するものではありません。驚くほど立派な例外もたしかにあります。しかし、全体としての状況は私が述べた通りであります。」（アメリカ事情叢書第四輯）

（酒井シヅ『日本の医療史東京書籍、1982年）

GHQが日本の医療を分析して70年超、国民の受療権を守れない医療人は、はたして変われたのでしょうか（図4-14）。医師数抑制に動く医師会、医療政策に興味を示さない大学、経営に必死で勤務医の環境を考える余裕がない病院、大変に残念ですがGHQの指摘は今も変わらず、そのまま続いているようです。

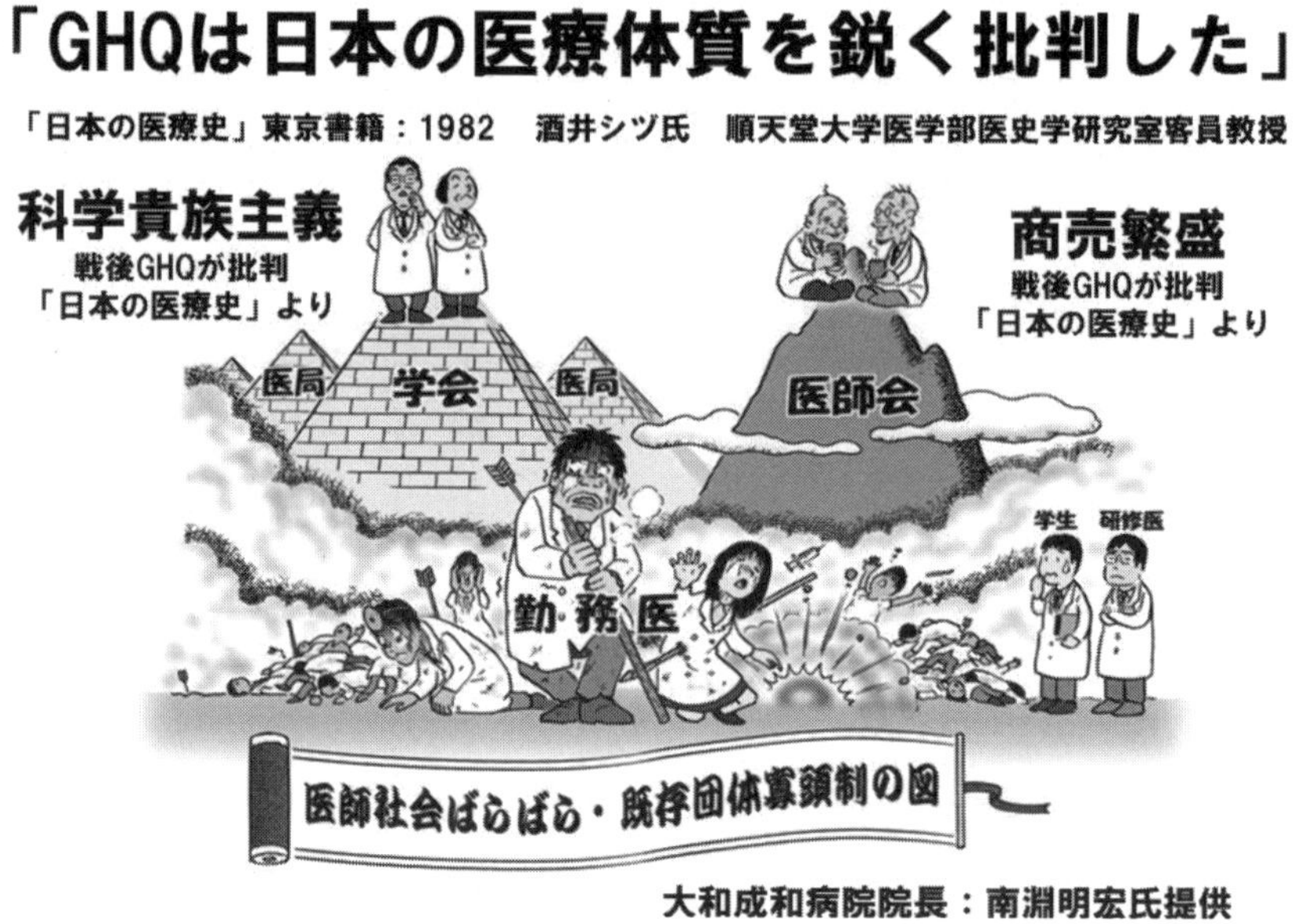
「GHQは日本の医療体質を鋭く批判した」
「日本の医療史」東京書籍：1982　酒井シヅ氏　順天堂大学医学部医史学研究室客員教授
科学貴族主義
戦後GHQが批判
「日本の医療史」より
商売繁盛
戦後GHQが批判
「日本の医療史」より
医局
学会
医局
医師会
学生
研修医
勤務医
医師社会ばらばら・既存団体寡頭制の図
大和成和病院院長：南淵明宏氏提供

図4-16　ＧＨＱは日本の医療体質を批判

6　社会的共通資本、プランＢとしての医療

儲かることを最優先とする市場原理主義に反対した宇沢弘文さんは「医療や教育、自然環境は大事な社会的共通資本」であり、「平和こそが大事な社会的共通資本なのです」と訴えました（宇沢弘文『人間の経済』新潮社、２０１７年）。

第１章で説明しましたように、医療費の半分以上は薬剤や医療機器を含めた医療関連産業に流出しています。厚労省が総医療費を削減し、医療提供側が赤字と人手不足に苦しむ一方、医療関連産業（株式会社含む）は、しっかり利益を確保しています。公定価格で抑制が可能な医療や介護等の分野に株式会社が参入するとどうなるでしょうか。

早稲田大学教授で世界的な医療経済学者の権威である兪炳匡さんは、『日本再生のための「プランＢ」――医療経済学による所得倍増計

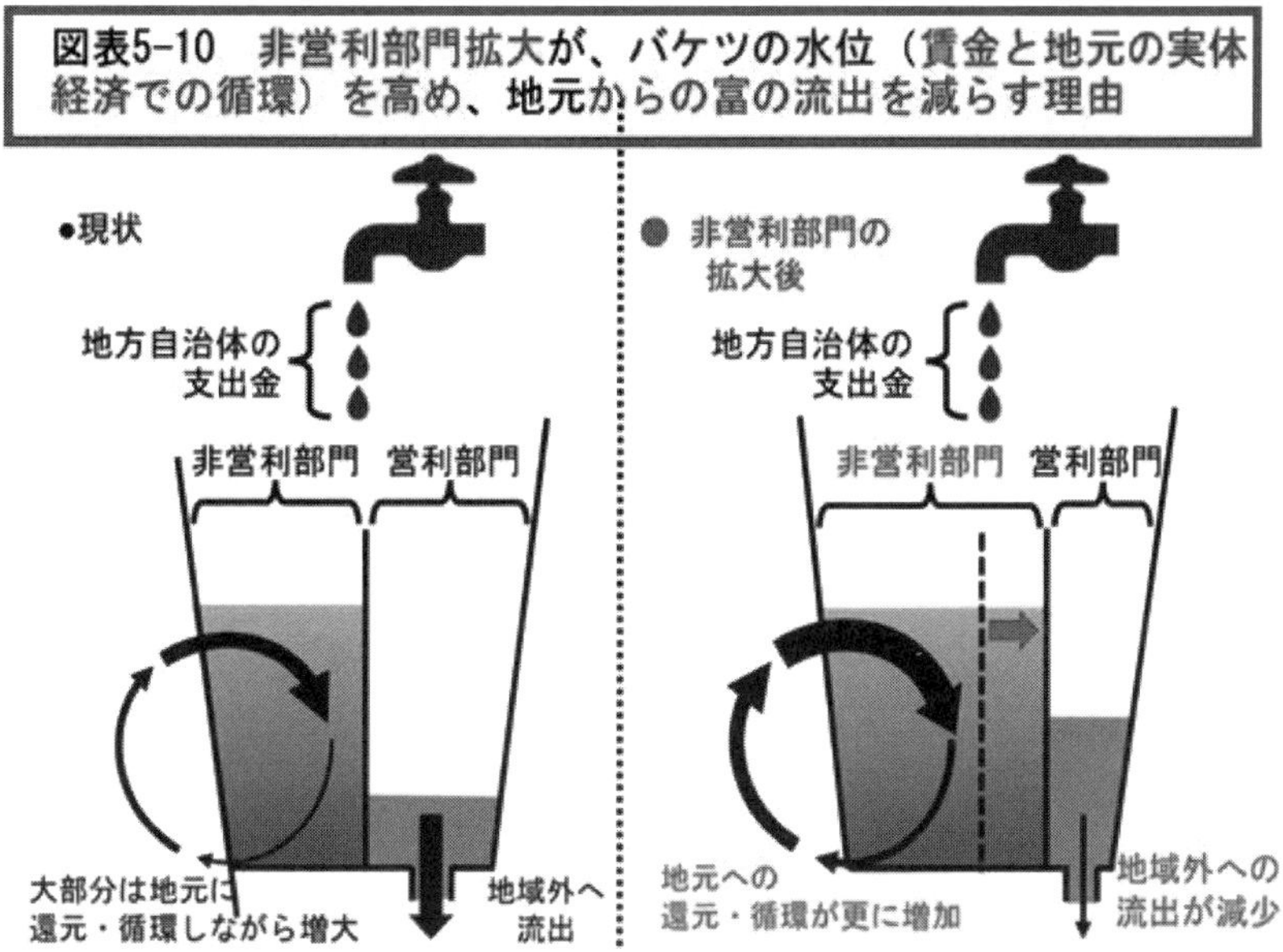

図 4-17　兪炳匡『日本再生のための「プランB」』（集英社新書）より

画』（集英社新書、２０２１年）で、医療や介護など非営利部門の拡大こそが、地元での地方自治体の支出金を還元・循環して増大することを検証しています。これは地域で株式会社などの営利部門が大きくなればなるほど、富が地域外に流出してしまうことを意味しています（図４-17）。

まさに現在のように、薬剤や高額医療機器などを扱う株式会社が医療のパイを大きく獲得すればするほど、医療や福祉を担当する部門に残るパイは減って、医療機関の場合は再編統合などを強いられて、地域に人が住めなくなる状況となってしまうということです。

しかし現実は新自由主義による、経済界の声が大きくなるばかり。それがマイナ保険証強行の背景にもなっていますが、本来は少子高齢化と一極集中が問題になっている今こそ、兪さんの「プランB」によって、安心して暮らせる社会を再構築しなければならないのです。

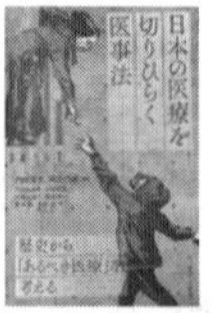

医療基本法制定　最大の壁は国

日本の医療を切りひらく医事法　現代人分社

①国の壁（最大の壁）：財政

患者の権利を医療基本法で明確に定めた場合、国にとって、患者の権利を保障する医療を提供するための予算措置などが義務付けられる。しかし昨今の「ひっ迫した財政事情」では予算措置の義務付けは何としても避けたいというのが国の本音であろう。さらに患者の権利保障が国を義務付けることは、国の裁量ないし権限が縮小することも意味する。これも国がなんとしても避けたいものの一つと言えよう。

②医師の壁

医療従事者の中でも頂点として長年君臨し続けてきた医師の中には、患者は医師の治療や指示に従う義務があるという感覚が温存されている。

③「市民」の壁

医師を始めとする医療従事者の指示に従がうことに満足を覚えさせられてきた多数の「市民」の中には、患者が自ら考えて、場合によっては医師などど対峙することへの嫌悪感を持つ者がむしろ多数を占めるように思われる。299P

図 4-16『日本の医療を切りひらく医事法』の提言

7　医療基本法・患者の権利法制定を

医療再生の処方せんの最後に、日本の医療を再生させるためには、人権を守る専門家である法曹関係者との連携・共闘が必要であることを述べたいと思います。

樹液を吸い取る政治が変わらない日本では、今でも自助が最優先で、明治から医療は財政危機の場合に真っ先に削減されてきた歴史を紹介しました。端から国が責任を持って守るという姿勢がないのです。そのため、もちろん日本の医療体制を充実させる法律はありません。

２０２２年３月、日本の法律の専門家による、『日本の医療を切りひらく医事法――歴史から「あるべき医療」を考える』（現代人分社、２０２２年）が上梓され、貴重な提言がなされました（図４‐16）。

ヨーロッパでは患者の権利法が制定され、医療従事者と患者・家族の信頼関係の促進が図られた結果、医療訴訟の縮小がみられ、医療崩壊の進行を阻止するという効果も見られていることが紹介され、「国および地方自治体は、国民および地域住民が等しく最善かつ安全な医療を享受するために、必要かつ十分な医療施設等の人的、物的体制を整備し、かつ、医療水準の向上のため適切な措置を講じなければならない」、「国および地方自治体は、国民および地域住民がいつでもどこでも経済的負担能力に関わりなく最善かつ安全な医療を受けることができるように、又、医療機関および医療従事者が最善かつ安全な医療を提供しうるように医療保険制度を充実させなければならない」としています。

私が最も注目したのは、わが国が医療基本法を定めるうえでの大きなハードルとして、次の分析がなされていることです。

国にとって、患者の権利を保障する医療を提供するための予算措置などが義務付けられるため、昨今の「ひっ迫した財政事情」では予算措置の義務付けは何としても避けたいというのが国の本音であり、さらに患者の権利保障が国を義務付けることは、国の裁量ないし権限が縮小することも意味する。これも国がなんとしても避けたいものの一つと言える。

まさに私が懸念している樹液を吸い取る政治を、法曹界の皆さんも指摘していたのです。

『日本の医療を切りひらく医事法』の編著者、九州大学大学院法学研究院教授の内田博文さんは２００９年10月31日に開催された「患者の権利宣言25周年記念集会」で、「医療・医療提供者が国策に奉仕させられることは、国民の命が国策に奉仕させられるということ」と宣言しました。

これからも「安心して暮らせる日本」、医療基本法と患者の権利法制定を目指して、皆様とご一緒にたたかっていきたいと考えています。

おわりに

本書を書いているさなか、4つの出来事がありました。

1つは、私が映像ジャーナリストの遠藤大輔さんとクラウドファウンディングで制作している「公立公的病院を守る短編映画」の作成に関しての出来事です。映像完成の遅延のお詫びもかねて予告編を送ったところ、ある協力者から「自分の名前は短編映画のエンドロールに載せないでほしい」と連絡が来たのです。気になって「なぜですか。差し支えない範囲で理由を教えていただけますか」と連絡したところ、「政府の政策を批判しているように思えるので、自分の名前は出したくない」という返事でした。まさに批判的な思考の重要性が理解されていないことを痛感しました。このように政治の問題に声を上げること、批判的な思考と行動をポジティブに受け取れない方もいるのです。

2つ目は、マイナ保険証に関する勉強会の司会をするときに、本書で紹介したデンマークのブンゴード孝子さんに、かの国の状況を尋ねた時に教えていただいた事実です。デジタル化先進国としても有名なデンマークのデジタル庁が最重要視しているのは「安心と信頼」でした。さらに孝子さんが澤渡夏代ブラントさんと最近出版された『デンマークにみる普段着のデモクラシー　人びとが〝しあわせ〟といえるわけ』（かもがわ出版）を読んで、日本のデモクラシーのレベルに問題があることを痛感しました。そこには「世界には民主主義を掲げている国が多数存在していますが、その実態や理念はじつにまちまちで、成熟した民主主義もあれば、なかには挿し木したような民主主義や、芽生えたばかりの民主主義もあります。また『多数派でものごとを決めることが、民主主義の基本だ』と考えている国もあれば、デンマークなどのように、『多数派でものごとを決めるのは暴力に等しく、対話と相互理解によって合意に至るプロセスこそが民主主義だ』と考える国もあります。これはかなり大きな解釈の違いではないでしょうか」とあったのです。

日本も徳川幕府が大政奉還をした後、「五箇条の御誓文」の最初に「広く会議を興し、万機公論に決すべし」とありました（図1）。1946年6月の帝国議会衆議院本会議で、大日本帝国憲法の改正案である日本国憲法案の審議の初めに、当時の吉田茂首相は御誓文に言及して、「日本の憲法は御承知のごとく五箇条の御誓文から出発したものと云ってもよいのでありますが……この御誓文を見ましても、日本国は民主主義であり、デモクラシーそのものであり、あえて君権政治とか、あるいは圧制政治の国体でなかったことは明瞭であります」と答弁したようです（ウィキペディア）。しかし21世紀になっても、強行採決がまかり通り、野党が要求した臨時国会招集にも応じない政治、日本のデモクラシーのレベルをしっかり見つめ直す必要があるのです。

①憲法で国家権力を縛る、②権力の分立・人権を守る、③多数派の横暴を防ぐという順番で成り立っている立憲主義ですが、日本は①も心許ない状況であることを忘れてはなりません。

さらに同書にはデンマークがデモクラシーを実現するために、「自分でものごとを考え、決めることができる自立した人間になる」ために、デンマークの保育に関する法律「デイサービス法第7条、4章」には、「デイケア（乳児保育）は、決定に参加することの意義や共同責任の重要性を子どもたちに学ばせ、デモクラシーを理解し、またそれを経験する機会を与える場でなければならない。さらにデイケアは、子どもたちの自立心を伸ばし、社会の中で連携・結束する力を伸ばすことに貢献しなければならない」と書かれていることも紹介されています。まさに日本資本主義の父とされる渋沢栄一が、すでに

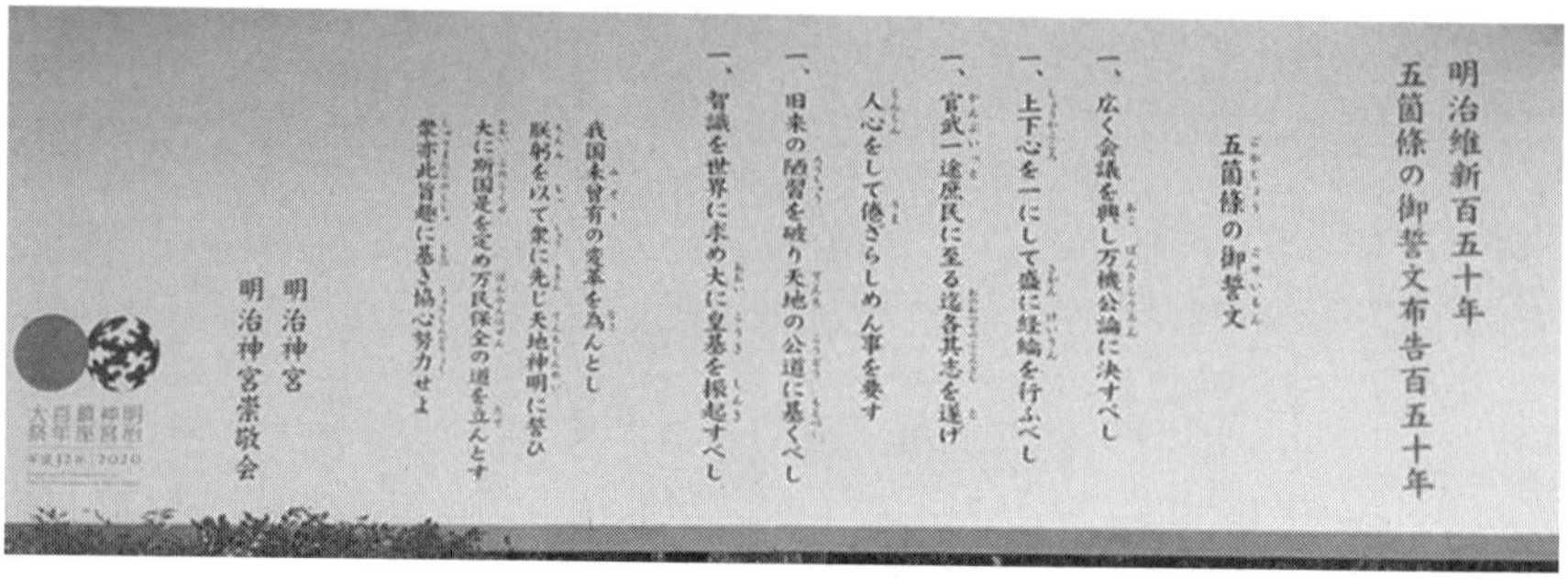

五箇条の御誓文

○広く会議を興し、万機公論に決すべし。
○上下心を一にして、さかんに経綸を行うべし。
○官武一途庶民に至る迄、各々その志を遂げ、
人心をして倦まざらしめんことを要す。
○旧来の陋習を破り、天地の公道に基づくべし。
○智識を世界に求め、大いに皇基を振起すべし。

明治元年3月14日（1868年4月6日）明治天皇が日本神話の天神地祇に誓約する形式で
公卿や諸侯などに示した明治政府の基本方針　（Wikipediaより）

図１　五箇条の御誓文には「広く会議を興し、万機公論に決すべし」とある

明治時代から目指すべきと指摘していたデンマーク、幸福度が高い国が一朝一夕にできたわけではないことを確認しなければなりません。

３つめは、２０２３年８月24日の福島第一原発事故の処理水の海洋放出後に、中国が日本産の海産物の全面輸入禁止を行ったことに対して、担当大臣が「大変驚いた。まったく想定していなかった」と発言したことです。海洋放出後に起きる様々な反応を一切考慮していなかったのでしょうか。こちらこそ大変驚きました。医療現場ではインフォームドコンセント（十分な説明と同意）が常識です。国内の漁業者でさえ納得してもいない海洋放出を、中国だけでなく、太平洋島諸国などのも反対も無視して放出したのです。この状況で公海に長期間に渡って、処理水を放出することははたして許されるものなのでしょうか。また「医療にも

不確実性と限界がある」が常識ですが、長期間の放出を安全としていますが、子や孫の世代に悪影響を及ぼす危険性は本当に生じないと言えるのでしょうか。

そして最後は、第4章でも触れた甲南医療センターの研修医の過労自死です。まさに医師の絶対数不足を放置したまま、働き方改革を強行しようとする厚労省が、病院と医師を分断し若手医師がその犠牲になったのです。長年訴えてきた声が届かなかった、無力感を痛感させられる出来事でした。さらに驚いたのは、この過労死報道が始まって2週間もしない9月5日の日本経済新聞の「医師不足は本当なの?」という記事でした。どうしても医師増員を阻止したい勢力がいることを改めて確認できたのです。

本書のはじめにも書きましたが、本書は繰り返し行ってきた講演では話しきれない、樹液を吸い取る政治の問題を網羅的にまとめることができました。いくら私が頑張っても、メディアの事情で国民生活にとって重要な事実が伝わらない状況が続きます。もうダメかと諦めそうになっていたときに、以前から私の講演を何度も神戸で企画し現在は東京であけび書房代表をされている岡林信一さんのお陰で、ここまでしっかりとまとめることができました。

日本は明治から樹液を吸い取る政治が続き、21世紀になっても教育とメディアは追随、そして米国との関係を見直すことができません。その日本が簡単にデンマークのような幸福度が高い社会にならないのは当然なのです。しかしこの構図に気づいた誰かが声を上げれば、上げ続ければ、心ある次の世代が立ち上がってくれるかもしれません。この一冊が少しでもお役に立てばと祈るばかりです。

現在私は69歳ですが、仕事柄、自分のいのちの不確実性も直視しながら、最後まで「洞窟のカナリア」として声を上げ続けたいと思います。この書籍を世に問うきっかけをつくっていただいた岡林さん、そして今も家庭を顧みず情報発信の活動を許してくれている家族、そして私を育て応援してくれた父母と弟、お世話になった先輩や同僚と後輩、さらに闘う勇気を与えていただいた多くの市民活動家のみなさんに心から感謝して、最後まで「夢を信じて」闘うことを誓って筆をおきたいと思います。

２０２３年９月

猛暑の埼玉県立久喜＆久喜市立鷲宮図書館にて

私の活動を折に触れて励まして下さった、日本医学会連合の門田守人会長が執筆中に急逝されました（図２）。本書を門田先生に捧げます。

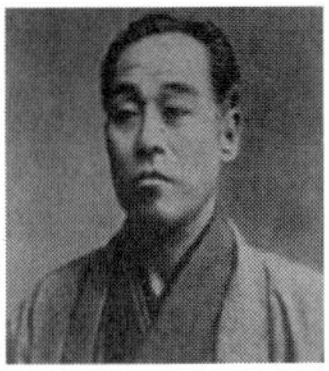

遠因を探る

日本医学会/日本医学会連合会長 門田守人
炉辺閑話 2023 日本医事新報　No.5150 2023.1.7

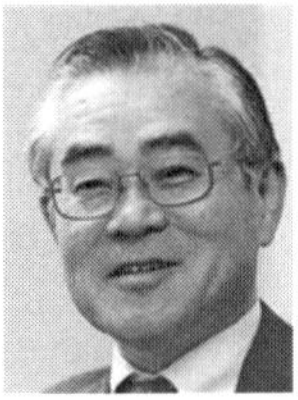

昨年は、21 世紀とも思えない事態が国内外で次々と発生した年だった。国内に限っても、3 年近い COVID-19 パンデミックから、政界、経済界、宗教界、教育界、オリンピック開催等に関わる諸問題、さらにはいじめにセクハラ・パワハラ等、挙げれば枚挙に遑がない。起きている事象は違った領域で、質も異なり、内容も関係者も多様である。それぞれ原因の究明と対策が進められているが、残念ながら、納得のいく成果が得られているとは言い難い。果たしてその理由はどう考えるべきであろうか。

わが国では起きた問題を独立した個別のものと見做し、ともすると表面的な現象としての犯人捜しのような原因追及をする傾向がある。確かに、一つひとつに特有の原因も存在するであろう。しかし、それだけで終われば、問題の本質を矮小化し、社会の深層に横たわっている真の原因を見逃す危険性があるのではないか。注意しなければならないのは、このようなことが日常化すると、国民が安直な問題の解決法に慣れてしまい、問題の真の原因を追究する観点が社会全体から失われることである。

福澤諭吉は『文明論之概略』において、このような状況を「惑溺」と称しており､その習慣からの解放が必要と述べている。また､福澤は同じ「概論」の中で、物事の原因について「そもそも事物の働きには、必ずその原因なかるべからず。而してこの原因を、近因と遠因との二様に区別し、近因は見易くして遠因は弁じ難し。近因の数は多くして遠因の数は少なし。近因はややもすれば混雑して人の耳目を惑わすこと有れども、遠因は一度びこれを探り得れば確実にして動くことなし。ゆえに原因を探るの要は、近因より次第に遡って遠因に及ぼすにあり｣と遠因の追及を強調している。

日本の近代化が始まって間もない明治 8 年の段階で、福澤はこのように物事の本質の重要性を指摘している。それからおよそ 150 年間の近代化を展開してきたはずの現在の日本で多種多様な事態を経験している我々は、今 一度、福澤の教えを思い起こす必要があるのではないだろうか。

図 2　故門田守人先生「遠因を探る」

参考資料（ＱＲコード）

医療制度研究会講演　植山直人「名ばかり宿日直とは何か」（２０２３年６月20日）

医療制度研究会講演　河合達郎「米国のＰＡについて」（２０２０年７月５日）

医療制度研究会講演　早川佐知子「現在のフィジシャン・アシスタント」（２０２０年７月５日）

社労士総研研究プロジェクト「医療現場の労務管理に関する研究
――勤務医等の過重労働を中心に――」（２０１２年２月）

２０２１年３月24日衆議院厚生労働委員会参考人答弁：本田 宏
医師の働き方改革（１）医師不足の問題、（２）タスクシフト
としてのフィジシャン・アシスタント導入の必要性

日本医学会連合労働環境検討委員会報告書２　諸課題への対応

病協メディカルスクール検討委員会報告書

日本医師会・全国医学部長病院長会議 医師偏在解消策検討合同委員会
「医師の地域・診療科偏在解消の緊急提言
――求められているのは医学部新設ではない――」

「平成20・21年度勤務医委員会答申」
医師の不足、偏在の是正を図るための方策
――勤務医の労働環境（過重労働）を改善するために――

本田 宏（ほんだ ひろし）
1954年福島県郡山市生まれ、1979年国立弘前大学医学部卒、1989年埼玉県済生会栗橋病院外科部長、2015年3月外科医引退。現在NPO法人医療制度研究会理事長、日本医学会連合労働環境検討委員会委員など。

樹液を吸い取る政治
医療・社会保障充実を阻むものとの訣別へ

2023年10月8日 初版1刷発行
著　者— 本田 宏
発行者— 岡林信一
発行所— あけび書房株式会社
〒167-0054 東京都杉並区松庵3-39-13-103
☎ 03. 5888. 4142　FAX 03. 5888. 4448
info@akebishobo.com　https://akebishobo.com

印刷・製本／モリモト印刷
ISBN978-4-87154-238-8　c3031